U0213210

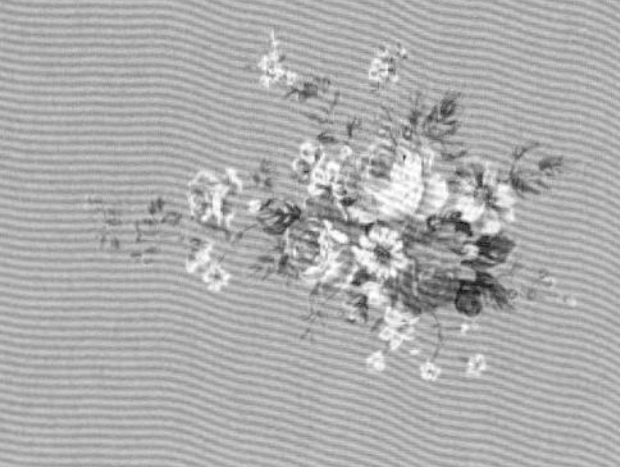

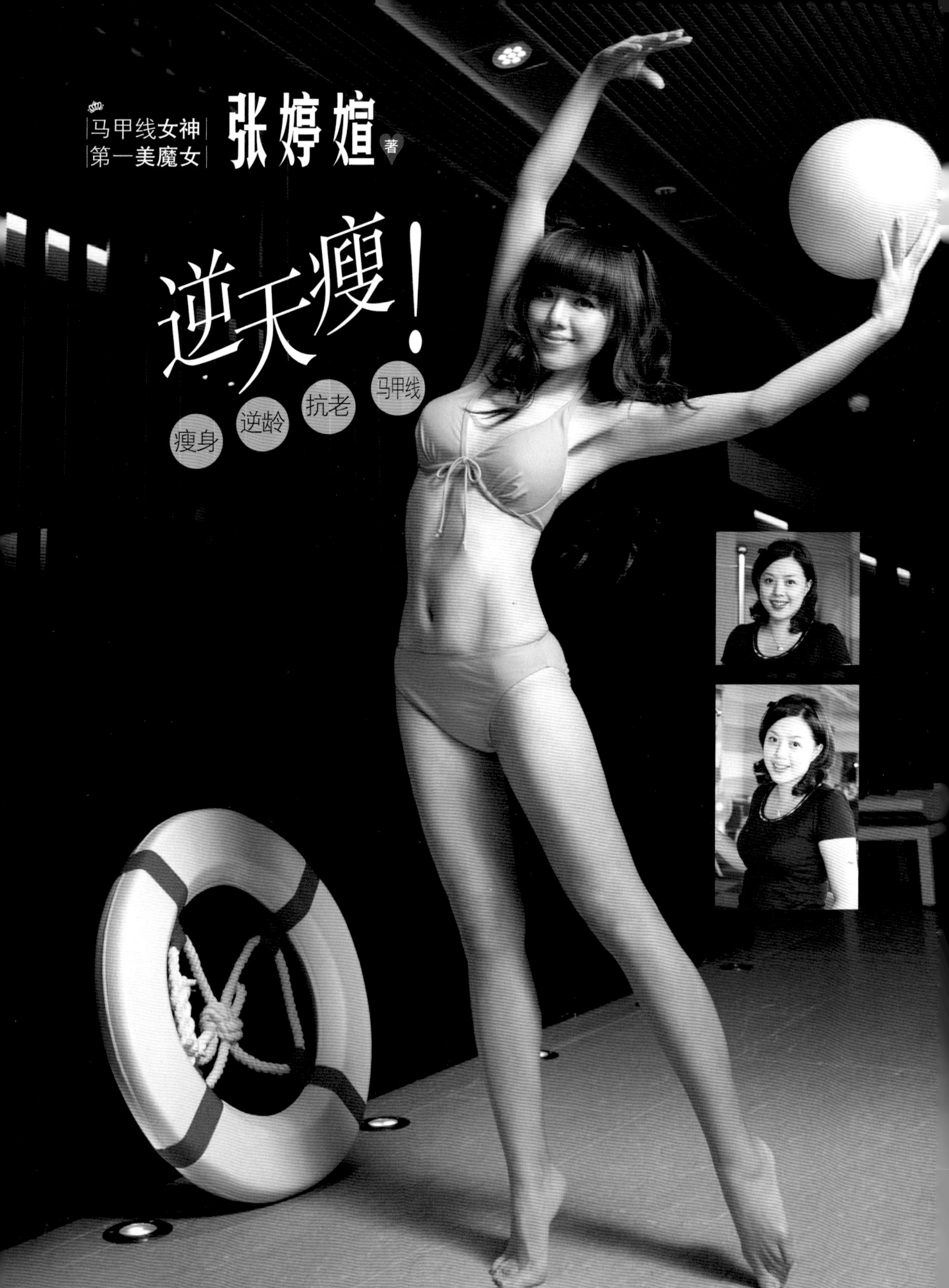

化学工业出版社
·北京·

图书在版编目（CIP）数据

逆天瘦 / 张婷媗 著 . — 北京：化学工业出版社，2014.3
ISBN 978-7-122-19742-9

Ⅰ . ① 逆… Ⅱ . ①张… Ⅲ . ①减肥—基础知识 Ⅳ . ① R161

中国版本图书馆 CIP 数据核字 (2014) 第 023844 号

北京市版权局著作权合同登记号：01 – 2014 – 0629

责任编辑：李 鑫 李岩松　　选题策划：李 鑫
责任校对：吴 静　　装帧设计：蚂蚁王国

出版发行：化学工业出版社（北京市东城区青年湖南街 13 号　邮政编码 100011）
印　　装：北京永诚印刷有限公司
710mm × 1000mm　1/16　印张 9　字数 50 千字　2014 年 4 月北京第 1 版第 1 次印刷

购书咨询：010-64518888（传真：010-64519680）售后服务：010-64519661
网　　址：http://www.cip.com.cn
凡购买本书，如有缺损质量问题，本社销售中心负责调换。

定　价：36.80 元

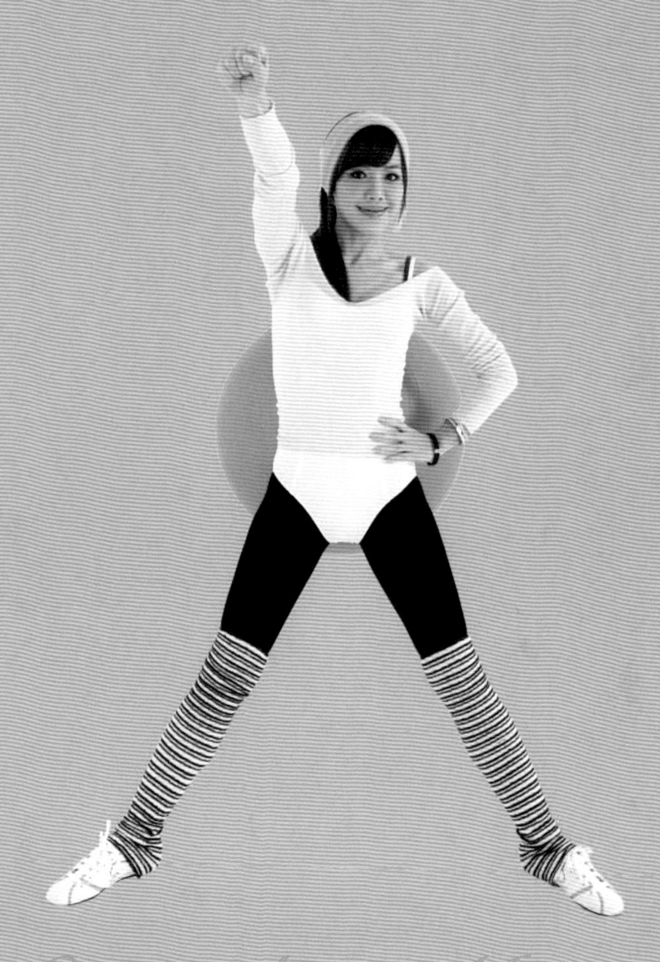

Created a Miracle

CONTENTS

目录

马甲线女神
第一美魔女
张婷媗♥逆天瘦！

瘦身 逆龄 抗老 马甲线

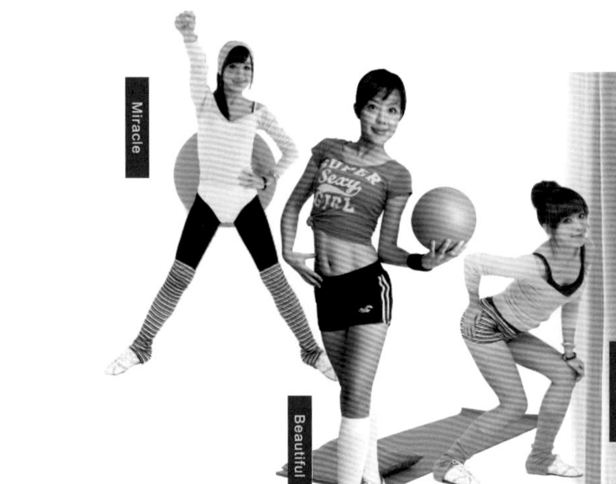

Chapter 01

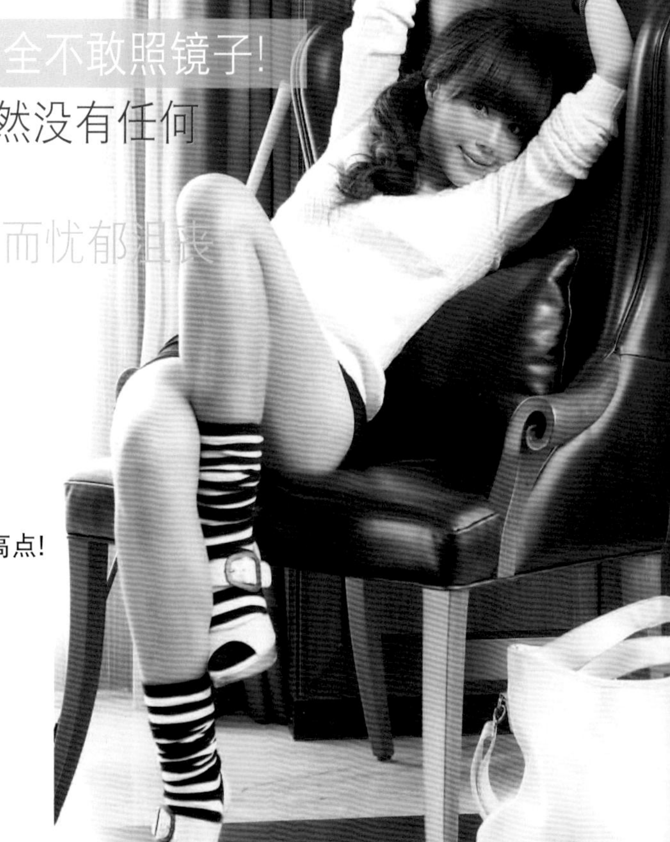

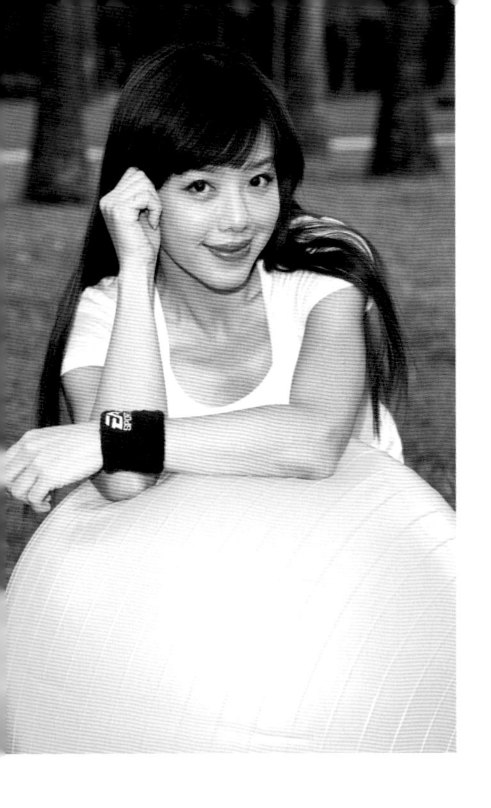

Chapter 02

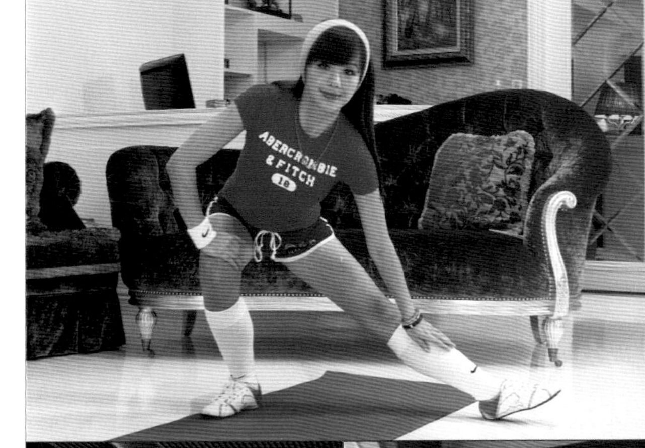

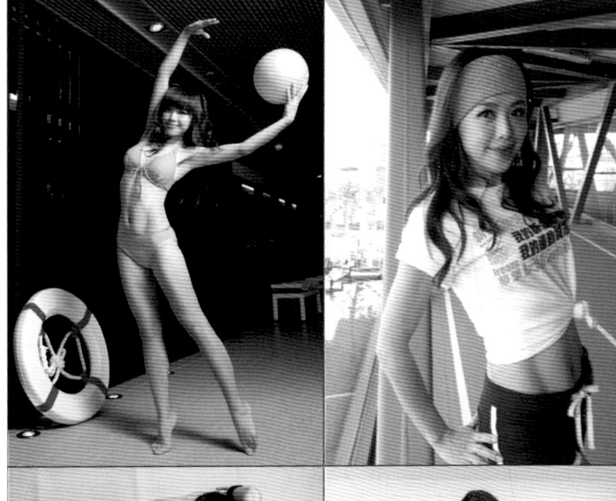

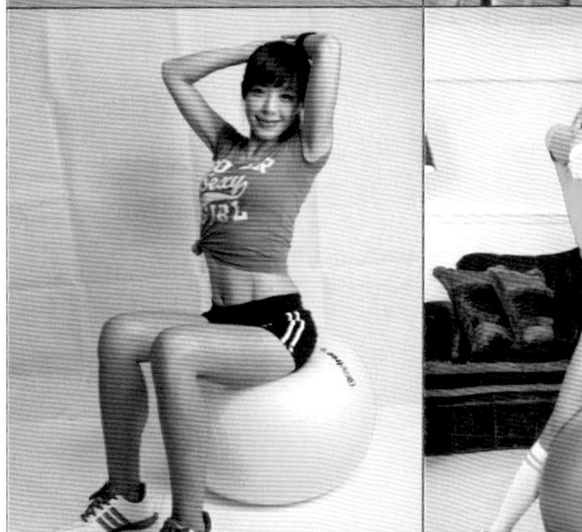

Chapter 03

小baby饮食法：

一天吃6餐、绝不饿肚子
加强新陈代谢。

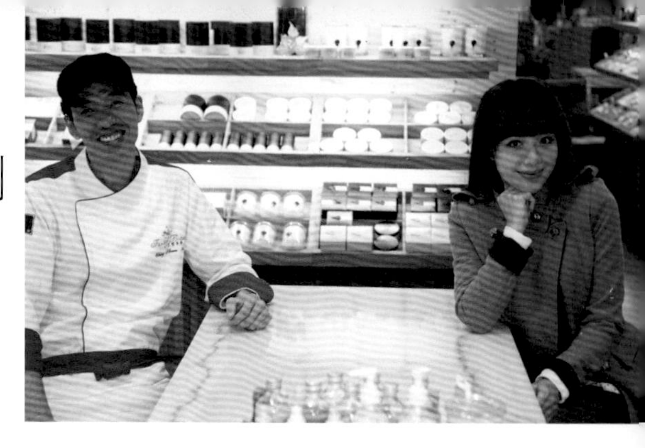

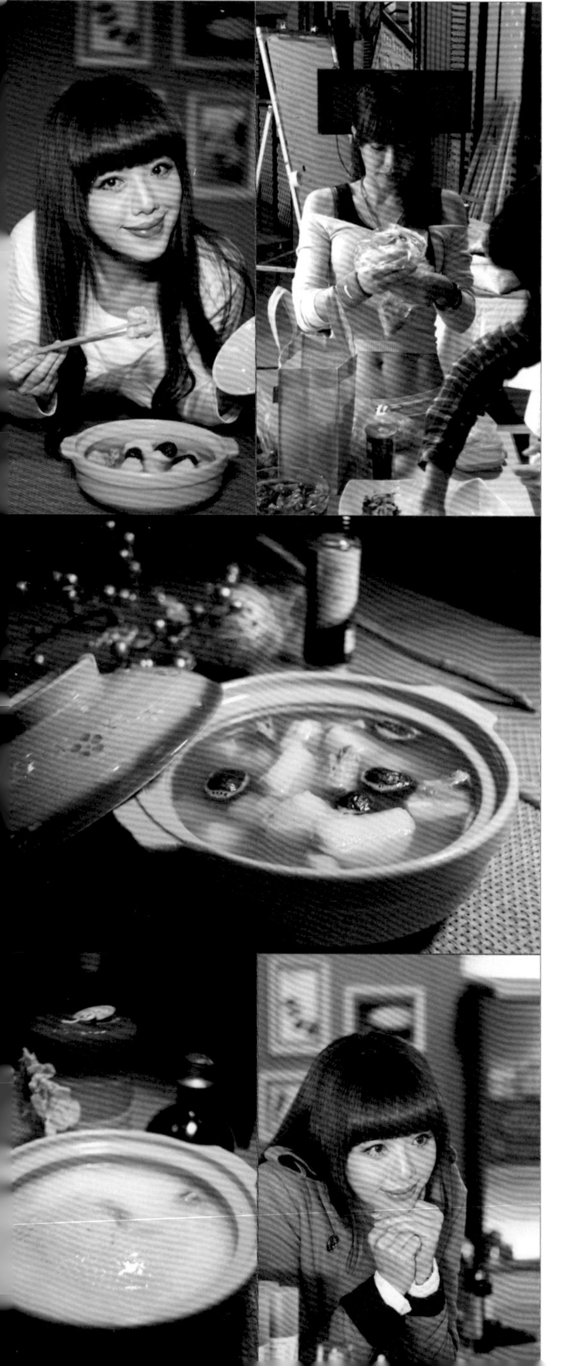

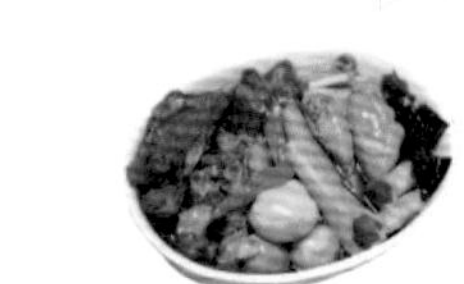

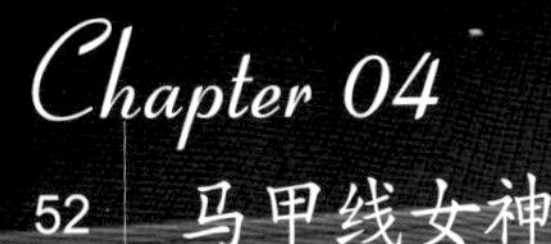

Chapter 04

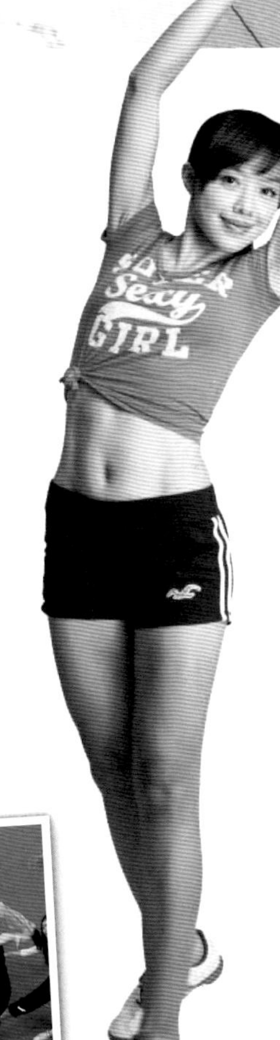

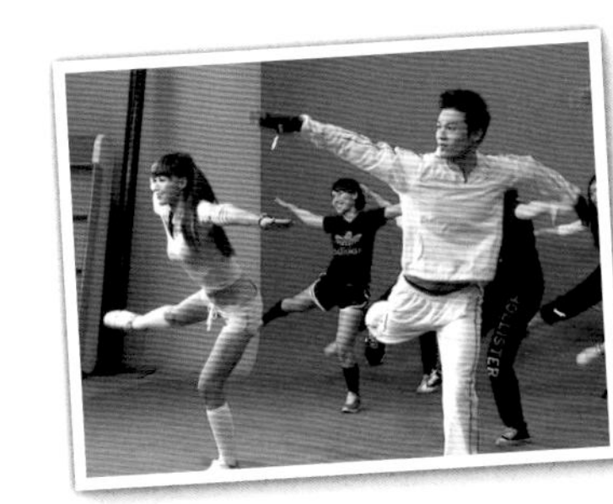

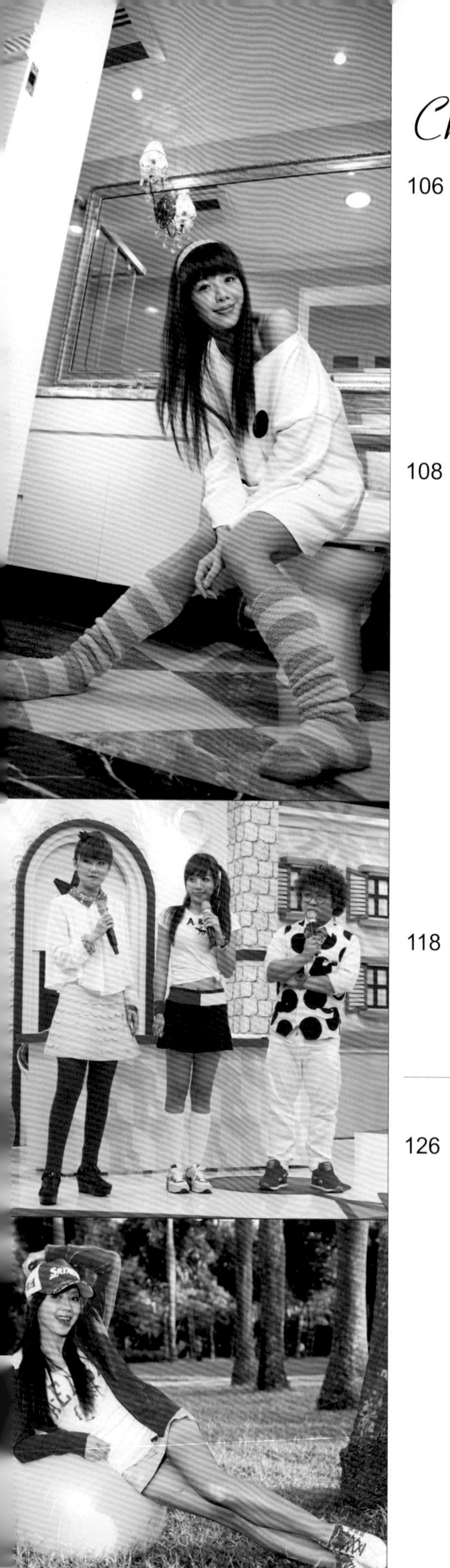

Chapter 05

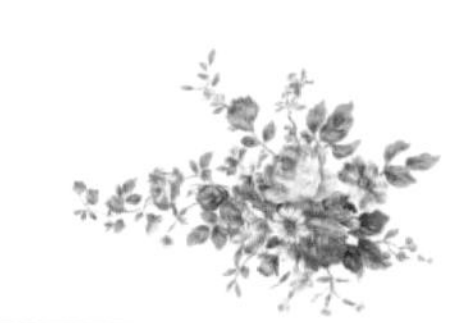

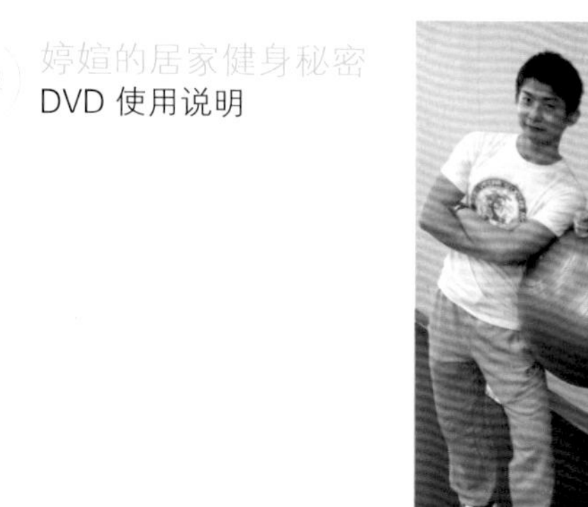

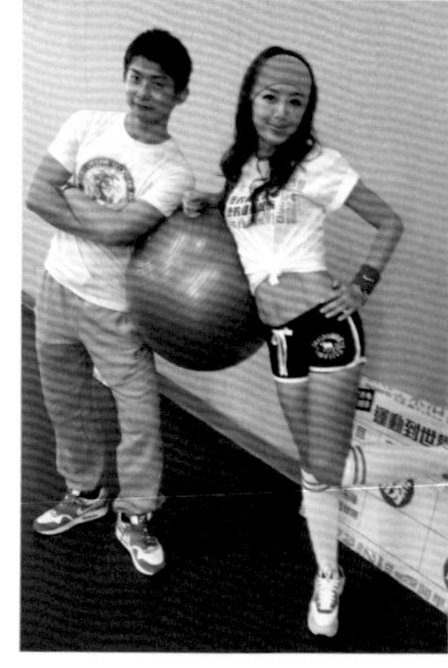

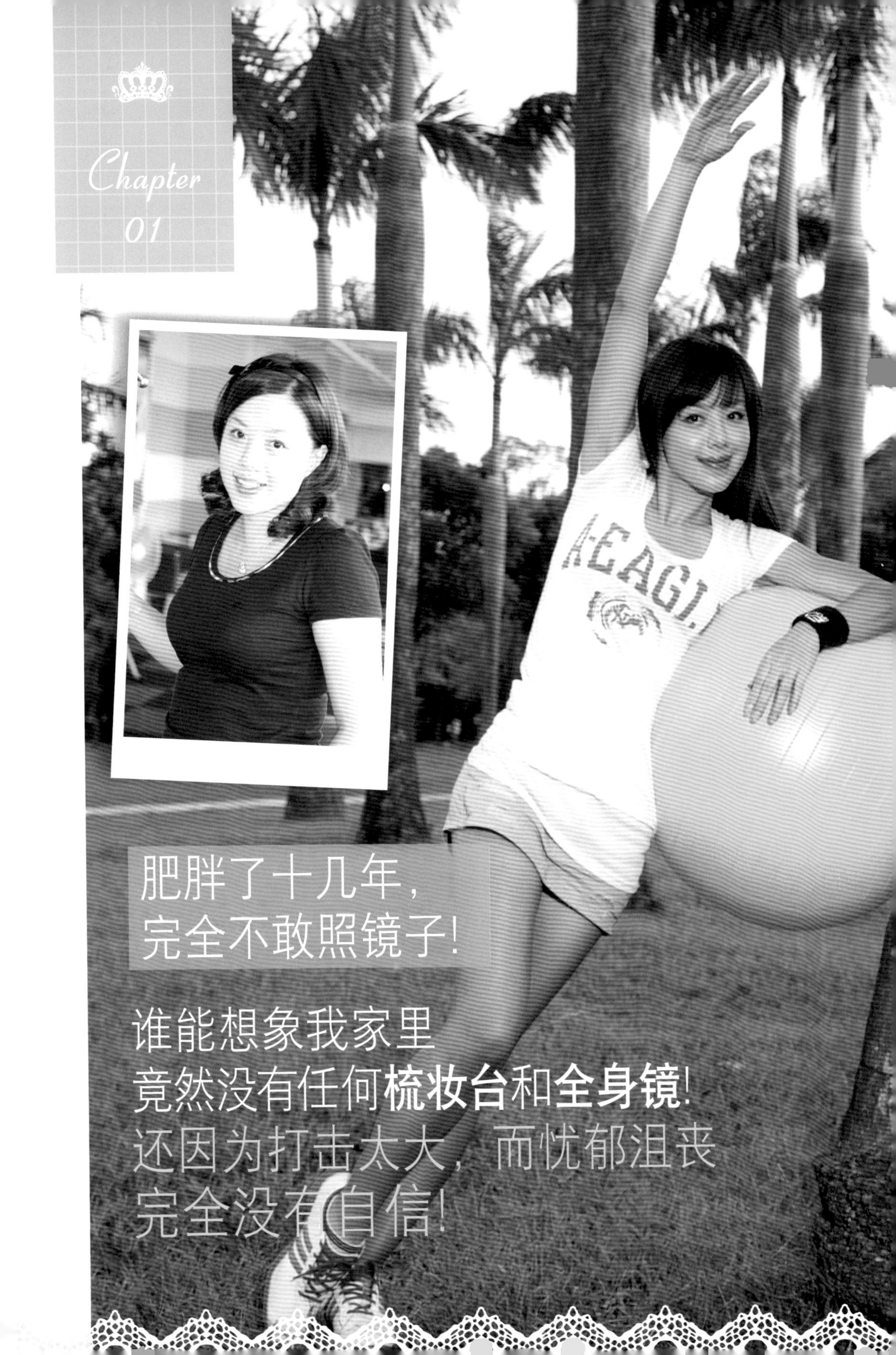
Chapter
01
肥胖了十几年，
完全不敢照镜子!
谁能想象我家里
竟然没有任何梳妆台和全身镜!
还因为打击太大，而忧郁沮丧
完全没有自信!

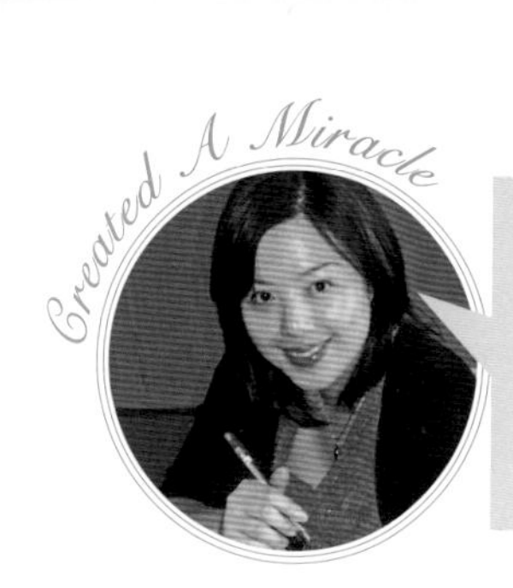

结婚前当过模特 生完第一胎，整个水肿大变形 身上多了 24 公斤肥肉!

我在结婚之前，最瘦的时候只有45公斤(身高163厘米)，平均维持在46~48公斤，以身材比例来说还算是蛮瘦的，加 上天生就喜欢把自己打扮得美美的，个性又很活泼，所以还曾经被朋友找去充当过模特。

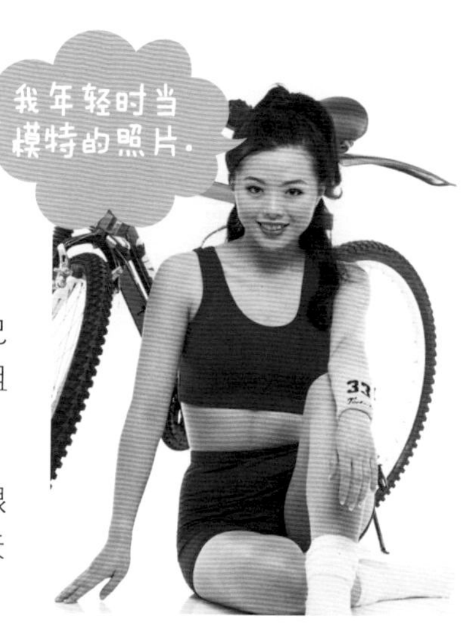

年轻时的我，从没想过有一天我会胖到连自己都不敢照镜子！还因为打击太大而开始变得忧郁沮丧，完全没有自信！

结婚之后，由于我本身就很爱做料理，加上跟老公一起吃东西又特别开心，婚姻幸福美满又天天满桌的美食，一不小心就让我胖到50公斤！

但是，真正最可怕的发胖，是在生完第一胎之后。

当时我的体重一直往上飙高到74公斤，足足又胖了24公斤！我满腹肥油，虎背熊腰，手臂比我妹妹Taco的大腿还粗壮 ，脱下衣服时看到身上那一圈圈的肥肉，连自己都觉得怎么这么丑、这么肥啊？！

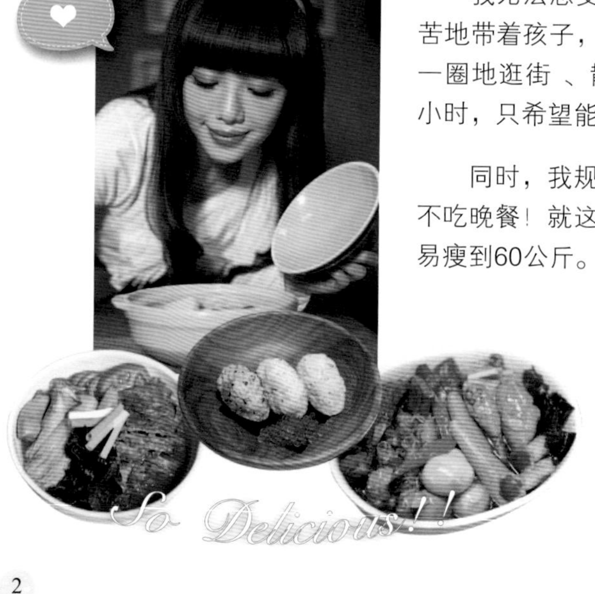

我无法忍受这样的自己，于是臃肿的我每天都很辛苦地带着孩子，推着他或是背着他，在百货公司里一圈一圈地逛街 、散步当运动，一天下来狂走将近四五个小时，只希望能用这种方式让自己赶快瘦下来！

同时，我规定自己每天只能吃早餐和午餐，再饿也不吃晚餐！就这样，刻意节食加上每天狂走，才好不容易瘦到60公斤。

但是60公斤还是太胖，我不能忍受每天都找不到可以穿的衣服那种沮丧，也不能忍受照镜子时都会忍不住问自己：“这真的是我吗？看着这么肥胖的自己，你怎么还吃得下饭啊？！”

于是，我吃得更少！甚至刻意饿

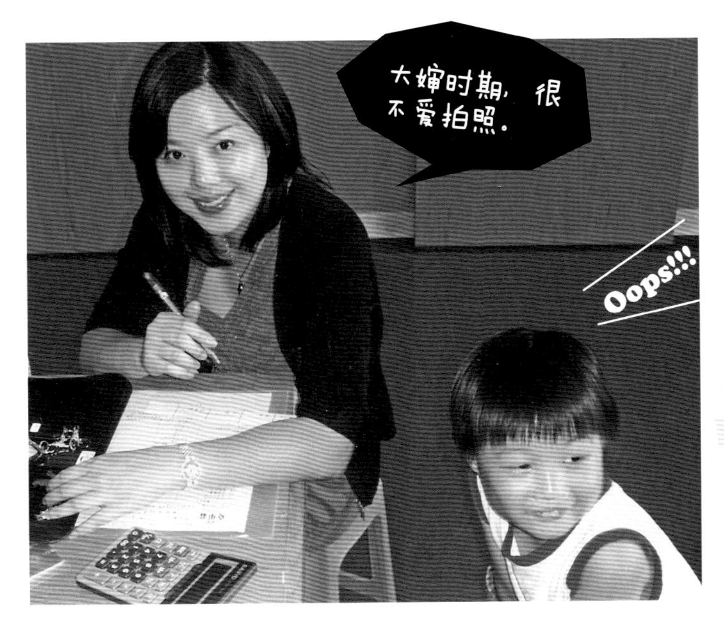

肚子不吃，并且夜以继日地劳心劳力照顾家庭、打理孩子的一切，用这种极端的方式来减肥。终于，花了一年的时间我才又瘦回50公斤！

没想到，才刚刚开心恢复到50公斤的身材没多久，我又怀了第二胎！

为了补充孕妇所需的营养，一放松，我的体重马上就又冲到了熟悉的74公斤！

生完老二之后才算是真正的胖！比较悲惨的是，这次不管我再怎么努力挨饿、减肥，却再也没有瘦回来过了！

我之前减肥的方式就是一直饿肚子，所以这次我也以为只要努力控制，一样可以再变回原来的体重。但是，没想到饿肚子的方法不再管用了，不管我吃得多么少，当时的体重始终维持在62公斤左右就“卡住”了！再也没有办法恢复50公斤的苗条身材。

那时候我不知道，年轻时我虽然很瘦，但因为懒于运动，只是靠节食来控制体重，所以我一直用来快速减肥瘦身的方式，其实减掉的都是肌肉和水分，但体内脂肪还是很高，让我成了名副其实的“泡芙型”美人！

用急速又不健康的方式胡乱减肥，也把体内的新陈代谢搞得乱七八糟，但是让我肥胖的脂肪还是囤积在体内，一旦停止了那些方法，让我发胖的脂肪就又开始大量堆积！

所以在第二次产后减肥时，我就很明显地感受到不管我多努力节食，还是瘦不下来！因为脂肪是不会因为节食就消失的（当时我的体脂肪大约有34%～35%，现在才19%，差很大），消失的都是最宝贵的肌肉和水分，所以即使我变瘦，但一点也不健康，而且复胖概率高，也越来越难瘦下来！

所以你们可想而知，那时我的皮肤有多差！气色也很不好，身体水肿的问题比橘皮问题更严重，看起来就像是烤过的棉花糖！

那时候的心情，整个呈现非常负面的状态。看到镜子里肥胖的自己，想到可能这辈子都跟苗条无缘了，常常沮丧到想大哭。

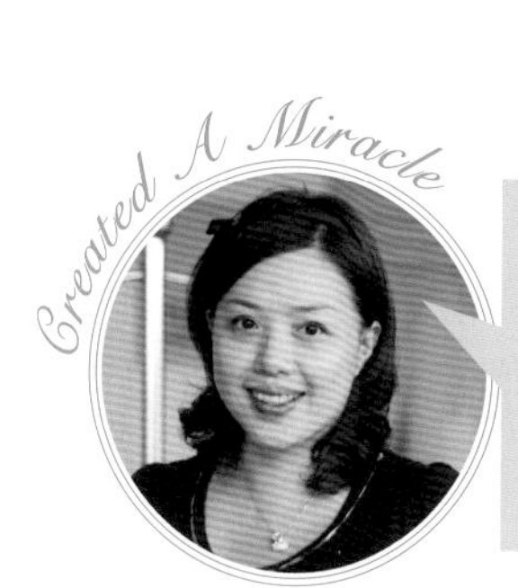

溜溜球效应

我是烤过的棉花糖水肿到最高点!

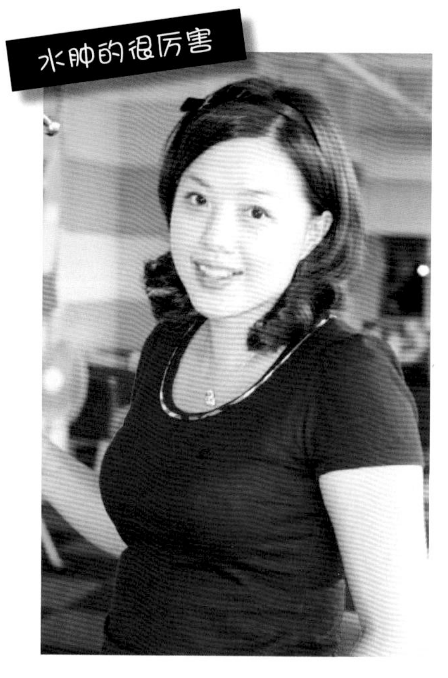

于是我开始自暴自弃，越胖就越讨厌自己，就越想吃东西来转移情绪，逃避现实。我每天晚上都会趁大家熟睡时，偷偷起来吃泡面当宵夜，整整吃了一年！现在你们看到的这些胖大婶的照片，其实都还不是我最胖的时期，我最胖的时候根本羞到不敢拍照！

有一段时间，老公为了鼓励我，和我一起玩减肥比赛的游戏，他也陪着我一起少吃、饿肚子，一两个月下来，我跟老公确实都瘦了一些，但是没过多久，我们又都复胖了！因为我们都用那种极端的节食方法在减肥，其实是不对的，那种一下瘦、一下又胖回来的“溜溜球效应”在那几年里不断上演。

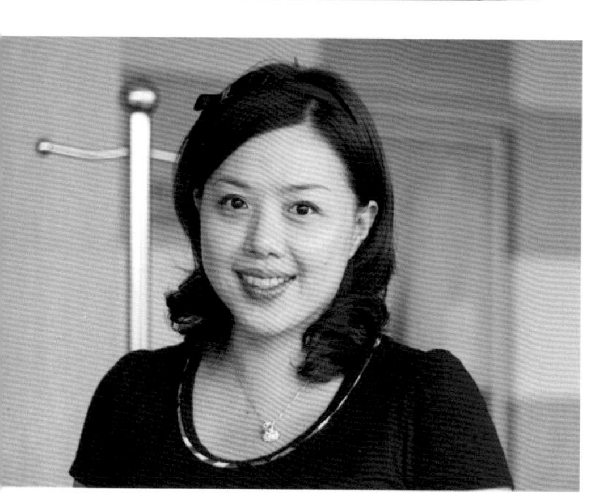

什么是“溜溜球效应”？就是我前面说的，因为用了急速又不正确的方法去瘦身，虽然暂时达到了目标，但很容易因为一个不小心又胖回来了！等于是做白工。

那时候胖到哪里都不想去，连喝个喜酒也因为没有合适的衣服可以穿，就找很多借口不出门。当时也坚持不愿去买大尺码的衣服，事实上也是不知道要怎么去买。因为不管怎么挑都还是停留在以前买衣服的模式，那些衣服根本就只能硬塞进去。连去服饰店试穿衣服时都觉得很沮丧，随便进去换两下，根本不想出来照镜子，然后就很沮丧地跟店员说：“不用了，谢谢！”

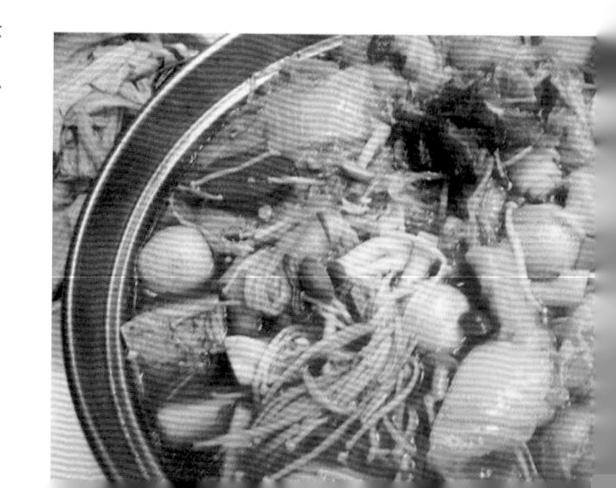

后来，我整个人越来越懒，总是提不起劲，心态也越来越逃避和堕落。这时候，我就更想用吃来发

泄，整个乱吃一通！

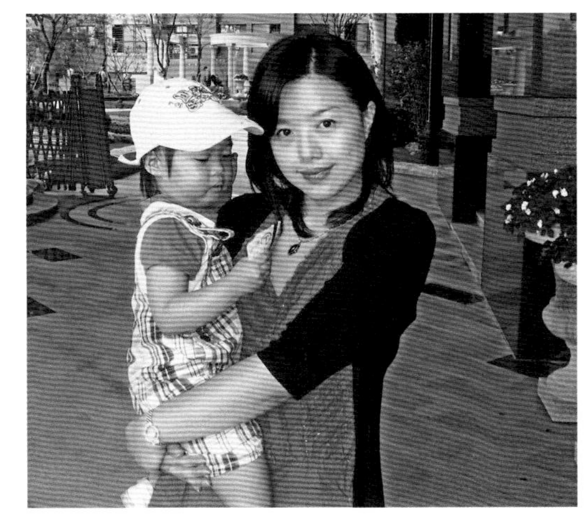

那段时期我是不吃早餐的，因为半夜吃宵夜，吃得很饱，第二天早上根本没有胃口。晚饭我做得非常丰富，跟家人一起用餐。桌上所有吃不完的菜，全部都被我塞进肚子里，而且每次都可以吃到两三碗，我都笑称自己是“饭桶”。我不仅吃得多、食量大，而且还是一个重口味的人，最爱吃麻辣锅、泡面和烧烤。

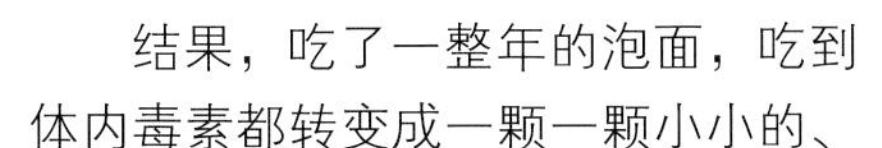

结果，吃了一整年的泡面，吃到体内毒素都转变成一颗一颗小小的、棕红色的肉疣，像是小肉芽一样，长满我的脖子！那时候长得非常多，多到我都想自己用小剪刀把它们通通剪掉！

后来去看医生，医生就只能叮咛说：“油炸不要吃，辣不要吃，要睡好啊，这样你自然排毒就好了。”

唉，我怎么可能做得到呢？！而且那些都是我最爱吃的，不能吃岂不是太痛苦了？(但后来我才知道，其实就算是爱吃那些重口味的，还是有瘦身的方法，到现在我还是爱吃那些美食，再也没发胖过了，后面我会教大家。)

那些肉疣其实就是我们体内的分泌系统和代谢出了问题！有的人是长在脖子上，有的人是长在关节处，因人而异。

到底我的脖子上那一堆肉疣后来是怎么慢慢消失的呢？说起来真的很神奇。有一天我跟我的私人教练Kenny在聊天时，他推荐我试试平泰秀。一开始我抹一点在脸上，觉得闻起来有点像牙膏的味道，怪怪的，就把它丢在旁边没去用了。

后来Kenny又问我，我就老实对他说，他就叫我有空还是要用用看，他说那个对皮肤很好。于是回家我就想要说不然干脆拿来抹脖子上的小肉疣好了，顺便也抹一下冬天会龟裂的脚后跟看看，反正摆着不用也是浪费……

没想到，我才擦了一个月的平泰秀就开始有感觉了，不但肉疣变少了，更神奇的是颈纹也变得比较浅了！

平泰秀

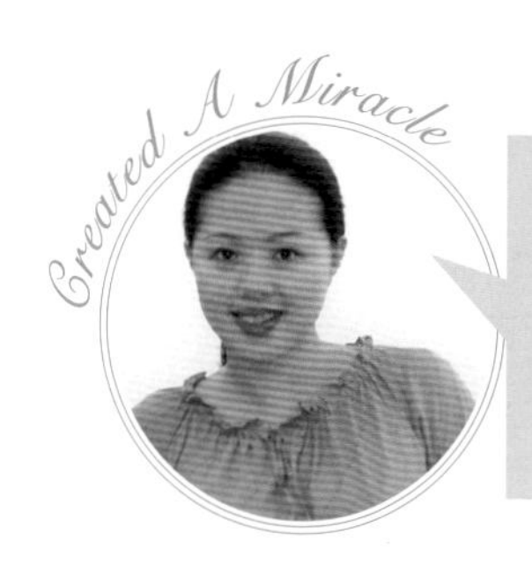

尝试一堆减肥法 体重却再也回不去了!

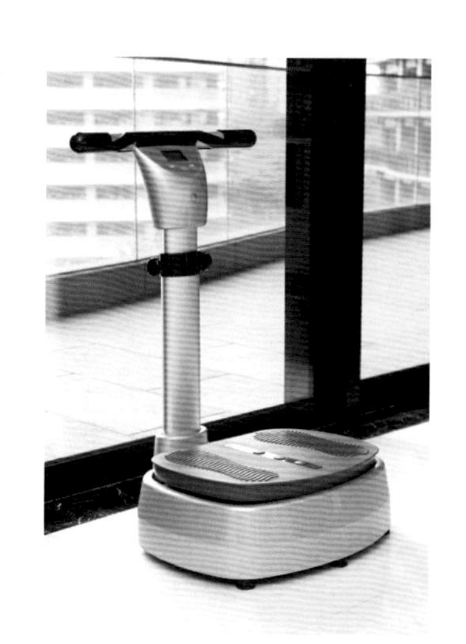

沮丧归沮丧，但我还是没有放弃想要减肥的念头。我也跟大家一样，只要听说哪种减肥方式有效，就想去尝试。

当时我买了一堆减肥瘦身书回来看，不过我懒得照做，因为看起来都好难，好费力，所以都只把书当成是精神象征，自我安慰一下。

我也会在电视购物频道上买一些标榜可以瘦身的器材、瘦身饮品、瘦身瑜伽DVD等，只要有兴趣的都会买来试试，到现在我家里还摆着一台当初买的“气血循环机”！

这台机器，也是我曾经尝试过的错误减肥方式之一。我听购物台介绍说它算是一种被动式的运动(一听就感觉很省力~~)，人只要站上去，靠它的震动力量，就像是在帮全身做运动一样。

结果，当时我的身体状况已经出了问题，但我自己还不知道，一站上去不到5分钟我整个人就觉得晕眩到不行，非常难受，只好赶快下来，因此这台机器到现在也只能摆在家里当“供品”。

那时候也听人家说去看中医或西医的减肥门诊，但是那些减肥门诊都要固定时间去就诊，而且还要长期去，我平常要打理整个家庭和孩子的事情就已经够忙了，根本没时间常常去就诊。再说，要去做这些用药物控制体重的事，总让我觉得怪怪的，觉得很丢脸，不够光明正大，所以始终没去试过。

后来，我也去买某个大明星代言、红极一时的“ｘｘｘ瘦身精华”来抹，但对我根本是既贵又无效！我妹妹也曾给过我一种号称会瘦身的按摩霜，抹了会发红发热，从而加强代谢，结果抹上去后我的脚红得跟虾子一样，然后双腿变得好烫好烫，后来还严重到变成半过敏，整个长疹子！

我也试过吃辣椒减肥法，我很爱吃辣，我想这实在是太合我意了，一定是OK的。然后我每一餐都吃辣，餐餐都有生辣椒加酱油，把所有的菜都沾辣来吃，或者是去吃麻辣锅时直接喝它的辣油汤。

结果是，吃到我胃痛，把胃都搞坏了，还拉肚子拉得乱七八糟，虽然因为泻肚而瘦了一些，但是为了照顾这个胃，我又胖了好几公斤！

就这样，生完第二胎之后，我花了将近两年的时间，用尽各种方法减肥！但不管怎么努力，最后体重始终停留在58～63公斤，再也没有办法恢复结婚前的窈窕！

尝试了那么久也没瘦，当时真的是很忧郁。

我很庆幸我老公从不嫌弃我发胖的身材，他总是会温柔地跟我说："没有关系，你即使现在这个样子，我还是很爱你。"他常说，我这样肉肉的，摸起来也不错。

虽然他不会嫌弃我，但我自己的内心开始抗拒他触碰我，我相信这也是很多产后发福的妻子会有的自卑感。

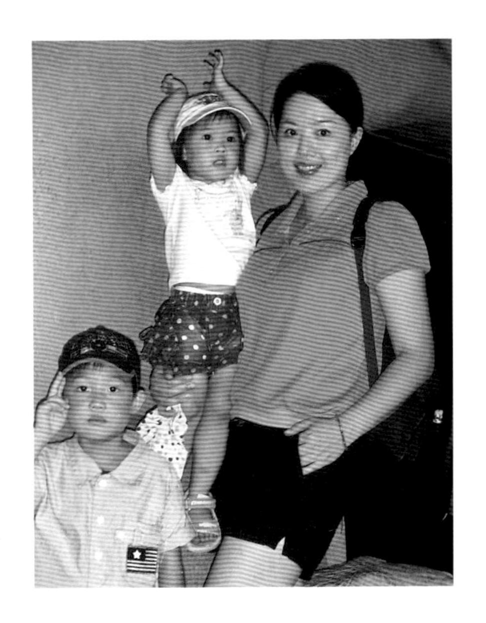

因为你必须面对的事实是：你曾经拥有过一个非常美好的、非常标准的身材，但是后来身材变形了，你突然就变胖了，而且还是很胖很胖！胖到你眼看着自己的肚子多出了好几圈，可能比你老公的肚子还大！

而且你的肉都是松垮垮的，有橘皮纹，毫无弹性地挂满全身！当先生要过来拥抱你时，你是会拒绝他的。因为你内心的自卑在呐喊，你对自己的不满和厌恶比别人都要高！于是夫妻间的互动和亲密感会逐渐变得疏离。

本来，我的减肥之路还是会继续下去，但直到后来一场突如其来的心脏病让我在半夜被送急诊，这才惊觉自己的身体已经出了状况。

有天晚上，睡到一半时我的心跳突然飙得很快，感觉非常不舒服，我赶紧叫醒我先生："老公，我现在好不舒服！不知道为什么我的心脏好像在打鼓一样，跳得好快！"我先生吓了一跳，赶紧将我送到急诊。

当时医生一量：心跳已经飙到1分钟200多下了，不得了！在急救时还因为一直无法恢复正常心跳，一度生命垂危，院方也要求我先生签下"病危通知书"！在最后的垂死挣扎过程中，医生的急救步骤已经打到最后一个针剂了，如果再没有效果，可能就没救了！

我的个性一直是个完美主义者，从结婚、生子到带孩子，我都力求尽善尽美，但是在这个过程中一定会遇到许多问题，比如教养的问题、孩子的学习问题、跟家里长辈的互动问题、跟先生的互动问题等，还要面对自己的肥胖问题，那时候我每天都觉得被自己内心的种种压力压得就快要爆炸了，但不知道会这么严重。

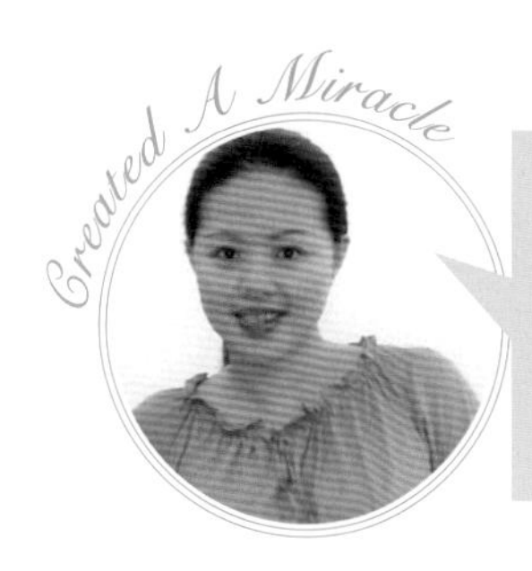

不能做稍微剧烈的运动 以为这辈子都跟减肥无缘了!

就这样，我就像是在鬼门关前走了一回，勉强捡回一条命。

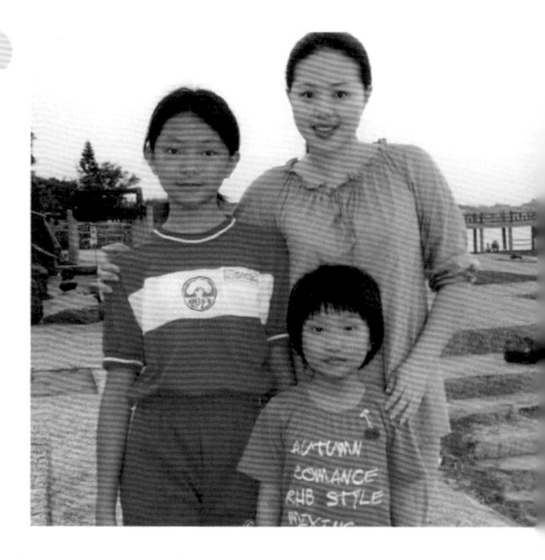

但出院重生后的头三个月，我还是因为多次发病而不得不再次去急诊、动手术，现在回想起来，真的是一段很可怕的经历。

历经心脏手术后，我开始注重身体的保养，体重则因为手术而有些下降，一度掉到54公斤，但那是手术后身体虚弱的假象，是“溜溜球效应”，所以没多久又回到60多公斤，不过以前严重的水肿症状是稍微减少了，但整个人看起来还是肿肿的，那时候我都笑自己的身材就像是一个刚出炉的菠萝面包，是一个会走动的“固体脂肪”。只是经过那些事，我暂时不敢去考虑减肥的事了。

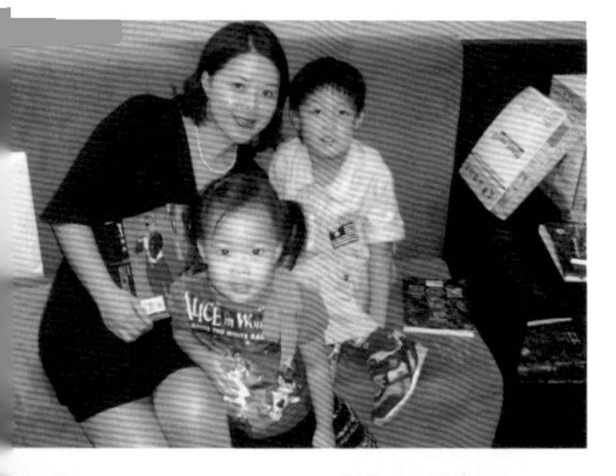

重生让我再度认识自己，对生命的意义也有了新的认识，因此和先生商量换个环境，重新体验、规划生活，于是我们找到了依山傍水的新家，远离尘嚣，也就是我们现在居住的地方。

有好长一段时间，为了搬进新家，我终日忙于装潢布置，幸福的忙碌感让我暂时忘了自己的肥胖问题。直到搬进新家之后，在整理旧照片时，我突然翻到年轻时的照片，看着镜中的自己对比照片中的窈窕，心中的感伤突然一拥而上——这是我吗?！这怎么可能是我?！

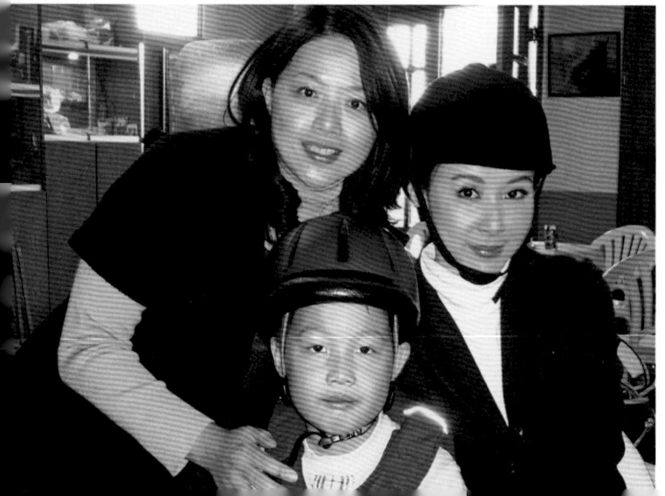

但是难过稍纵即逝，内心又出现另一个声音：“我已经是两个孩子的妈了，孩子和家庭才是最重要的。能够伴随着孩子快乐地成长、能够维系一个甜蜜幸福的家庭，这一切的价值远远胜过减肥瘦身成功。胖胖的又怎样呢?”我一直这样安慰着自己，幸福妈妈肥是值得

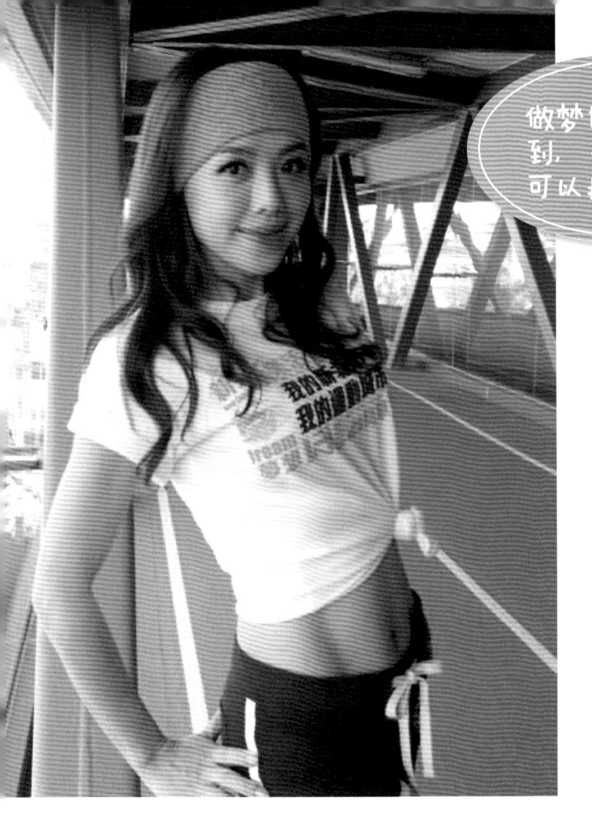

的！是每个妈妈必经的人生阶段。

就这样，我也慢慢安于肥胖臃肿的现状，觉得人生不该奢求太多，孩子和老公才是重点，自己怎样一点也不重要。直到后来有一次，我们全家人一同到垦丁度假，在泡汤闲话家常时，我不经意忆起当年身材曼妙、追求者众多的青春岁月，而我先生也得意地附和着我，说他当年是如何在众多追求者中赢得芳心，把我娶回家的，看着他得意地笑着我也跟着他笑了。

此时，他突然冒出一句话："唉，好可惜喔！那时候怎么没有拍下写真集做纪念呢？"

当晚，我彻夜难眠，翻来覆去满脑子都在想着我先生的那句话，想着他感叹的心情，想着他是不是跟我一样怀念过去那个美丽窈窕的老婆？想着想着，我突然流下泪来。谁不想一辈子都美美的，不变丑变老？难道，变胖变肥变丑变老，就是拥有幸福的家庭、孩子，所必须付出的代价吗？

感伤归感伤，但日子总是要继续过，我也知道我的心脏和身体，根本不能再负荷任何稍微激烈的减肥方式，就像当时韩国郑多燕的书热卖，我也受到激励。看着她成功的瘦身过程和现在的健美，让我好羡慕，所以我也去买了她的书来看，希望自己将来也能跟她一样，快一点变回之前的身材！

但是，当我翻开书尝试跟着书中的运动来练习时，我发现书中很多运动是有氧加上肌力，对我来说都太过剧烈了！做过心脏手术的我，根本无法承受，只是稍微尝试一个动作，我便感觉很喘，很不舒服，加上动作做得不专业，使得膝盖和脚承受的压力过大，造成运动伤害。

于是，我把她的书收了起来，不敢再试了。

之后，一如往常，我继续每天忙碌于家庭生活、照料三餐、陪伴孩子，算是彻底打消了减肥的念头，心想应该没有那种不费力就能瘦下来的方式吧？即使坊间那些强调绝不流汗的运动，对我来说都还是会很喘，流很多汗。

后来，一个我这辈子永远也想象不到的转机出现了，这个机缘改变了我41岁以后的人生！

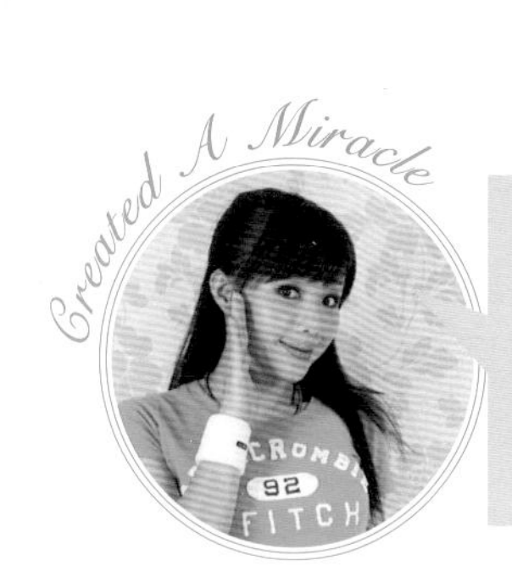

出现转机
改变了我41岁以后的人生!

那时候，我都安排孩子下课后在住家附近的高尔夫练习场练球，有一次教练问我，要不要考虑让孩子去上一些体适能之类的训练课程，这样对孩子的挥杆和体能都会有很大的帮助。

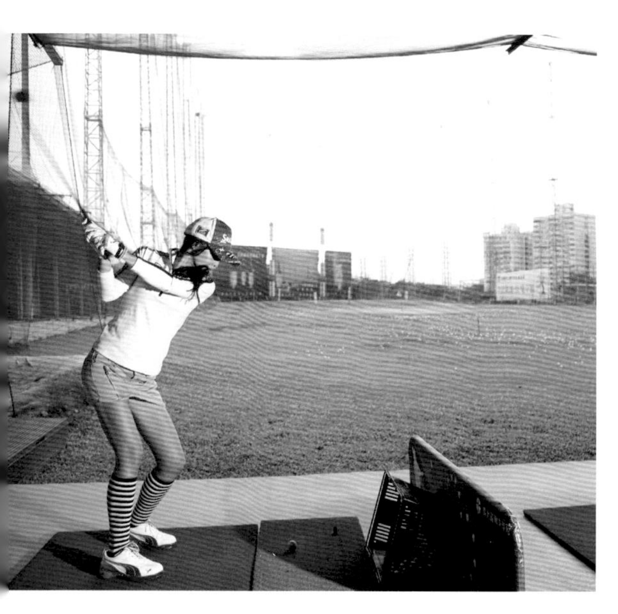

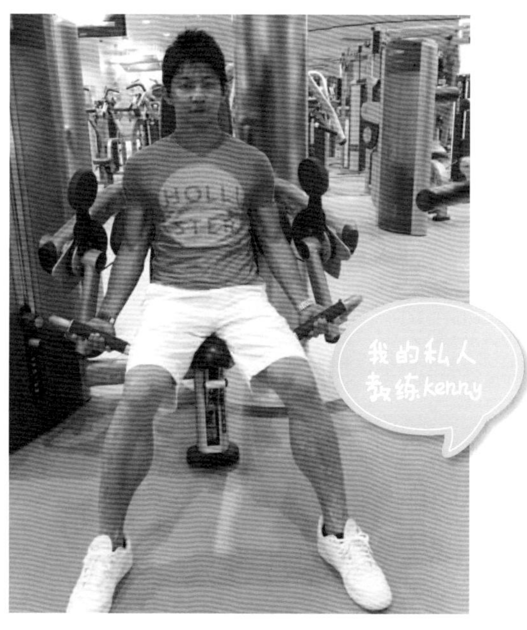

当时我对体适能到底是要上什么课还没有任何概念，于是我就近去住家小区附属的乔大体适能健身中心看看，我想找教练询问关于安排孩子来上课的细节，就这样，我认识了Kenny教练。

我第一次到乔大健身中心时，在墙壁上看到许多学员健身前和健身后的照片，差别之大，让我非常吃惊，原来运动健身真的可以让一个人的身材差别这么大啊!

但是，虽然我很羡慕他们，却知道那对自己来说可能是永远都不能实现的梦想，我的身体和心脏，根本不可能做什么运动，更别说是减肥了。

但由于我是个照顾小孩凡事都会亲力亲为的妈妈，为了帮孩子安排最适合他们的体适能课程，那天我就询问了Kenny教练很多问题，越听他讲，就越觉得自己也好想来试试看! 于是我问他: “如果我也一起来练，是不是真的有可能跟墙壁上照片中的人一样瘦下来? 一样健美曼妙? 甚至恢复到我年轻时的身材? ”

他回答我: “如果你不半途放弃，一定可以。”

“真的吗？那大概需要练多久才能到那种程度？”

Kenny说：“三个月。”

我非常惊讶：“三个月而已？！真的可能吗？”我可是曾经试了两年多都没有瘦下来过！

Kenny说：“只要用正确的运动方法和改变饮食习惯就可以。”

但是，我的身体跟别人不一样，别人能练的，我能吗？我把我的身体状况告诉了Kenny，他跟我说，他会根据每个人不同的状况来规划运动的内容，如果我不适合剧烈的运动，他就会安排适合我的其他项目。

我听了好心动！而且只要三个月就能成功瘦身了，还能练出漂亮的线条，这是多棒的事啊！但是……我的内心还是很挣扎，很犹豫，毕竟这是一种冒险，我也一直问自己：我真的可以吗？我做得到吗？会不会又送急诊？想了好久好久……

后来，我决定让孩子先去上体适能的训练课程，我从中观察整个过程。而在Kenny的安排下，我也去上了体适能的体验课。没想到上完一堂课后，我就发现这样的运动很OK呀，一点都没有想象中的困难或疲累！

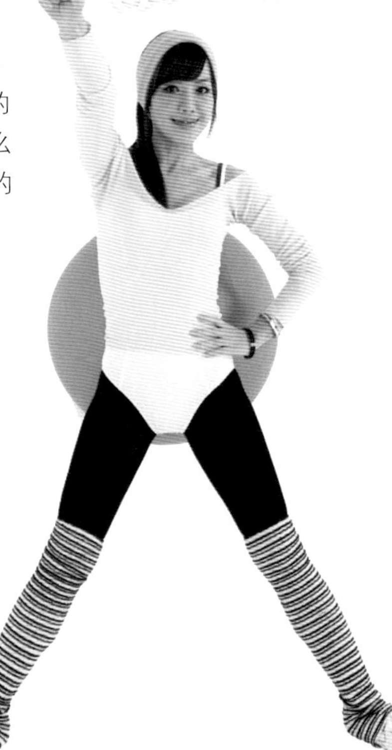

最后，我下定决心，并在内心告诉自己：“我要！我一定要找回年轻时的自己！我一定要改变自己！”于是我回家后开始计划和安排自己的时间，原本我所有的时间都是属于家人和孩子的，我没有什么私人的时间可以去做自己想做的事，多年来也从来不觉得有什么不方便的，但那天我发现要挪出一些时间来上课，还真的需要很大决心。

安排好时间后，我又开始犹豫了！

因为我实在是肥胖到很没有信心穿上运动服去上课。很怕穿上运动服之后，身上的肥肉都隐藏不了，跑出来被看见了。那会有多丢脸啊！到时候教练会不会说：“喔，原来你这么肥啊？那我估错时间了，你可能要三年……”

想到这里，我决定先偷偷减个几公斤，等比较瘦一点了再去上课。(当时自己真的是超级没自信的！都要去运动瘦身了，还先偷偷减肥干什么？！噗~)

结果我又花了1个多月的时间，有一餐没一餐地饿肚子减肥，从快60公斤瘦到58公斤，减了将近2公斤后，就找Kenny教练开始正式上课。

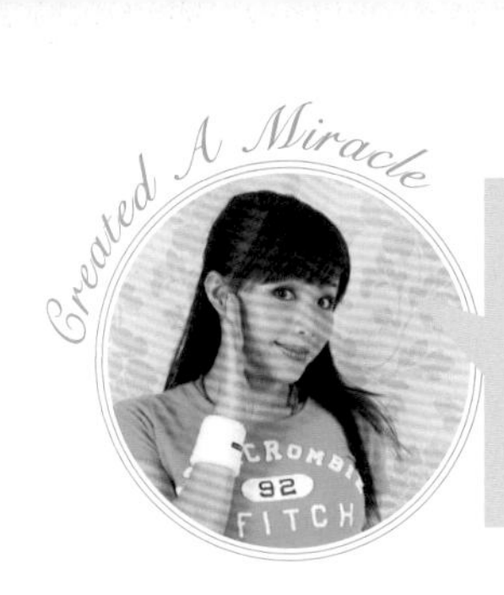

3个月瘦身计划启动
才6周，出现第一个惊人的变化！

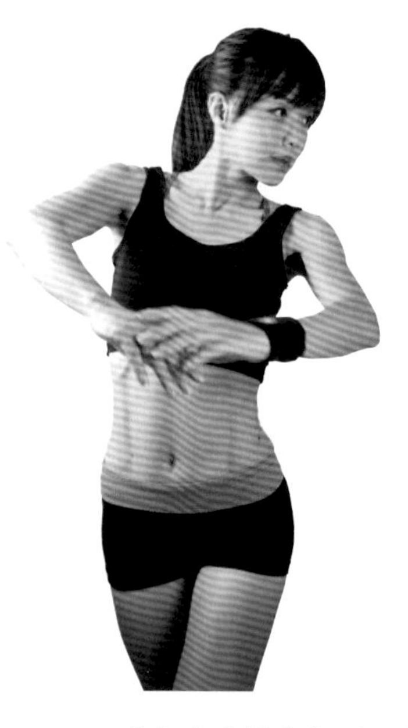

但是在那一个多月里，因为常常饿肚子，每到晚上都觉得肚子很饿很饿，心情很不好，弄得情绪很不稳定，人也变得有点忧郁暴躁。

这种情绪上的痛苦和暴躁，直到真正进入了健身房，开始跟Kenny学做体适能之后，才慢慢改变和恢复稳定。

万事开头难。开始运动的第一天，我内心还在挣扎，但是上过Kenny教练的体验课程后，发现运动没有想象的那么困难，达到目标的重点是方法！

他根据我的身体状况，帮我从中找出适合的运动，或是把原本的动作放慢，配合我的呼吸节奏，变成比较和缓的训练方式。并且帮我规划了三个方向，包括：饮食、生活习惯和个人化的运动。

我怎么也没有想到，有一天我真的会梦想成真！从开始接触体适能之后，不过才6周的时间，我身上就开始出现了第一个惊人的变化！

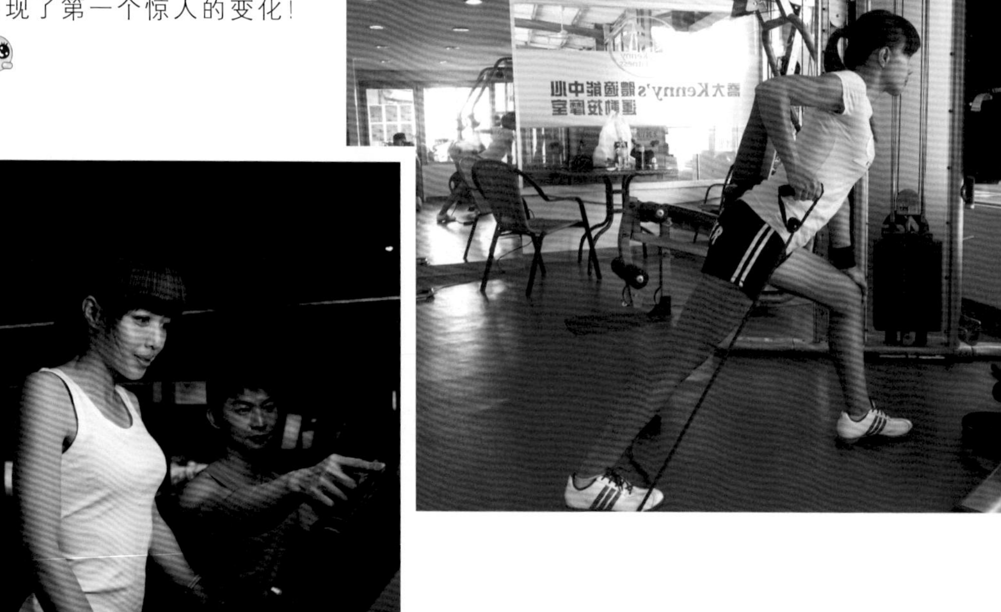

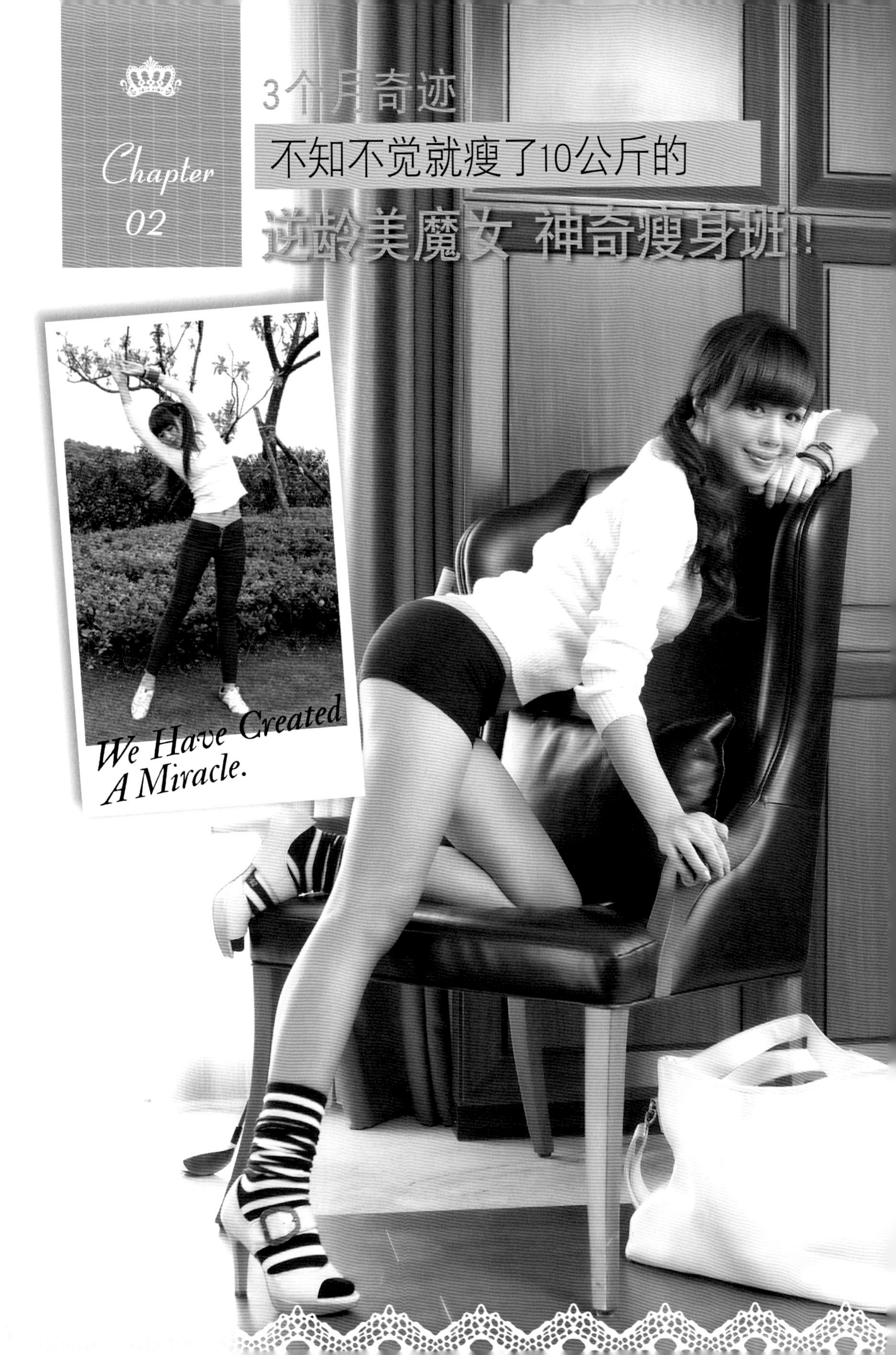

Chapter 02

3个月奇迹
不知不觉就瘦了10公斤的
逆龄美魔女 神奇瘦身班!!

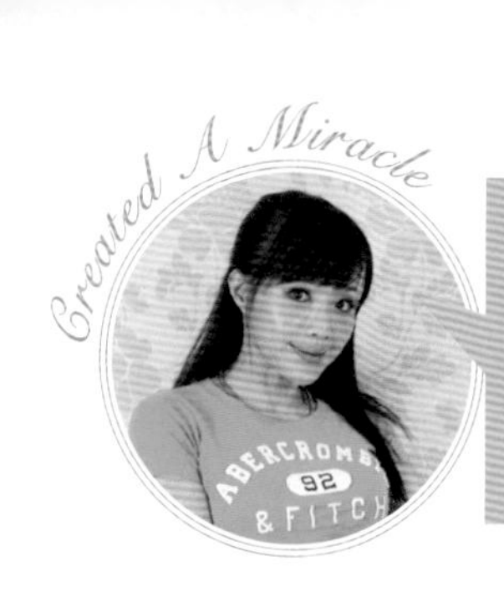

四阶段瘦身运动+独创的小baby饮食法！

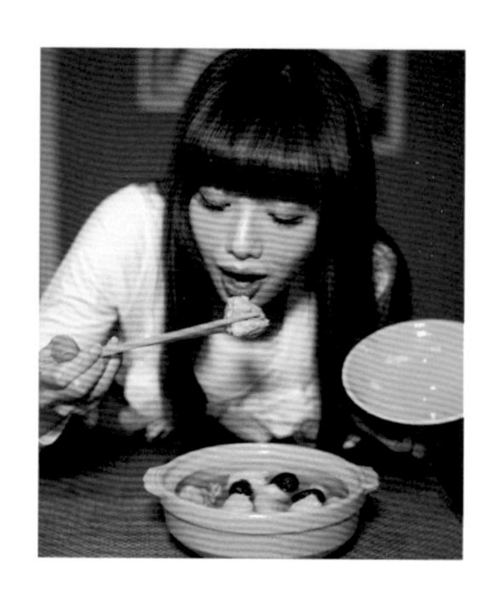

Kenny在开始设计专属我的、适合我的运动课程之前，先帮我做了一次心肺测试，他把一个仪器戴在我身上，就能准确测量和记录我心跳和脉搏的变化。

这样当我做运动的时候，他就能看出我做了多久的运动之后，心跳会达到什么样的程度，以及我可以承受的运动强度有多大。了解这些情况之后，他依照我的状况和目标，很有信心地确认我在三个月内就能恢复到年轻时的体态！

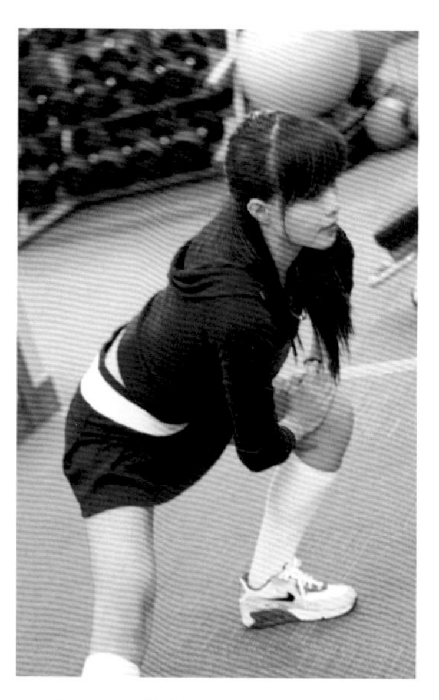

我的课程是：一个礼拜进健身房两次、一次练一个小时。这一个小时的内容主要是分成四个阶段：

第一阶段，先做10分钟的“伸展拉筋暖身训练”。

第二阶段，是30分钟的“肌力训练”。

第三阶段，是10分钟的“心肺有氧运动”。

第四阶段，是10分钟的“收操暖身”。

第一阶段做的“伸展拉筋暖身训练”，主要是让我在运动前先舒展一下筋骨和肌肉，可以预防运动伤害，也可以让我之后的运动中精神更集中。

第二阶段的“肌力训练”，是为了增加我的肌肉量，这样就能提高热量的燃烧和代谢，因此可以让运动的效益倍增。Kenny规划的肌力训练主要是集中在我的腹部和下半身。

第三阶段的“心肺有氧运动”，因为我不能做太激烈的动作，所以Kenny特别把很多连续动作拆解之后才让我练，而且平均每三分钟，就休息一分钟，让我的心脏也不至于负担过重。

第四阶段的“收操暖身”跟一开始的暖身操不太一样，它是静态伸展，主要是由Kenny帮我做被动式的伸展和大肌肉的运动按摩。

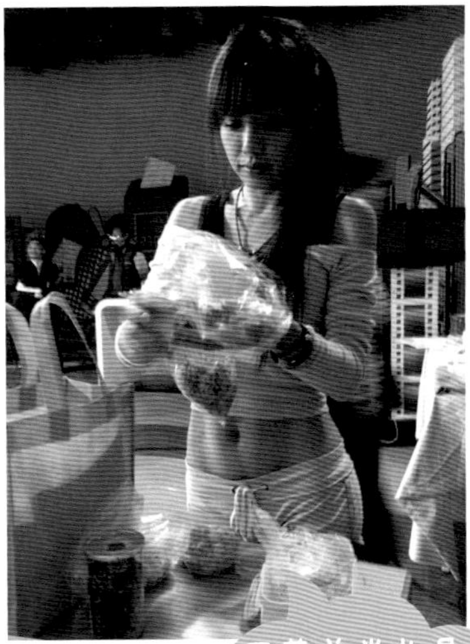

大肌肉是指大腿、小腿、背部等，Kenny会以他的手臂或手肘，帮我做大面积的按摩，这样做可以舒缓我的肌肉疲劳，也可以让教练知道学员的肌肉状况。

一开始做的运动，大概就是这些内容，这一个小时内，只要Kenny发觉我喘得厉害，就会停下来跟我聊天，休息几分钟之后再继续。

而饮食方面：

教练当时开给我的饮食调整方式，就是前6周完全不碰淀粉，然后再搭配一些营养辅助品。

但因为我自己有一点营养学的背景，再加上我很爱吃米饭，我知道完全不碰淀粉对我来说可能是不对的，所以我自己修正为只有晚餐不吃淀粉，而且也只有在健身房训练的那3个月内才严格执行，之后就可以恢复正常的饮食习惯，不需要刻意戒除淀粉。

用营养学背景，研究出“小baby饮食法”展开瘦身计划。

除非我感觉自己又开始变胖，才会再开始一段时间晚餐不吃淀粉，所以下面要讲的饮食方式，主要还是照着我自己的原则来做的。

这些饮食方面的知识，其实都是我自己很早之前就知道的，只是一直没有决心去执行它。相信很多人也一样，知道归知道，但会不会真的严格遵守又是另外一回事！

我之前认为自己的身材走样是一种幸福肥，可以说是当了太太、妈妈以后，就忙着照顾家庭和小孩，生活作息不正常，吃东西也没有特别注意节制，所以不知不觉就变成那样了。等胖到开始有自觉之后，才会对自己有所要求，饮食习惯也才会认真地去控制。

我的饮食调整秘诀是：

A 采取少量多餐的“小baby饮食法”。

就是每2～3小时进食一次，晚餐不吃淀粉，水果一天只吃一次，分量只有拳头大。

B 原则上不吃加工食品、垃圾食品，并且以优质蛋白质和蔬菜为主食。

- 小Baby饮食，就是平均每2个小时就吃点东西，就像小baby一样不能饿肚子！
- 然后，一定要吃得均衡丰盛，要有好油，要有适量的碳水化合物。
- 另外，每天早上我会先吞2颗鱼油，鱼油可以欺骗你的身体，让你的身体不会那么容易饿，不会急速升糖，因为升糖太高就很容易产生饥饿感。

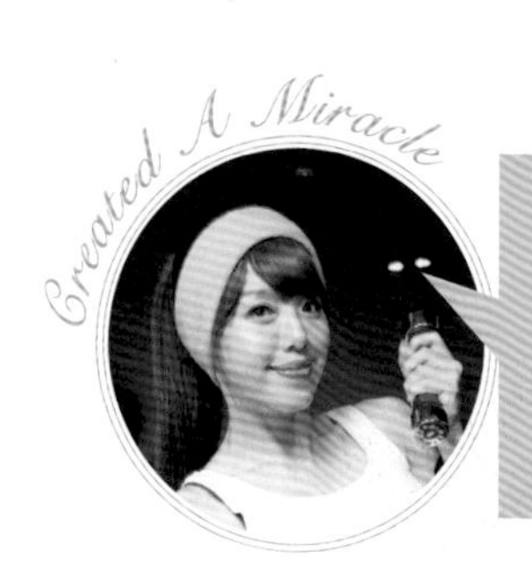

第一次上完瘦身课程 隔天竟然痛到哭了！

饮食的摄取数量和方式是非常重要的，没有那种所谓吃不胖、大吃大喝后还会愈来愈瘦的食物！当你进食的热量高于代谢消耗掉的热量时，身体就会把还没有消耗的热量转换为脂肪，储存在身体里面，就一定会发胖。

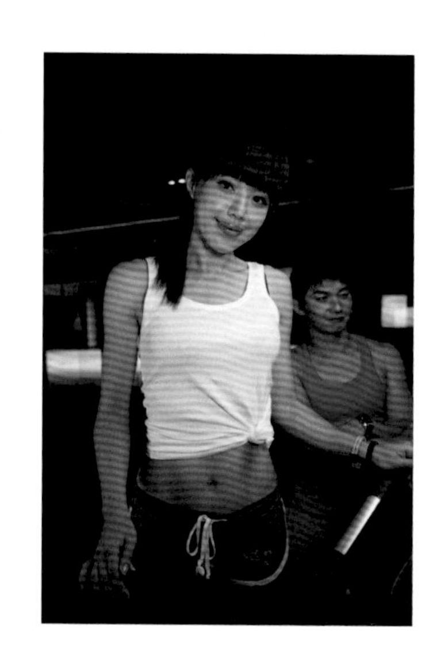

所以，减肥的饮食重点在于你所选择的食物。是否吃对了食物，以及进餐的时间和次数，都会决定你会不会变瘦。

但这些饮食原则也要依照个人的生活作息而定，举例来说，如果有个护士上班时间是下午2点到晚上10点，那么她就不可能早上8点就吃早餐，而是她中午起床后、上班前的第一餐就算是她的早餐。

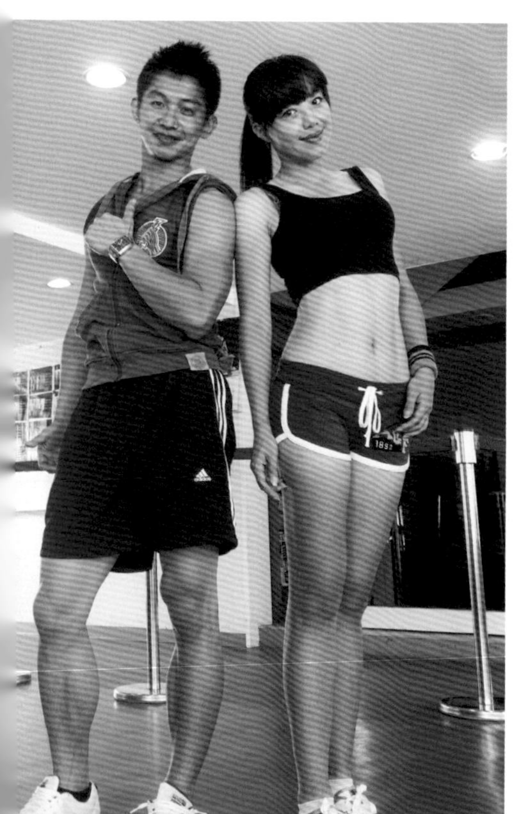

所以一定要依照每个人不同的生活作息和习惯，来拟定适合自己的饮食方式。平常只要吃对了食物，再加上运动来提高新陈代谢消耗热量，你就可以消除脂肪、养肌肉。

饮食平衡了，加上做了对的运动，只要持续3个月或一段时间（每个人的状况稍有不同），我相信你一定也能跟我一样摆脱多年的肥胖痛苦，达到你想要的体重和线条。

努力！努力！

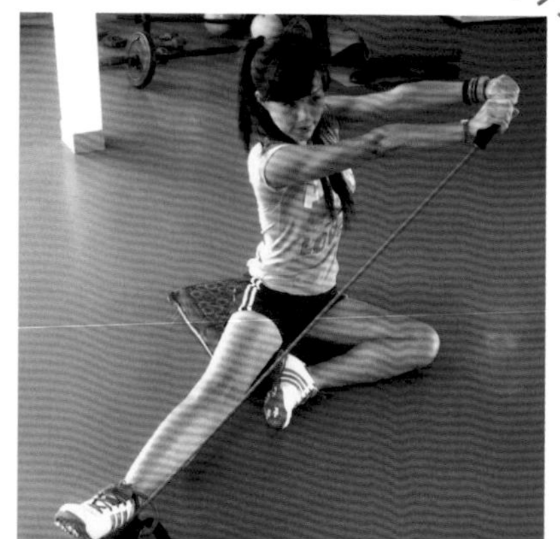

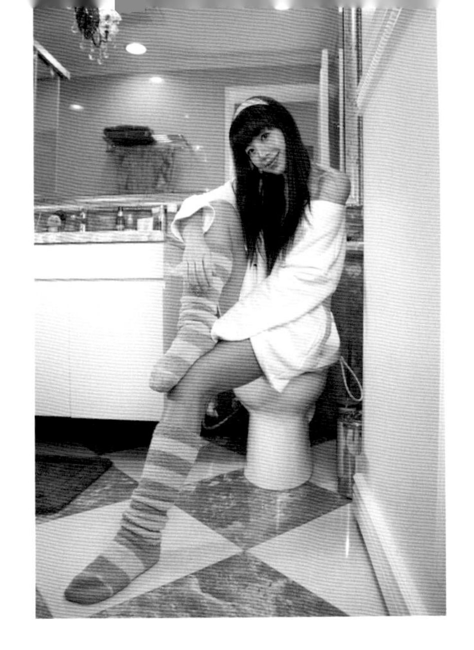

跟着Kenny第一天正式上课时，我觉得自己整个人都笨重如牛，才稍微动一下就气喘吁吁，一个动作没做几下就一直喊停，躺在旁边只想休息(好惨～)，还好Kenny是我的私人教练，不然如果旁边有人的话一定丢脸死了！

好不容易熬到下课，我心里实在很怀疑自己还有毅力坚持上完3个月的课程吗？我看不用3次，我的半条命就差不多没了吧！

拖着疲累的身躯回到家中，立刻泡了热水澡好好舒缓一下运动所带来的疲倦和疼痛，感觉好像舒服多了。晚上躺在床上时，自己还开心地想着：我真的好棒哦！这么难的事情也做到了！第一天总算顺利完成了（咦？），“3个月瘦身计划”已经去掉一天了，晚上好好的睡觉吧，准备迎接美好的明天！

第二天早上，我依旧6点起来为先生和孩子准备元气早餐。当一家人用餐完毕后上班的上班、上学的上学，剩下我独自一人在厨房里收拾着时，我就再也忍不住的——

哭了！

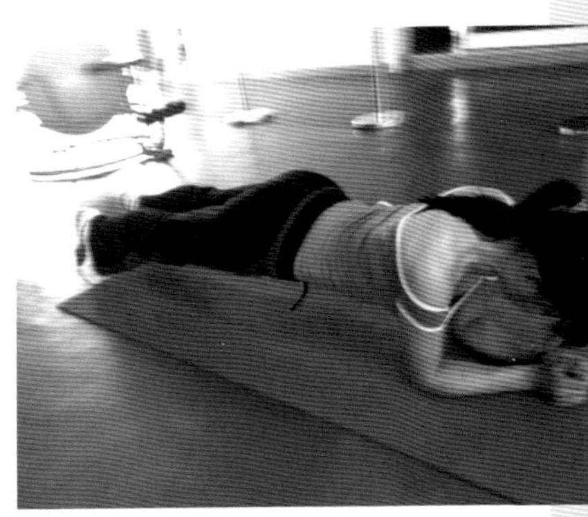

因为从早上一下床开始，我就发现自己举步难行，双腿动弹不得，痛到很不想下床！

我不敢让家人知道去上课之后腿这么痛，所以强忍着疼痛完成了元气早餐，当时我还不知道是怎么回事，以为是自己生病了，正在想说这样该怎么办，之后怎么去练啊……这时，Kenny刚好打电话来关心昨天上课后的状况，我难过地跟他说起早上的情形。

结果，Kenny跟我说，这是必然的，因为我长期没运动，体力、耐力和肌力的状态都很不好，所以才会痛得比较厉害，这是正常的，酸痛最好的解决方式就是休息。所以Kenny叫我好好休息两天，三天后再去健身中心进行第二次的课程。

三天后我去上第二次课，当时的身体状况非常好，但教练还是帮我稍稍又降低了一些动作的强度。虽然还是常常喊停休息一下(因为胖嘛～)，但回家后已经没有感觉那么酸痛了，照例泡个澡后，整个人有种从未有过的轻松、舒畅和满足感。

接下来，我很固定地每周去健身房两次，风雨无阻，从来不曾因为太忙或是发懒就不去。我以为自己会因为第一次上完课太痛就半途而废，没想到我竟然非常认真地坚持到底，非常认真地照着教练帮我规划的运动内容来做，连Kenny都很讶异我竟然没有半路逃跑！

Created A Miracle

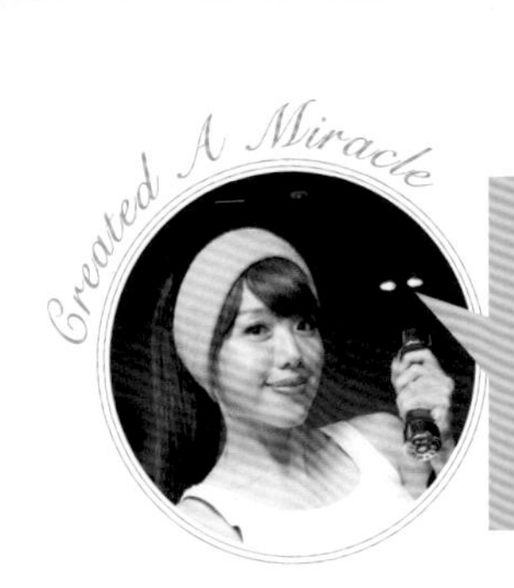

第一个奇迹出现：我竟然可以穿回 14 年前的小短裤！

就这样，我开始让自己力行瘦身运动和饮食控制，来调整身体。坦白说，我知道自己应该会开始改变，但还是不太相信3个月后就能瘦，更不用说是瘦回婚前的体重了！但是就算最后没有瘦下来，能让自己更健康一点、体能更好，也是一种收获。

当时的我只是这样看待这3个月的瘦身计划，并没有抱着太大的期待，所以也从不去量体重，没有仔细注意过自己到底瘦了多少，瘦了没，也不像其他想减肥的人，一直对体重公斤数患得患失。我只是乖乖地照着Kenny帮我规划的运动课程来做 + 自己的独家饮食控制法 + 一些瘦身副食品……没想到，没有多久，第一个奇迹出现了！

就在我持续了1个半月(6周)之后，我妹妹Taco有一天看到我，她充满疑惑地看着我，突然问了一句：

“姐，你瘦身成功啦？怎么都没听你说？”

“怎么可能？！我才刚开始上课没几次呢！是正要开始准备瘦身才对……”

“不对，我觉得你瘦了好多！不信你去量量看。”

第一个发现我变瘦的人是亲爱的妹妹Taco。

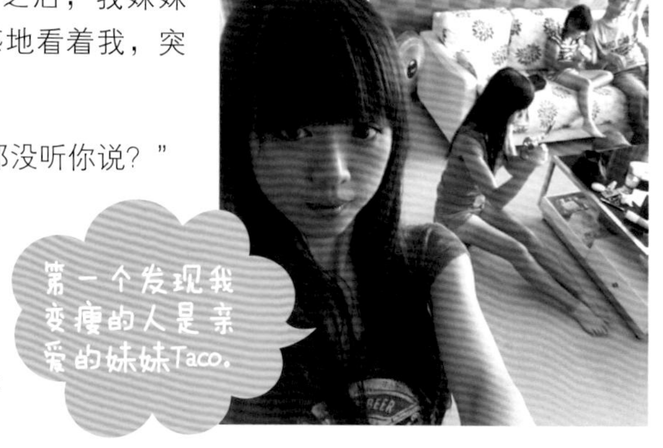

我半信半疑地走回房间照镜子，看着自己的脸和身体……嗯，好像是瘦了。平常因为实在太忙，我很少会注意自己的事情，生活的重心一直都放在家人身上，所以我几乎忘了应该要注意自己体重的变化……再加上很多人应该有类似的经验，就是不管你是变胖了或变瘦了，通常都是旁边的人会比你先发现。

听妹妹这样一讲，我赶紧去量体重：53公斤！我竟然瘦了4公斤多！

我看着自己明显小一圈的腰围，好奇地翻出年轻时很爱穿的“辣妹小短裤”……天啊！！这是真的吗？！我居然可以穿回14年前的小短裤了！！

我欣喜若狂！这是真的吗？是真的吗？我不是在做梦吧？？看着镜中的自己，我不断地尖叫着！

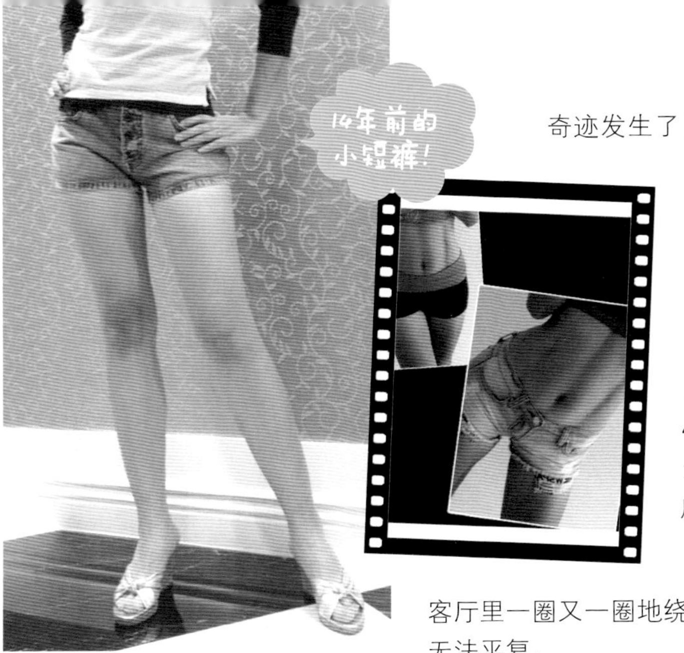

奇迹发生了!奇迹真的发生了!不可思议!我不是才刚刚开始瘦身课程吗?才6周而已,怎么可能就瘦了一大圈了呢?!

而且,好奇怪喔,为什么我现在的体重是53公斤,但已经可以穿上年轻时48公斤所穿的小短裤呢?!这……足足差了5公斤!到底是怎么回事呢??

我就这样穿着小短裤在客厅里一圈又一圈地绕着,内心的喜悦和激动久久无法平复。

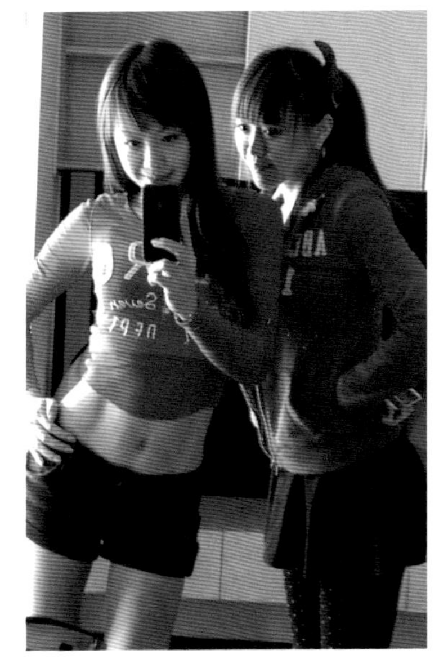

我第一个念头就是:等我先生回来,我要第一个跟他分享我的喜悦和成果!我要让他看到我穿上小短裤的模样,回忆起年轻时候的我!

当晚,我先生比我更开心地为我拍下穿小短裤的照片做纪念。他跟我一样惊讶在这么短的时间内,我就做到了!我瘦了一大圈!

要不是妹妹的提醒,我还真的不知道我瘦了这么多!

真的是在不知不觉中就瘦下来了!

好神奇!完全是不知不觉!

我完全都没有感觉整个运动过程有流汗或很费力!

也完全没有挨饿或吃的东西变少,变清淡!

我一天还是维持吃6~8餐的大食量!甚至还是照吃我最爱的烧烤和麻辣锅,大鱼大肉!连米饭都吃很多!

而且我不但瘦了,而且瘦下来的线条比以前用挨饿减肥法瘦得还好!之前就算瘦到54公斤,但小短裤一样穿不上,现在53公斤,就能穿进去了!到底差别在哪?这样的瘦身法怎么会这么神奇?!

教练跟我说,那是因为我用的瘦身法是正确的,所以减掉的是脂肪而不是肌肉和水分。脂肪和肌肉的体积重量不同,同体积的肌肉大约是脂肪的3~4倍重,而这次我是减掉4公斤多的脂肪,可想而知会是多大的体积。

所以,减肥方式正确,才是让我能穿回14年前小短裤的最主要原因。

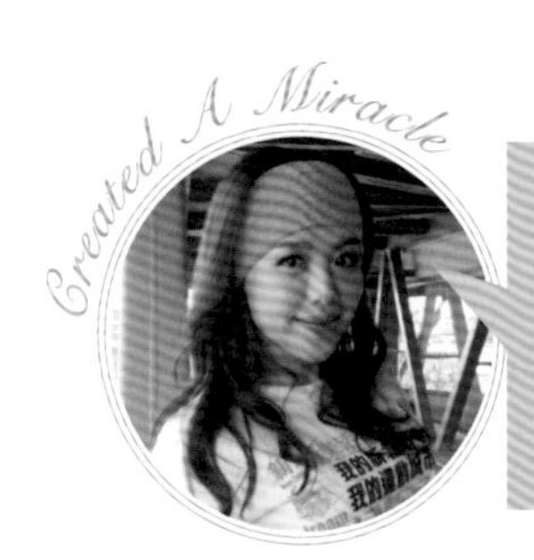

3个月瘦身计划大成功!!
我从L号衣服穿回XS号 甚至是XXS号!

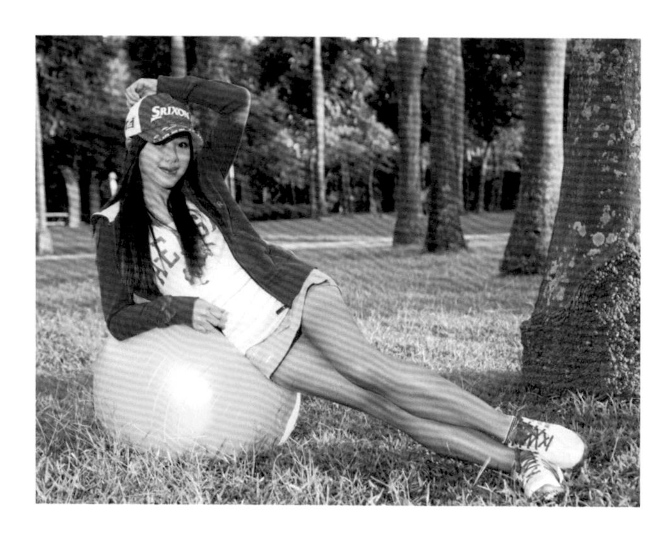

接下来，我每次去上课都怀着万分雀跃、万分期待的心情。

我知道这个运动计划是有效的，而我的饮食控制计划和瘦身副食品的搭配也是非常正确的，所以才会在1个半月后就有了这么好的成果。

所以，我只要再继续努力下去，再过1个半月，就可以达到我的目标：瘦回婚前的体重和身材了！！

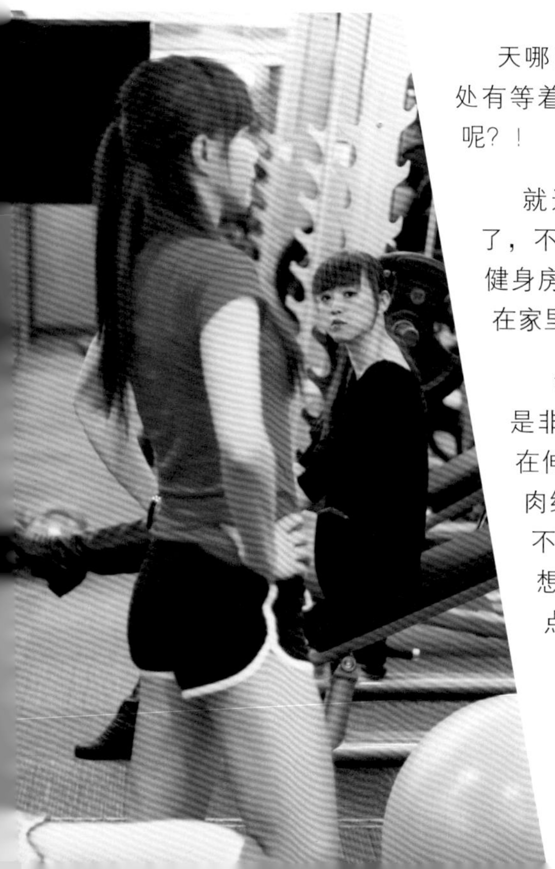

天哪！这真的不是梦！有什么比已经可以预见不远处有等着你的美好奇迹，更鼓舞人心、更让人兴奋的呢？！

就这样，接下来的1个半月里，我也变得更认真了，不仅确实做好饮食的把关，而且除了固定时间去健身房跟教练做运动之外，没有上课的每一天我都会在家里勤于做伸展和拉筋。

我自己也很用功地研究这些运动，发现伸展拉筋是非常好的动作，它可以安抚肌肉，让紧绷的肌肉在伸展时达到放松，而且伸展运动所锻炼出来的肌肉线条会比较修长漂亮，跟重量训练锻炼出来的很不一样。就像我们做面包时，面粉要先和一和，想要让它有弹性，就要去擀它；想要它卖相好一点，就要去拉它，就好像拉出我们的线条一样！

结果，又过了1个半月，我终于完成了3个月瘦身计划课程，来到了成果验收日……

我真的达到目标了！我终于成功地瘦回去了！

我的体重49~50公斤，体脂肪从31%降到19%，腰围瘦了10厘米，3个月下来我总共瘦了8公斤左右，不仅衣服尺寸从L号变成XS号的、甚至连XXS号都穿得下！整个人的精神体态都变得更好了！

而且，还比预期的效果更好：

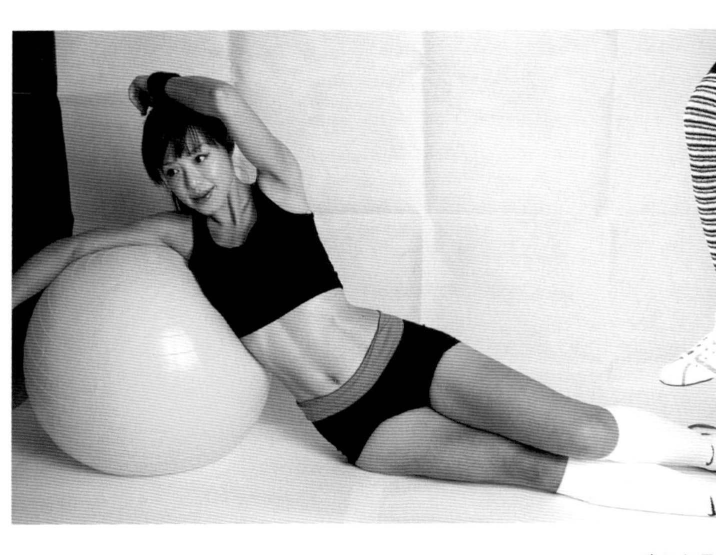

我还练出了非常罕见漂亮的“人肉马甲线”！

我到现在还是不敢相信，自己居然可以在短短的3个月内就找回年轻时的身材，而且线条和体态还更漂亮！

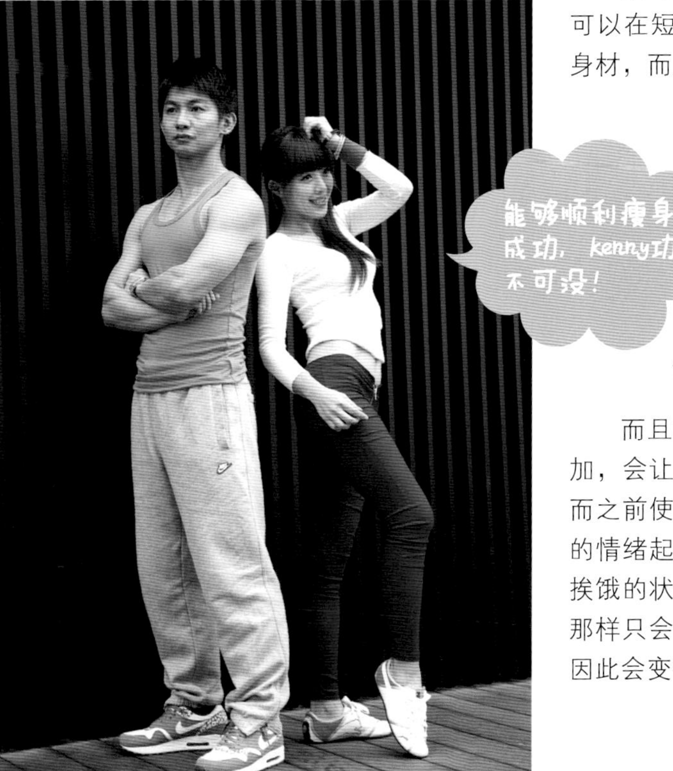

在这瘦身计划的3个月里面，我的心情非常平和，因为我的饮食恢复正常，身体达到平衡的状态、精神也越来越好，我发现自己的体态、精神、专注力都保持在最好的阶段。

而且持续的运动，会刺激脑内啡增加，会让我们产生一种很愉悦的感觉。而之前使用饿肚子减肥法，只会让自己的情绪起伏变化很大，因为你一直处在挨饿的状态下，精神上也一直受压抑，那样只会让我们的身体和心灵都失衡，因此会变得很不健康。

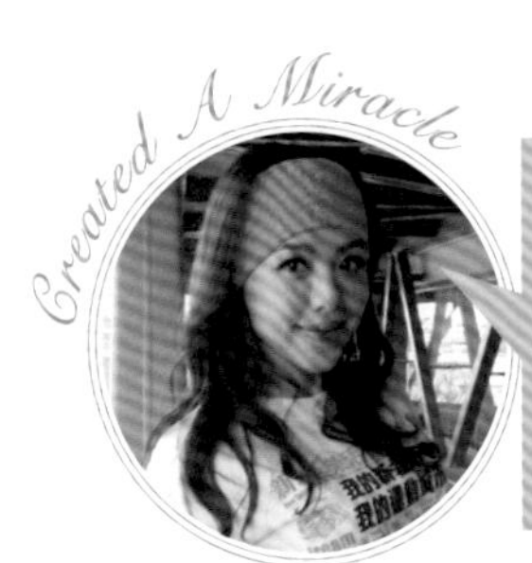

瘦身之后，比年轻时还重 2 公斤 但是看起来更瘦、线条更漂亮！也没有水肿！

我瘦身成功之后才明白，年轻时的我体重虽然轻，但是身上肌肉比例少、脂肪多，所以……目前我成功瘦身到快50公斤的体重，却比年轻时的48公斤看起来更瘦、更苗条结实、更没有水肿和泡泡的感觉！

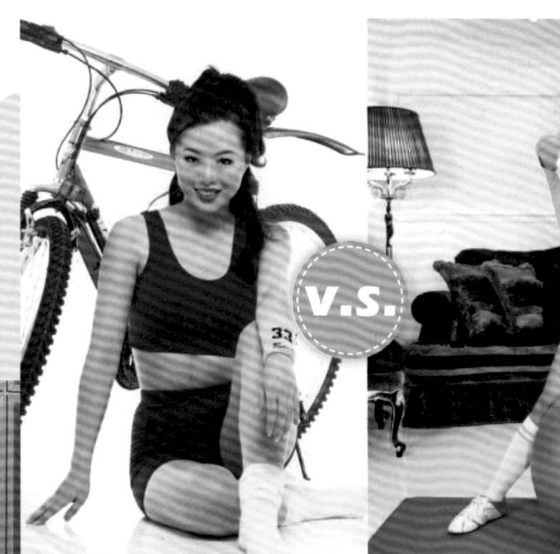

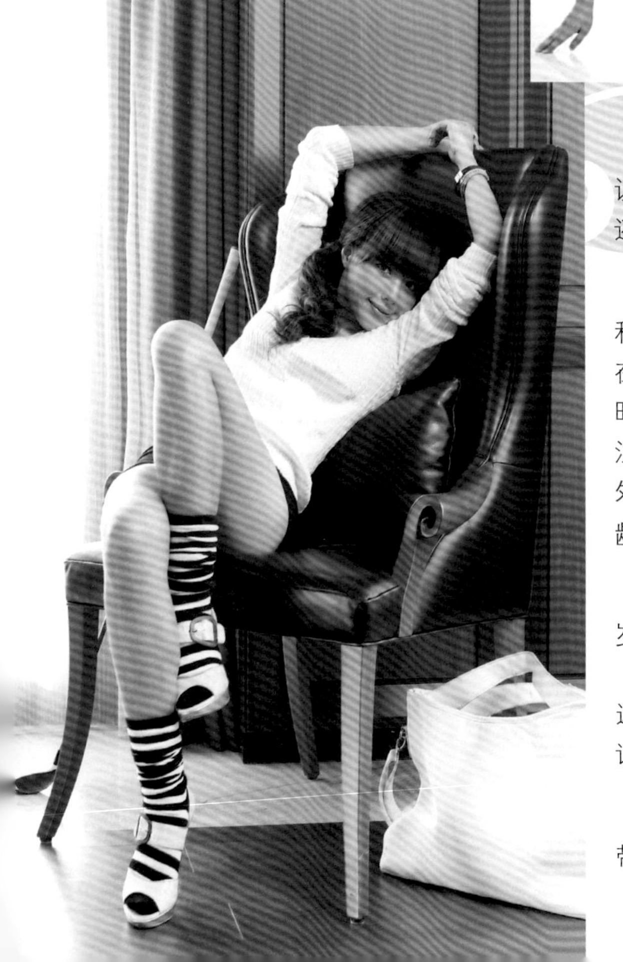

不仅如此，瘦身之后身边很多朋友都说：为什么我不仅瘦了，而且看起来还越来越年轻了！

我也感觉到自己的容貌和体态、精神，好像每天都在“进化”一样！每隔一段时间检视自己的状态，都会注意到自己不管是在皮肤、外表、神态上，都有越来越“逆龄”的感觉！

后来，有些媒体还直接以“18岁比基尼嫩模”、“不老仙妻”、“像大学生的美魔女”……来称呼我这个已经42岁、有2个孩子的妈妈，让我觉得既惊讶又有趣。

能够瘦身成功要感谢Kenny教练带我认识了伸展拉筋和肌力训练；

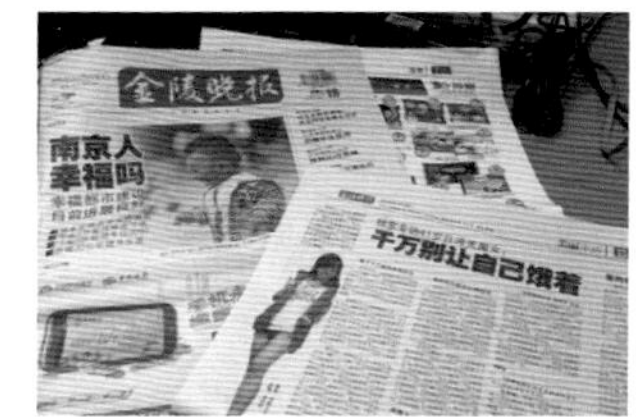

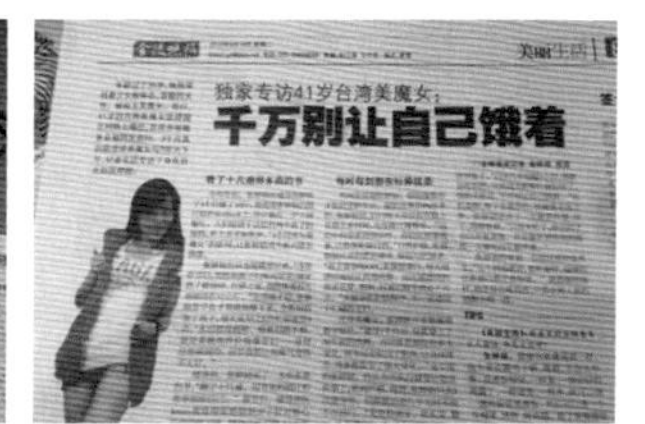

也要感谢我的先生及孩子们一路陪伴我、鼓励我、配合我，才能让我顺利完成课程，并达到今天的目标。

为了庆贺我瘦身成功，教练也很开心，就帮我照了一些照片上传到网络上，没想到立刻引起很大的反响！经过一些网友转贴之后，连新闻记者都注意到了，开始将我的照片和故事发表在网络上，接着，不到一天的时间，又有更多接踵而来的新闻媒体、电视台突然找上门来，说要采访我和请我上节目。

这些突如其来的爆红和邀访，实在是让我太意外了，而且也很惊恐，所以一开始我一律拒绝，因为并不想出名，也很害怕出名。我从来都没想过要红，我一直都认为我的身份就是个妈妈，我应该是一辈子当个家庭主妇，好好照顾我的家人和孩子就好了，当初想瘦身也只是为了老公和自己而已，没有想到会这么轰动。

后来，开始有许多不认识的网友和我分享她们的“女人心事”，分享的内容不外是她们遭遇到一些家庭问题，或是面对自己身材走样的痛苦，甚至已经到了心灵上、生活状态上都处于半忧郁的状态。

这些不认识的女性朋友们看到我成功的例子，愿意卸下心防，跟我分享她们内心最脆弱的那一块，我觉得很感动也很开心。

所以后来慢慢地，我就想，如果我的例子能够鼓励到别人，对别人有所帮助，那也算是做了好事。想通了之后，我就接受了两家电视台的采访，结果又因为这些曝光，让更多的人认识、知道我，我也因此交了不少朋友，来问问题的人也更多了。

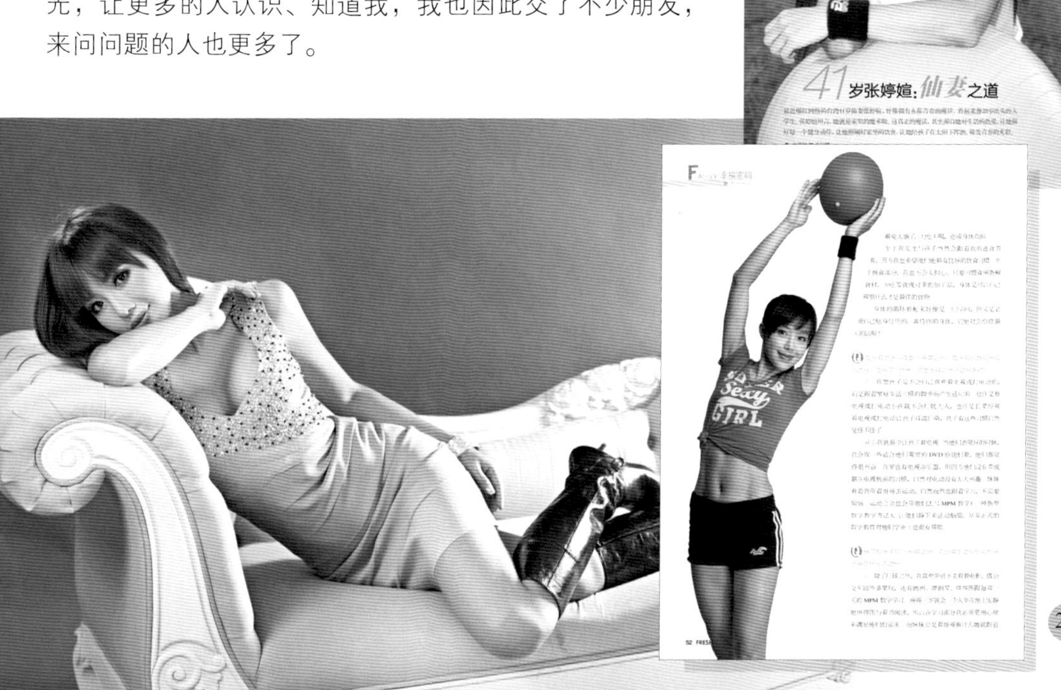

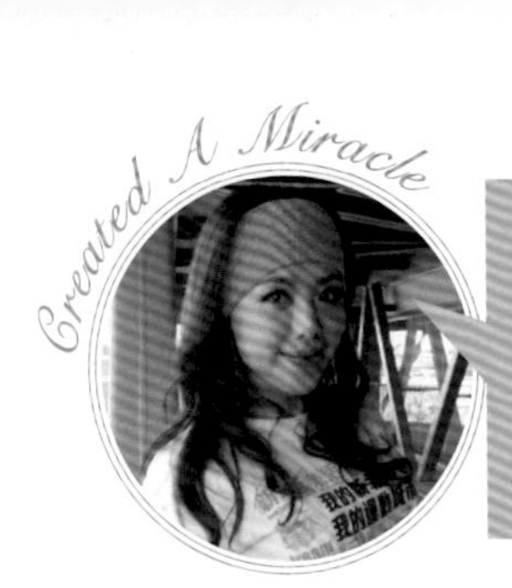

网络爆红，被媒体封为：
“像大学生的美魔女”、“不老仙妻”“18 岁的比基尼嫩模”……

像是有些爸爸们会问我元气早餐要怎么做，妈妈们也会问我亲子之间的教养问题，还有些生产过后的女性很关心身材的恢复问题……结果，好像也是因为这样越传越广，听说一度还红到一个知名的电玩论坛上。

ETtoday > 生活 > 生活　　2013年01月7日 13:03

生活 | 生活焦點 | 校園 | 兩性 | 氣象 | 健康

哇！18歲比基尼嫩模　啊！是42歲九頭身美魔女張婷媗

點評：男同事說，他希望是張婷媗手上的那顆球

記者李安君／台北報導

ETtoday分享雲　讚 24,639　3,347　23　推薦　分享

沒看錯，這是生了兩個小孩，42歲

女人的身材，名模可能也自嘆不如！「健身房美魔女」張婷媗從沒穿過比基尼泳裝，在妹妹鼓勵下，拚了；她最知名的「人肉馬甲線」攤開來給粉絲看，除了「哇」，大概來不及有別的反應。現在她除了「不老仙妻」，又多了一個「九頭身美魔女」的美名。

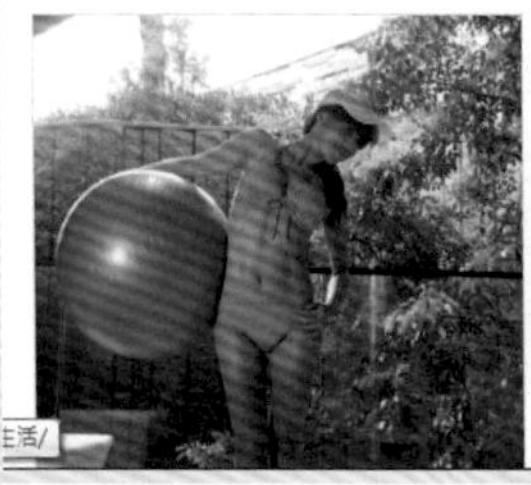
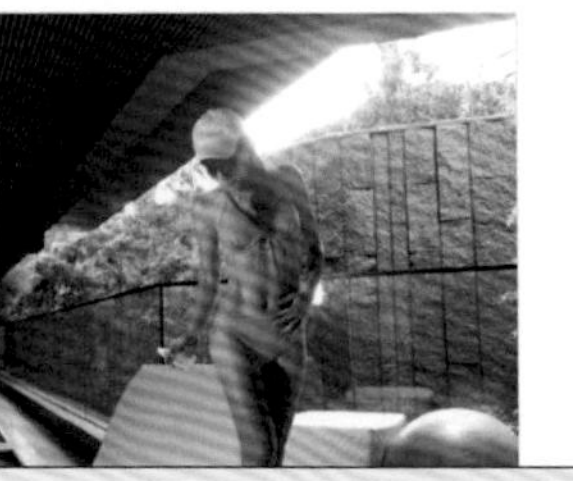

ETtoday > 生活 > 生活　　2012年11月22日 15:18

生活 | 生活焦點 | 校園 | 兩性 | 氣象 | 健康

台灣「不老仙妻」張婷媗大陸爆紅　教女人如何「逆天」

點評：老話一句：有自信的女人最美...

記者李安君／台北報導

ETtoday分享雲　讚 24,639　917　0　推薦　分享

漂亮的「健身房美魔女」張婷媗在

大陸爆紅，近日受邀前往南京、青島擔任醫美事業代言人，價碼七位數；大陸的粉絲給了她一個絕妙的形容詞「不老仙妻」，還讚美她是性感辣媽，41歲，2個小孩，看起來像大學生的張婷媗笑言：「其實還有逆齡、逆天美女等稱呼，實在太有意思了。」這麼多的稱呼，她說，當然還是「媽咪」最棒，無論多忙，每天依然六點起床為家人做早餐。

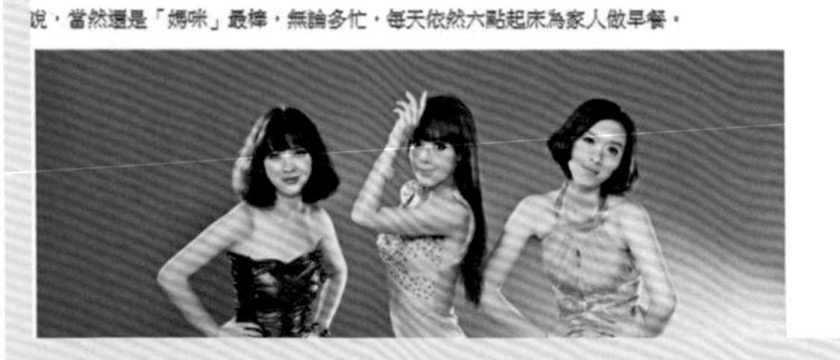

接着许多电视台、报纸、网络和杂志都来邀约，说要做我一整天的生活，包括运动、饮食、亲子互动等的专辑。

面对这么多热情的媒体和网友，除了很感谢大家对我的厚爱之外，在这本书里我也一定会完全不藏私地分享我所有的秘诀：

我到底是如何瘦身成功的？我是如何练出马甲线的？我的饮食控制秘诀又是什么？我都吃什么样的瘦身副食品？我最独特的小baby饮食法又是什么？甚至我是如何保养的？为什么可以越来越"逆龄"？……我都会在后面的篇章里一一告诉大家。

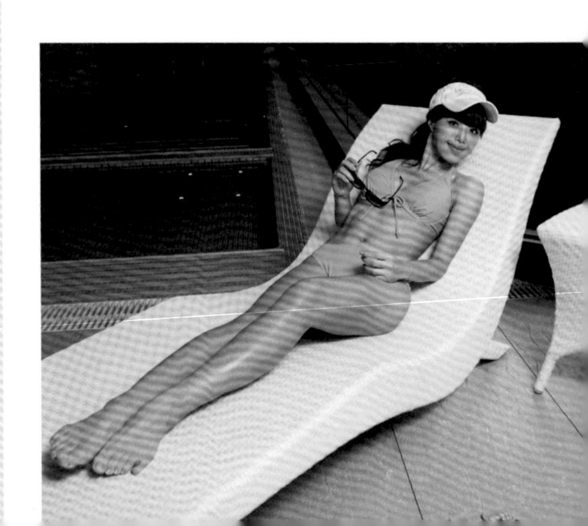

Chapter 03

美魔女的瘦身计划 饮食控制

小baby饮食法：

一天吃6餐、绝不饿肚子加强新陈代谢。

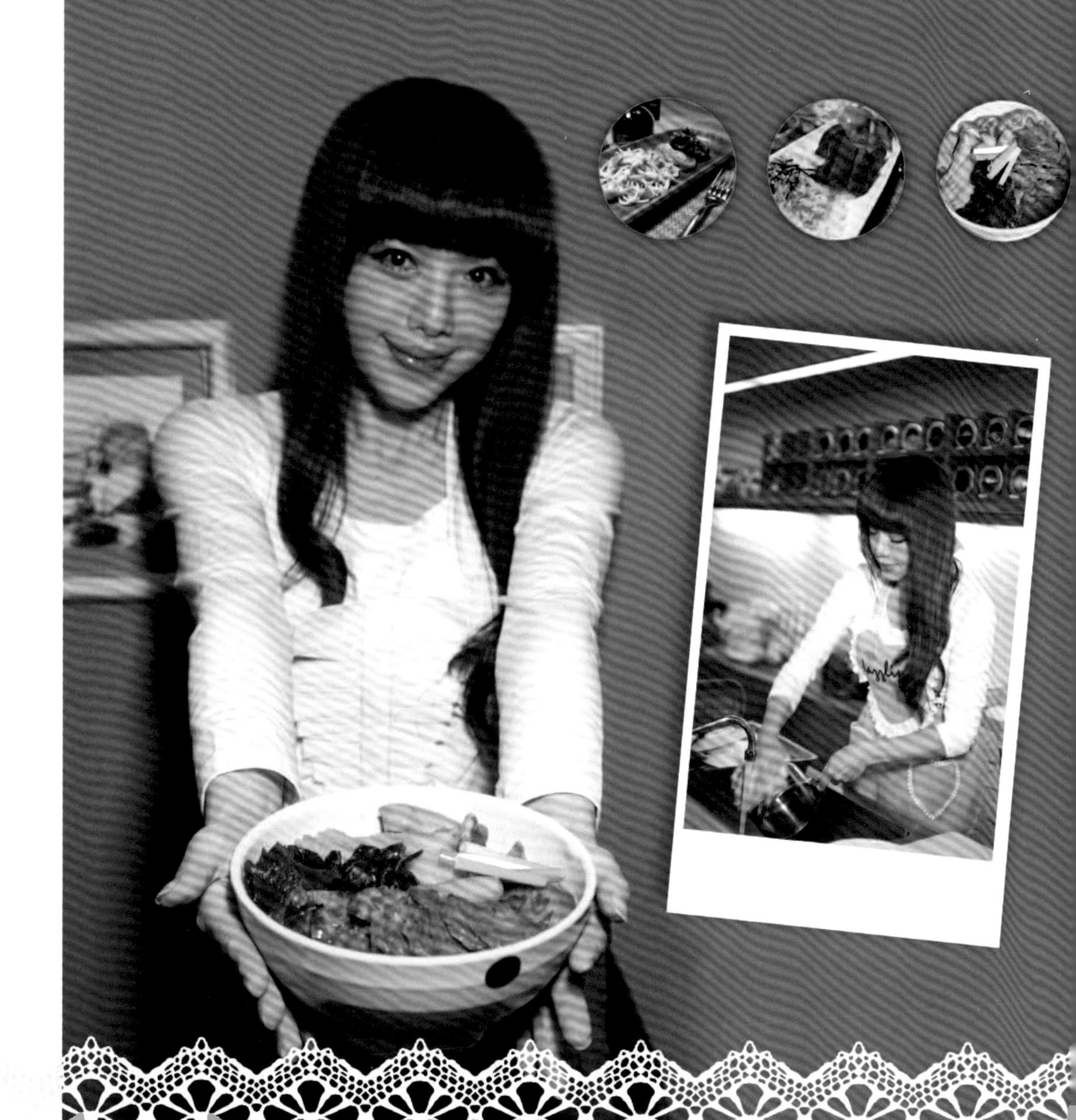

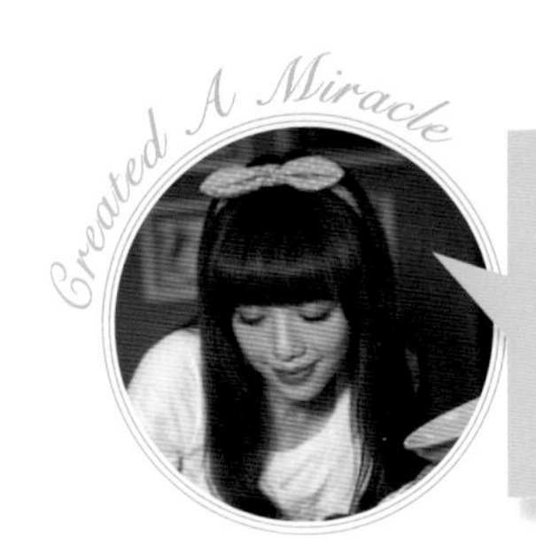

我一天吃 6~8 餐

再也不怕复胖的饮食秘诀!

很多人都不知道，我其实是个一天要吃6~8餐的大食女!

除了三餐之外，我还会吃下午茶、餐与餐之间的小点心、宵夜等，我不喜欢让自己饿肚子，因为一饿肚子心情就不好，而且减肥期间也不该饿肚子，所以我平均每2~3小时就会吃一次东西。我什么都吃，但比较偏爱重口味的，例如麻辣锅、烧烤等，而且我特别爱吃白米饭，所以我常戏称自己是“饭桶”。

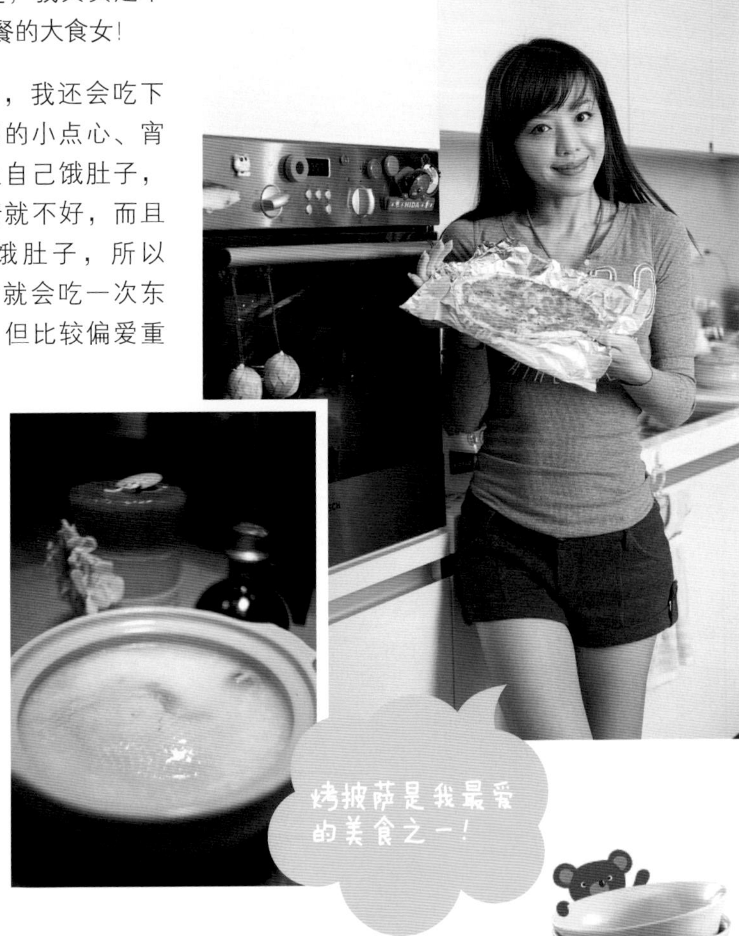

我在实行3个月的减肥计划之前，就是这种食量和吃法了，所以很容易胖!

然而，我开始实行减肥计划之后，食量还是一样大，吃的东西还是一样多，只是改变了吃法和进食的方式、时间，以及搭配一些副食品，再加上正确的运动，这样不仅不会再变胖，甚至有时候外出聚餐大吃大喝后也不用担心发胖!

我的一天吃6餐，可不是随便乱吃，或是毫无节制地大吃，必须使用正确的进食方式和饮食搭配，才可以吃得健康又美丽。

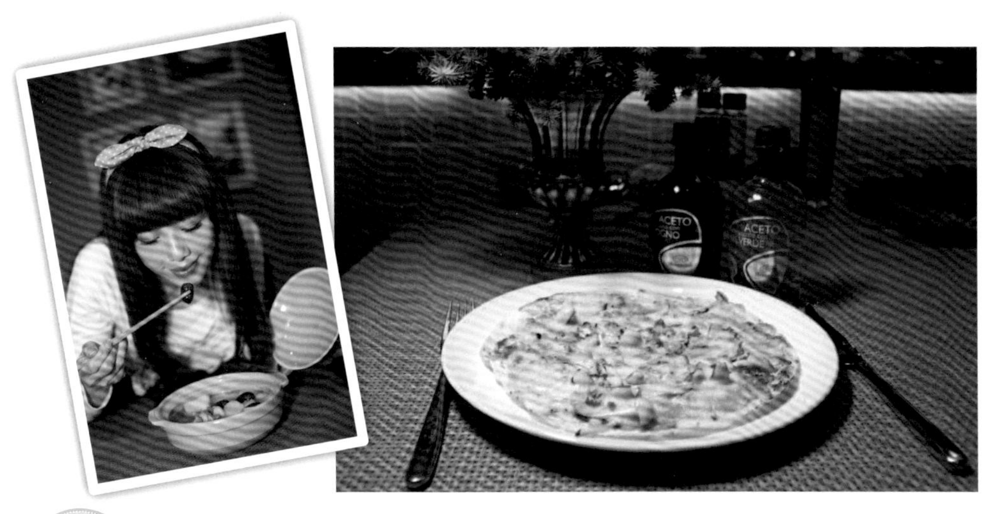

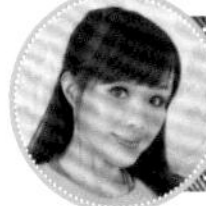

我的 6 餐饮食分配原则：

06:00	起床	空腹先吃鱼油 2 颗	吃好油，平衡血糖
	做早餐	早餐喝温柠檬水	排除体内毒素
07:00	早餐	元气早餐	丰富多元早餐 启动身体能量 活化脑部细胞
10:00	点心	什锦坚果，咖啡水	
12:00	午餐	营养均衡午餐	一份肉＋三份菜＋ 一小碗饭
15:00	点心	苹果一个、OPC适量	
18:00	晚餐	瘦身晚餐	肉和菜的比例 1：3，不吃淀粉
21:00	宵夜	海带芽蛋花汤或其他	

备注：

1. 这是我的6餐饮食分配模拟，并不是每天都吃一样的内容，后面会介绍我吃的东西和进食法。

2. 在3个月的瘦身期间，晚餐以不碰淀粉为原则，当体重达到目标后，就恢复正常饮食。

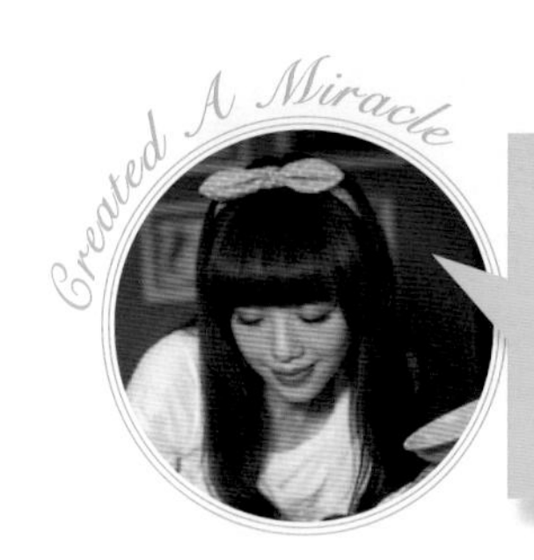

关于我的饮食法01:
为什么一早要先吃鱼油?

要控制好“体重”，就先要控制好你的“血糖”，血糖平衡，能帮助你的饮食正常。

在日常生活中，我少吃糖的习惯力行多年，我深信少吃糖能带给我身体健康和维持身体平衡，以及稳定血糖状态。因为糖会快速促进胰岛素大量分泌，而胰岛素的一个功能就是储存脂肪!

很多运动员为了让身体有更强的爆发力，会吃糖以及高碳水化合物的食物，来迅速得到身体所需的能量，所以有人形容，补充糖就像我们在烧纸一样，一下子就点燃了，爆发力快又猛，但是不持久。

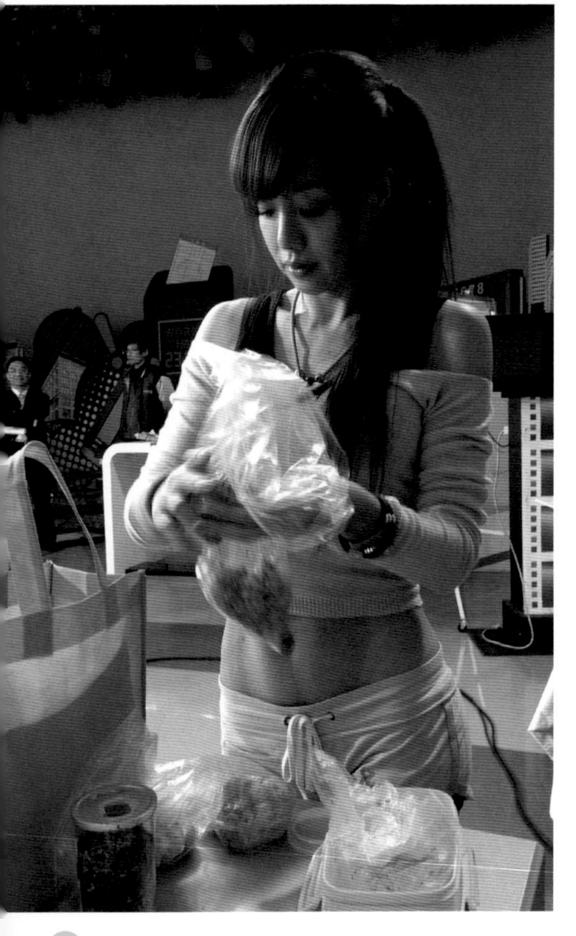

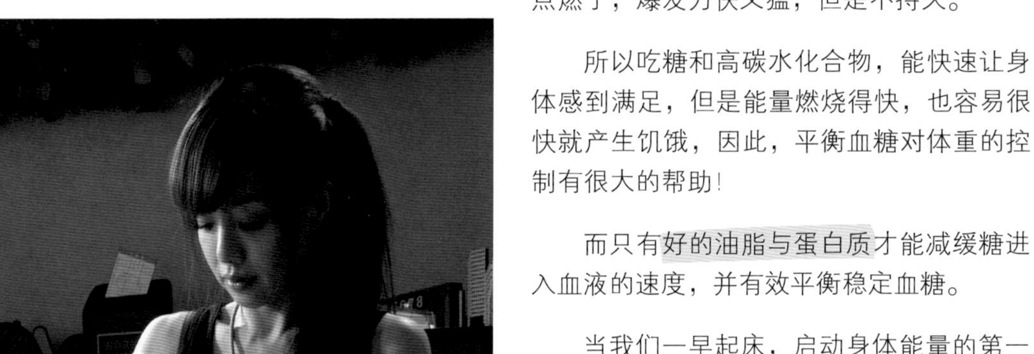

所以吃糖和高碳水化合物，能快速让身体感到满足，但是能量燃烧得快，也容易很快就产生饥饿，因此，平衡血糖对体重的控制有很大的帮助!

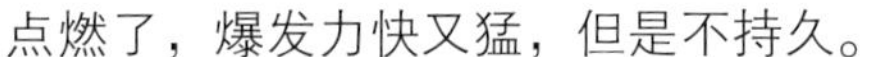

而只有好的油脂与蛋白质才能减缓糖进入血液的速度，并有效平衡稳定血糖。

当我们一早起床，启动身体能量的第一口食物和第一餐，就已经决定了你一天的血糖平衡状态，所以我每天早上会先空腹吃2颗鱼油，让自己吃的第一口食物就是“用好油来平衡血糖”。鱼油可以欺骗你的身体，让你的身体不会那么饿，不会急速升糖，升糖太高就容易很快产生饥饿感。

除了鱼油，我们平时都该多吃一些好的油脂。那么好的油脂有哪些呢? 其中一种就是肥肉的油。

有些人不吃肥肉，可能担心对身体不健康，但我要告诉你们：不用担心买到肥肉，因为它就是好油。如果是比较肥的肉，你可以用干煎的方式，除了能将它的油脂逼出来

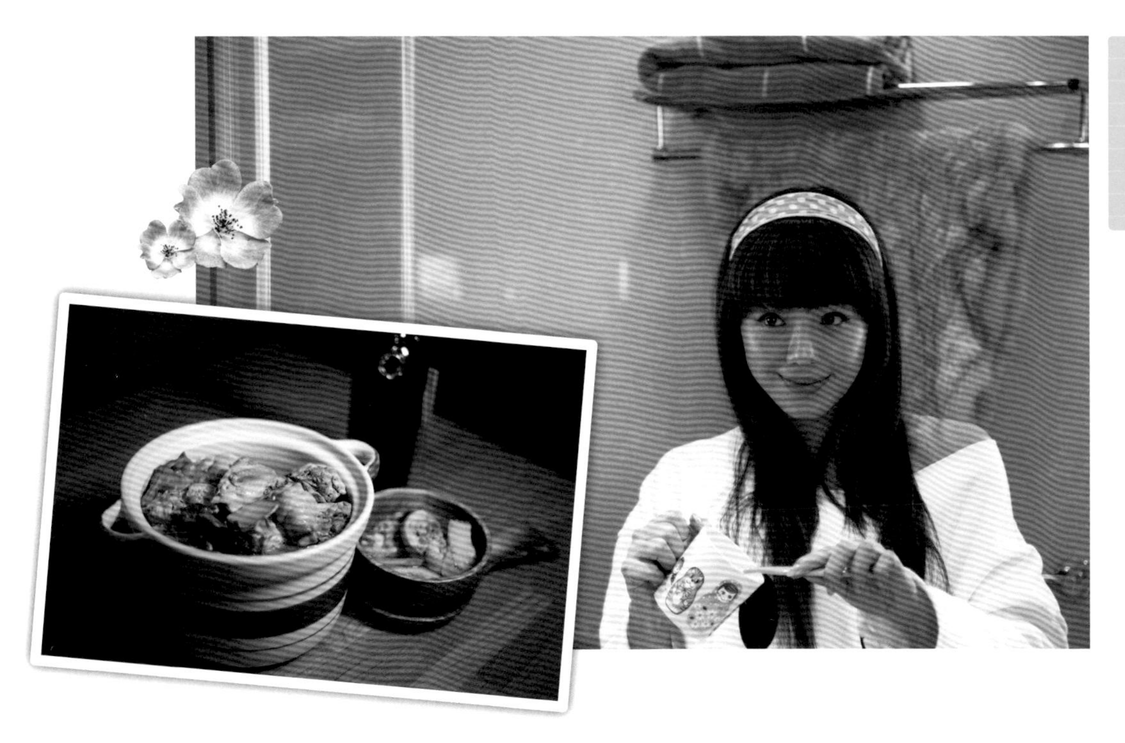

之外，也不用再添加其他的油了。

还有，炖鸡汤的油，我也会特别捞起来冰在冰箱里，另外使用，比如用来拌面、拌青菜。

还有橄榄油，也是好油，特别适合跟蔬菜搭配，但因为它是由植物提炼出来的，属于不饱和脂肪油，所以虽然它是好油，但是比较不稳定，不适合拿来加热，我建议直接加在凉拌菜中，或是做沙拉。

此外，坚果类也是好油，多吃坚果除了对身体和头脑都有益之外，也能吸收到好的油脂。

我特别强调要多吃好油的重要性，就是希望大家在减肥瘦身的时候都可以瘦得很漂亮，而不是皮肤干干瘪瘪、粗粗的，因为油脂的主要作用，就是能滋润我们的皮肤，修护细胞。

像我在开始准备进入3个月瘦身训练的前一个月，因为一直节食，我的皮肤变得干干的，很没光泽，也没有弹性，就是因为我几乎不吃油脂，加上又突然瘦下来，结果营养补充得不够，身体缺少滋润而造成的。

之后，我开始吃很多五花肉，喝很多鸡汤，皮肤就好很多了。

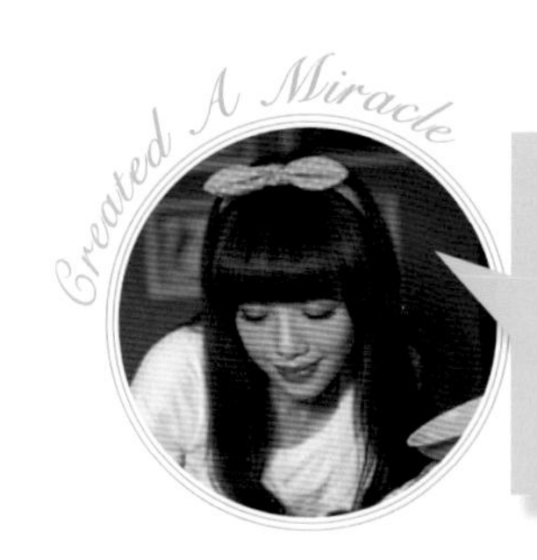

关于我的饮食法 02：瘦身晚餐怎么吃？真的可以吃掉半只烤鸭也不会变胖吗？

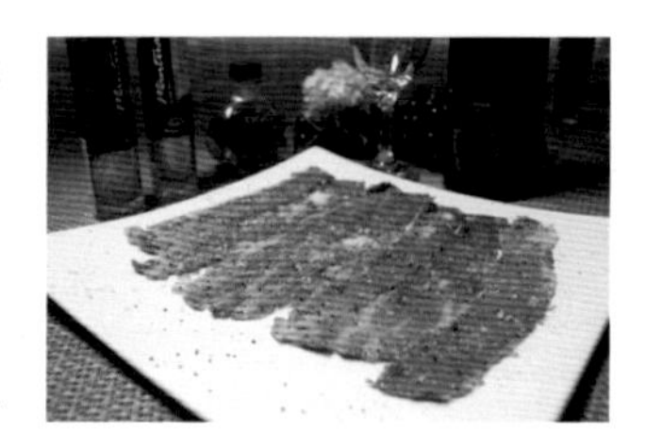

我的瘦身晚餐只有一个原则：不碰淀粉，然后就是适量不过量，这两点应该很容易做到吧？

晚上不鼓励吃太多淀粉食物的原因很简单，因为淀粉很容易造成血糖和胰岛素的波动，而且它会吸附油脂和高钠，让代谢变得更不容易，第二天就容易水肿，所以我的晚餐饮食原则就是尽量多吃蛋白质和蔬菜。

什么肉类都可以吃：鸡、鸭、鱼、猪、牛、海鲜，随你心情而定，不用怕。但只能选择其中一种肉，然后一定要搭配蔬菜！

重点是：肉和菜的分量比例是1：3的搭配方式！如果你可以吃下一只鸡，也请你一定要吃下有三只鸡分量的蔬菜。

有一次，我晚上跟朋友聚餐，晚餐时，我很开心就吃了半只烤鸭，但同时我也吃了三倍烤鸭分量的蔬菜。

再者，吃的时候一定要有技巧，因为晚餐不吃淀粉的原则，所以我不用饼皮包烤鸭肉片，而改用生菜来包鸭肉片，我发现生菜包鸭肉和豆芽很好吃呢！

另外，我又烫了两种不同的青菜，有地瓜叶和豆芽，而且我还喝了海带芽汤，这一餐吃完我超级满足，也吃得好饱，连宵夜都免了。

那天，因为晚餐吃得饱，精神也很满足，所以回到家中我又多做了一下伸展拉筋和大球仰卧起坐运动，结果隔天早上起来一量，体重还变轻了呢！神奇吧？

而我的进食顺序大概是：除了瘦身期间晚餐不吃淀粉之外，一般用餐的时候，我会先吃菜和肉，然后喝一些汤，最后才吃淀粉。

此外，我很爱煲汤，晚餐和宵夜我都常吃煲汤，因为我们在煲汤的时候一定都会用到好的蛋白质，像各种不同的肉类、鱼、蔬菜等，所以好的油脂、蛋白质都会在里面，让煲汤的营养非常均衡，这些都是我们身体很需要的。我通常都是一大碗煲汤，里面加很多蔬菜，配上一只鸡腿或是很多排骨，这就会让我吃得非常满足。

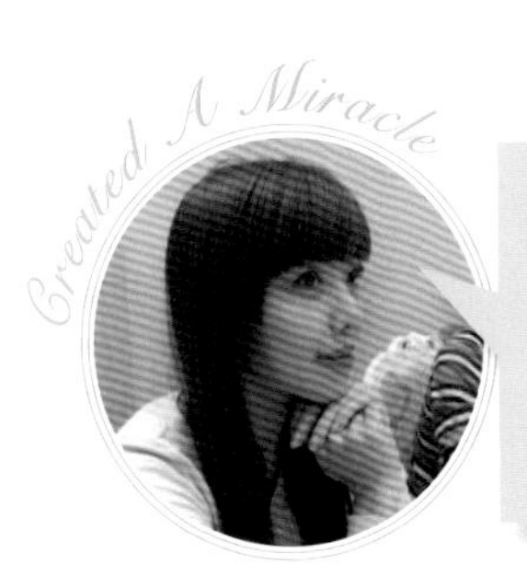

关于我的饮食法03：
惨了，减肥期间忍不住跟朋友去大吃大喝，该怎么补救？

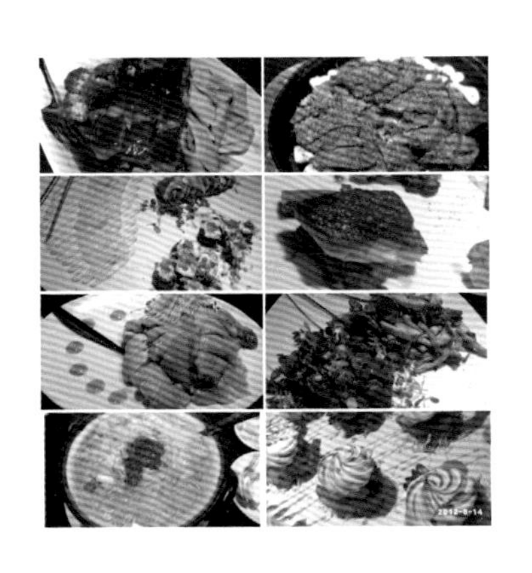

在瘦身饮食控制期间，难免需要外出应酬聚餐，这时候，我会把避免不了大吃大喝的这一餐，当成是满足口腹之欲的“破戒餐”！

偶尔让自己破戒一次，不需要看得太严重，因为吃东西跟心情有关，总是提醒自己在减肥，不能吃这不能吃那的，不觉得很痛苦吗？这样也会坏了聚餐的气氛，其实只要知道正确的补救方法就好了。

补救的法宝就是：在“破戒餐”餐前半小时我会先吃白肾豆1颗、藤黄果2颗，它们是阻断油脂和糖分吸收的营养食品，可以避免我摄取过多热量，破坏我的瘦身饮食计划（“破戒餐”以一周一次为原则，多了身体还是会吃不消的）。

在外食餐厅的选择方面，并没有太多限制，只要你遵守肉和菜是1：3的比例原则来吃，餐前再记得吃藤黄果和白肾豆就可以，这就是我不管吃什么美食料理，都吃得很放心，不用担心变胖的秘诀。

不过在外食的时候，我会特别注重饮食的顺序，通常会第一口吃肉，让自己有满足的感觉，再吃一大盘蔬菜，然后喝汤。我不会刻意不吃什么样的食物，但是像甜点部分，我就会比较节制，如果吃蛋糕，我不会全部吃完，而是只吃两口。

跟你们分享，我在进行瘦身计划期间，最爱吃的“破戒餐”就是海带涮涮锅，或是一些烧烤。

每次我都大口地吃肉和各式各样的蔬菜，来满足口腹之欲，慰藉精神上的压力，而且我一点也不担心会摄取过量，因为在餐前半小时我已经吃了补救法宝，所以能安心地大快朵颐一番！

当然，最后在睡前我也不会忘了吃2颗净体素，以便隔天排便顺畅，洁净肠道。

不过，我还是要强调一下，这些瘦身营养品只是偶尔有外食时的急救方法，最重要的还是养成正确的饮食和运动习惯。如果每天大吃大喝又不运动，只想靠着这些补充品瘦下来，那你一定会很失望，因为它们的效果有限。

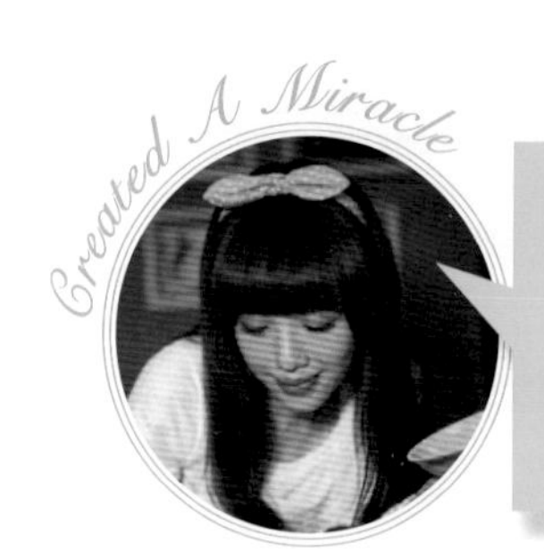

关于我的饮食法04：为什么不吃早餐容易胖？一定要吃这么多、这么丰盛吗？

我非常看重早餐，它一定要丰富多元，有肉、有油、有蔬菜，和少许的淀粉。我家餐桌上的早餐一定都很丰盛，我都叫它“元气早餐”。

大家看我经常都在微博上传各式各样的早餐，很好奇我的早餐怎么会那么丰盛。我到底吃了什么？很多人都问我，你真的每天都吃这么多吗？

是啊……我是每天都吃这么多种类啊！但我不是把这些分量全部吃光光啊！我喜欢选择很多种类的食物，有各种的营养成分，然后都吃个三五口就饱了。

实际上，我吃早餐不会让自己吃到很饱很撑，但是我在精神上的满足是很饱的，而且这样营养会比较多元，所以我家每天一定都会有很丰盛的早餐。这个是很重要的！

为什么现在很多人都不吃早餐？因为早上赶着上班？起床没有时间？现代人很多饮食观念不好，都想多睡一会儿，所以就只好开始简化早餐，甚至是不吃早餐，我觉得这是最大的问题。

如果真的没有时间自己做早餐，也可以有很多元的选择。例如，你可以去便利店买早餐，选择一个御饭团，外搭一盒生菜，冬天可以改配关东煮替代热汤，重点是给自己精神上的满足，只要你觉得这样够了，就很棒。

所以早餐是无设限的，如果你能跟我一样每天6点起床做丰盛的早餐，那当然最好，如果不能也应该吃一些让自己觉得有满足感的早餐。

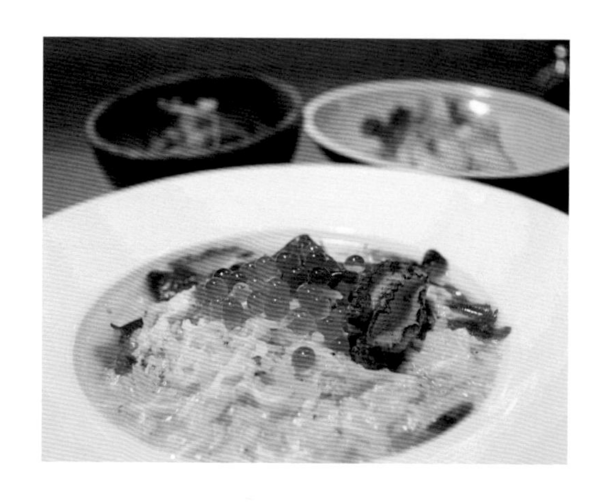

很多人比较看重晚餐，可能觉得可以跟家人、朋友共享，时间也比较多，但我反而觉得应该要反过来，把晚上放松的心情拿到早上享受，你就可以好好地吃、没有负担地吃，因为很多人在晚上吃东西的时候都会担心：哦！我又肥了……但你早上怎么吃都不用怕，哪怕你真的吃很多，中午自然就会少吃一点，因为那是身体很自然的一种平衡，你就不会想吃。

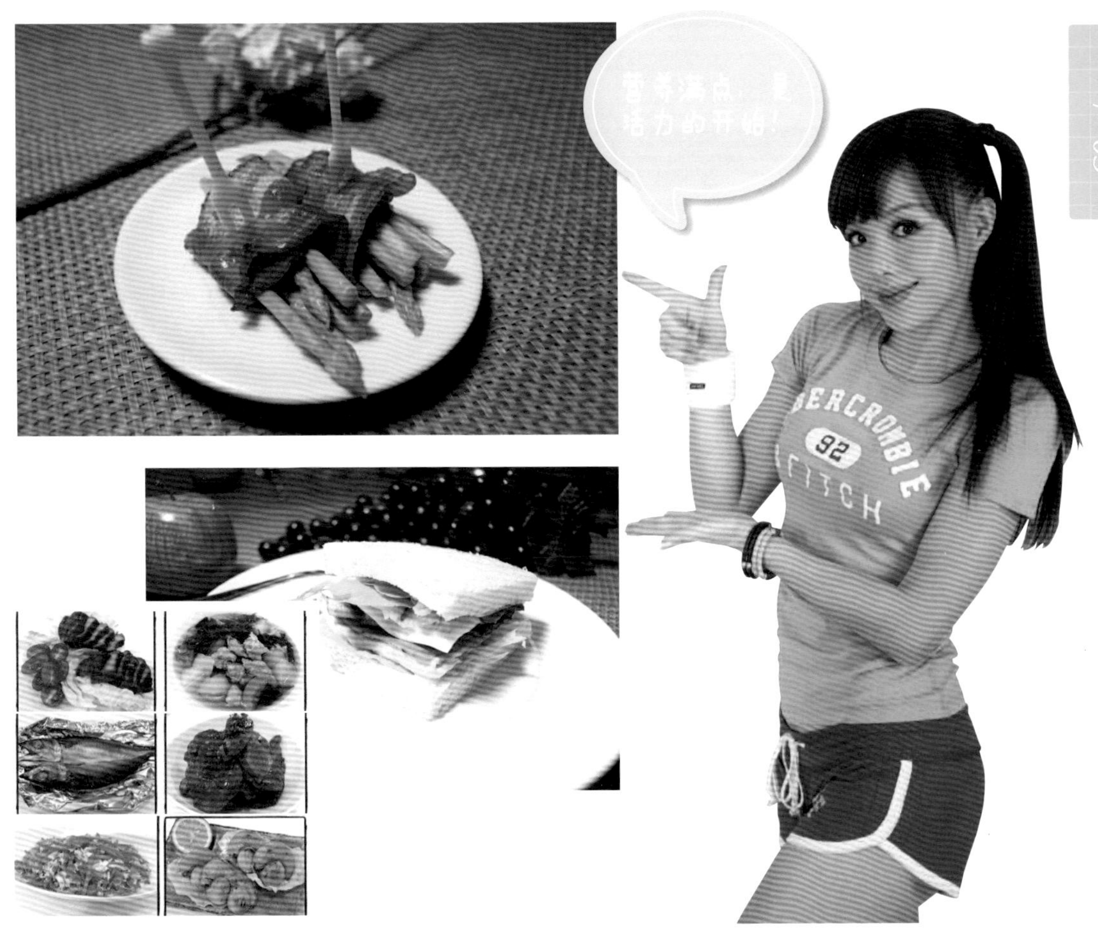

吃早餐不仅可以让你头脑清醒，有很好的精神状态。另外，一个很大的好处是，吃早餐还可以加速人体的新陈代谢哦。

最重要的是，吃了早餐，你的午餐就不会随便乱吃，但如果没吃早餐，你中午就会很饿，就会乱选，也容易吃过量，这样一来就会触动你的升糖提高，到了晚上你就容易处于饥饿状态。

结果你心想，中午都已经吃那么多了，那晚上就晚点再吃吧……糟糕！这推迟的一两个小时其实差别就很大了。

然后你又想，晚上我吃这么多，那明天早餐我就不要吃好了……看到没？容易导致肥胖的不健康生活就这么一直恶性循环下去了。

其实很简单，早上只要好好吃就好了，就算早餐吃得很饱，中午吃不下，只喝一杯豆浆，我觉得那样也很棒！因为那才是身体自然的反应，才是正常的。而且，只有当你在不饿、身体很平衡的状态下，你才会选择对的食物来吃。

所以，只要早餐吃对了，身体平衡了，血糖也平衡了，三餐饮食自然就能正常，体重就能得到有效的控制管理了。

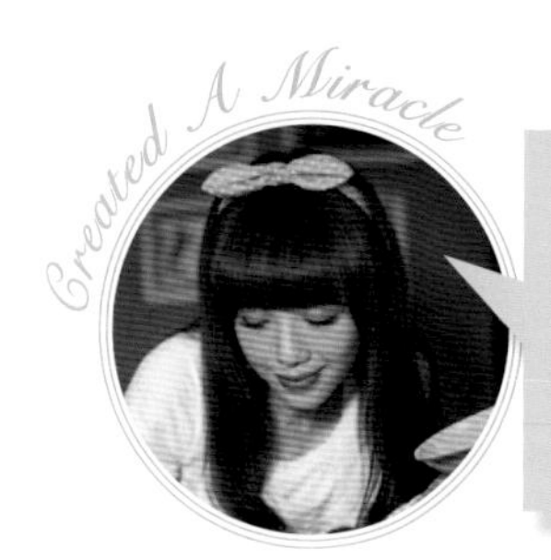

关于我的饮食法05：
三餐之间的小点心和宵夜该怎么吃？什么是美魔女冰箱里一定要有的东西？

三餐之间的小点心，我通常会选择便利店卖的那种一小包的坚果。一包的分量正好就是一天所需的量，小小一包又很容易随身携带。

此外，还有苹果。新闻记者写过，我每天一定会至少吃一个苹果，连出门也会随身携带。通常我会连皮一起吃，或是吃一个西红柿，这是水果类。

我也常常把自己做的卤味当点心，有时候连出门都会带一包，包括：豆干、鸡腿、海带、卤蛋……这些都是非常简单的，自己就能做的。

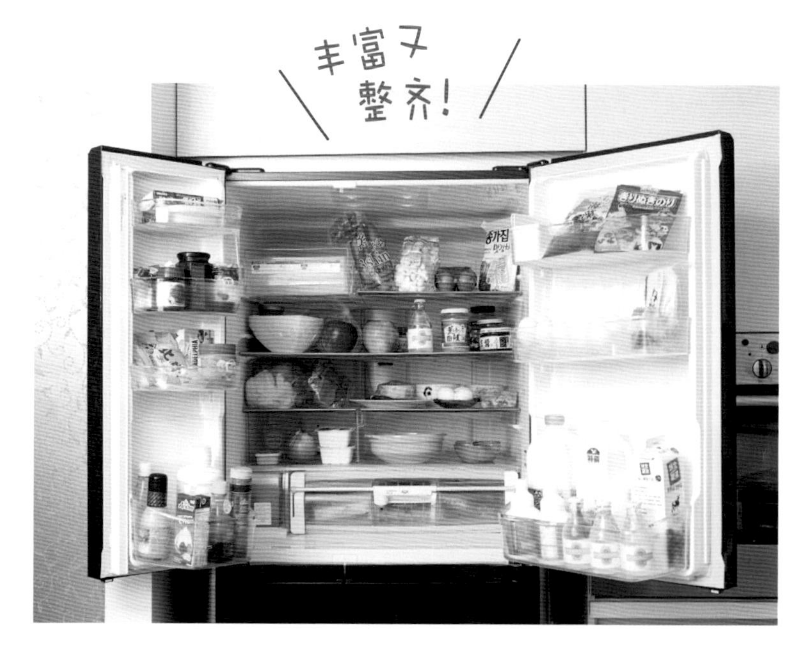

这一类的大锅煮物，我一定要教大家学会，它们真的是好吃又好带的必备小点心！我出门经常会准备这些，它们可以当作肚子饿时的小点心，又可以在不想吃便当时，去便利店买个御饭团搭配这些卤味，也是健康的一餐。

而宵夜我通常都会以汤品为主，像是紫菜鲑鱼汤、紫菜蛋包汤，或是煎个鲑鱼、鸡肉，但重点就是绝对不在宵夜时碰淀粉、油炸和重口味的食物。

有些人说汤品喝多了第二天容易水肿，其实那是盐分的关系，所以只要弄得清淡点，就不容易水肿了。

在我家冰箱里，一定要准备许多可以随时拿来吃的东西，不然我一天要吃6~8餐、每2个小时就要吃一次，没有一些很方便的东西放在冰箱里准备着，怎么行？

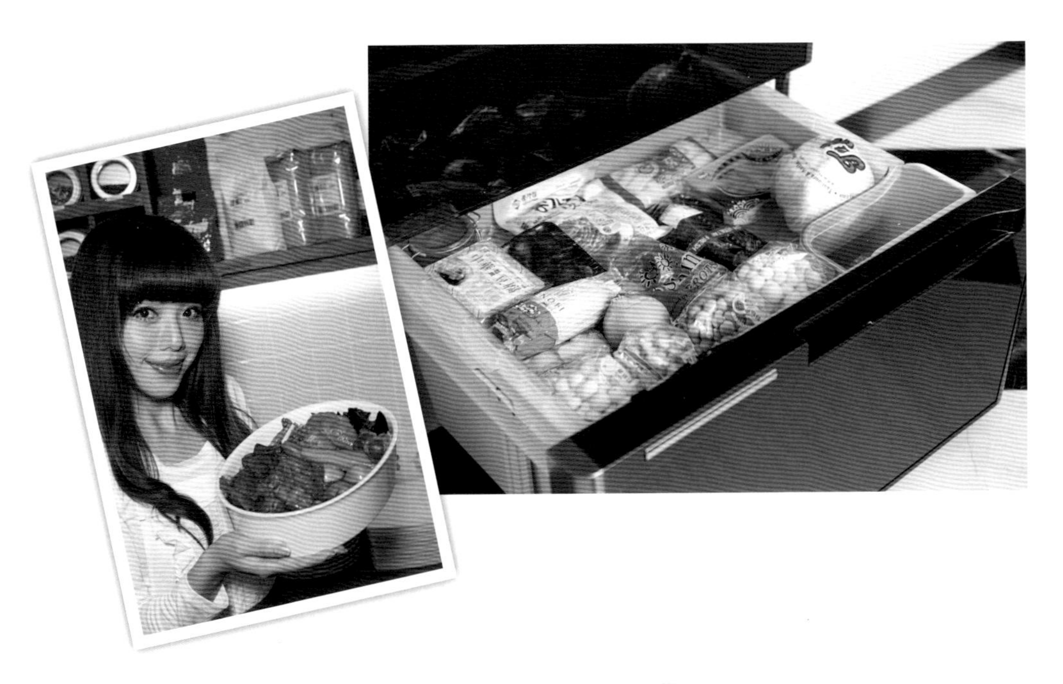

除了蔬菜、水果、牛奶、调味品之外，打开我的冰箱，一定会看到煎好的鲑鱼、鸡蛋、鸡胸肉。它们都是很好的蛋白质来源，所以如果晚上要吃宵夜，我就可以很快速地弄个紫菜蛋花汤，或是鲑鱼紫菜汤。这几样就能做很多变化了，它们都是我的冰箱里的基本款。

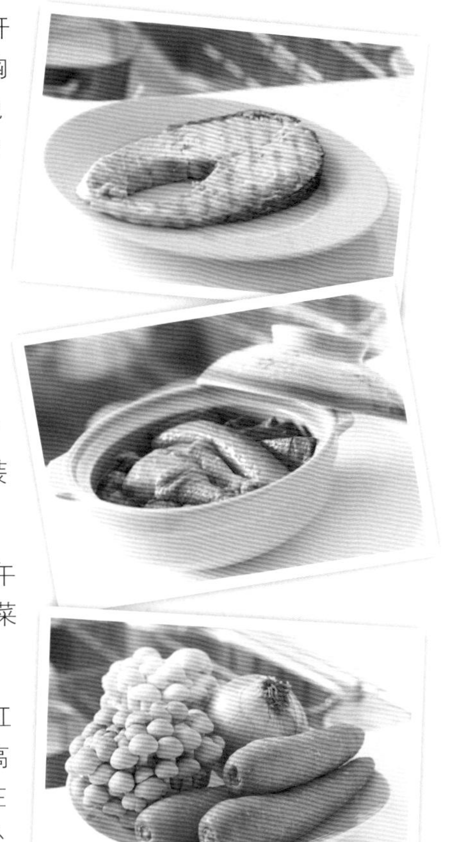

冰箱里还会有我每周熬煮的一两道煲汤或大锅煮物，冰在冰箱里可以放几天，想吃的时候加热一下就能吃了，非常便利。

这些大锅煮物也都可以替代某一餐或者宵夜，外出时大锅煮的棒棒腿、海带、豆干装一装就可以随身携带，当作点心随时享用。

还有，我一定会随时准备一锅蔬菜汤，中午我可以用蔬菜汤加一把冬粉，或晚餐时一碗蔬菜汤加一份肉。

蔬菜汤里面通常会有洋葱、胡萝卜、西红柿、海带结、金针菇（或其他各种菇类）以及高丽菜，全部熬一锅。我通常会有好几款煲汤在冰箱里轮替，一锅可以喝几天，喝完再煲另外一种。

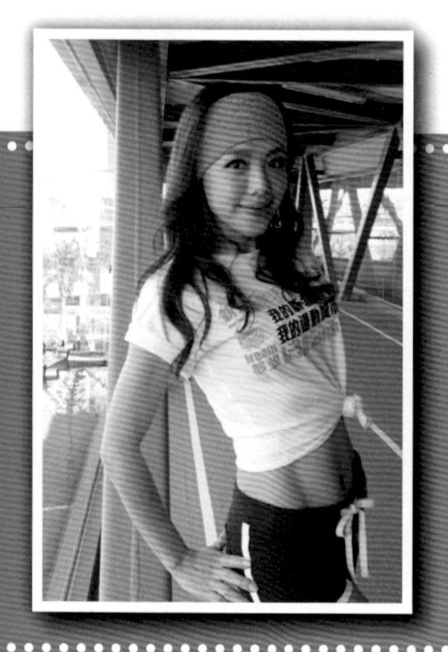

减肥一族绝对要知道的 9大瘦身小帮手!

除了运动和饮食控制之外，很多时候我们还必须借助一些副食品或营养补充品或小道具的帮助，来让我们更快、更有效地达到饮食控制和加强瘦身的目的！

我所介绍的每一样副食品、营养补充品和小道具都有它们非常重要的功效和好处，是我不可或缺的减肥好帮手，在此和大家分享，希望也能够对大家有所帮助。

英国皇家晶钻鱼油

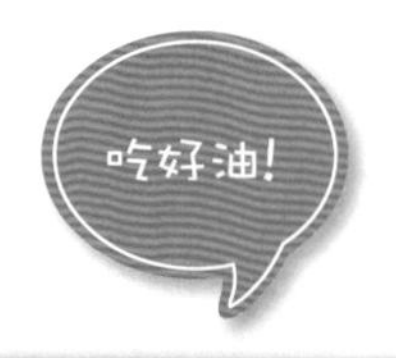

我选择每天的第一口食物，就是鱼油，因为“吃好油，平衡血糖”，所以一早就空腹先吃两颗鱼油，这是我坚持一定要做的事！

前面提到，我意外地发现当好油进入我的身体时，可以减缓胰岛素快速升高，稳定血糖。血糖平衡了，在进食的时候就不会狼吞虎咽、乱吃一通，这也是我为什么一早起来就吃鱼油的原因。

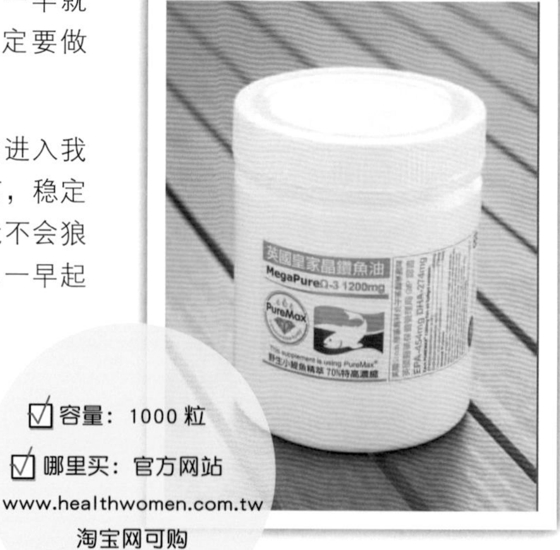

☑容量：1000粒

☑哪里买：官方网站

www.healthwomen.com.tw

淘宝网可购

此外，在研究鱼油的好处时，我还发现国外有个报告提到鱼油的神奇功效，除了对心血管疾病有极大帮助之外，对于减肥也有一定的效果。在此跟大家分享这报告的其中一部分：最新的一份研究报告显示，如果你想要脱掉你身上的油脂，很可能通过服用一些鱼油 (fish oil)胶囊，就可以轻易地达到苗条的目的。过去就有相关的研究指出，鱼油里丰富的omega-3脂肪酸 (fatty acids)，可以降低血压以及三酸甘油酯 (triglycerides)，降低血栓形成的压力，有益于心脏血管的功能。(数据源：biocompare)

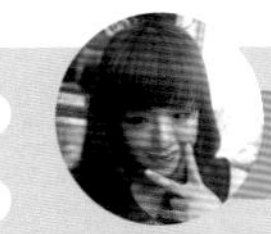

美魔女的聪明选择

选择鱼油最重要的是看它的EPA和DHA的含量，含量越高越好，就不用吃很多颗。另外，厂商品牌也很重要，选择大的知名品牌和可靠的检验许可标准，会能让人吃得更安心。

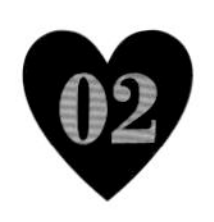

02 柠檬水

夏天我几乎天天喝柠檬水，或是把柠檬汁挤出来，装在制冰盒里做成柠檬冰块，这样早上起来要喝的时候，就丢两颗在水里，而不用再挤柠檬了。不过冬天我比较少喝，还是以OPC为主。

柠檬水具有抗氧化的作用，可以帮助抑制自由基，也可以改善骨质疏松，还会刺激胆汁分泌，让我们的代谢更好，也可以帮助代谢脂肪。

但是它不需要喝很多哦！只要滴几滴在水里面就好了，像我通常都是一杯水，然后切半颗柠檬，但我不会挤得很干净，然后就直接喝掉。

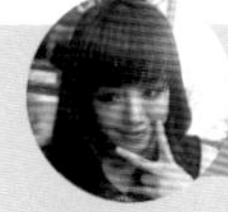

美魔女的饮用法

早餐前饮用，一杯200毫升的温水加几滴柠檬汁即可。平常也可以冲泡一大壶当作开水饮用。

也可以把一堆柠檬洗净榨汁，将原汁放入冰箱的制冰盒，结成柠檬冰块后再倒入密封袋（拉链袋）放在冷冻库里，要泡柠檬水时只需要取出几个柠檬冰块来冲泡即可。

悄悄话

每当喝柠檬水的时候，我就会想到我的爸爸，从小看着爸爸每天出门，总是带着一壶柠檬水，他的车上也随时散发着柠檬的香气。

爸爸说：挤完的柠檬皮可以再度使用，柠檬皮泡在水里洗抹布既洁白、又干净；放在冰箱可除臭；放在车上随时挤压一下柠檬皮，车内立即满室芳香，可以提神舒缓情绪。

当我长大认识柠檬的神奇功效时，我才知道我的抗老养生之道原来传承于我的爸爸。

03 苹果

减肥、抗氧化！

被媒体封为“美魔女三宝”之一的苹果(另外二宝是OPC和时间胶囊)，是我每天必吃的，它不仅可以抗氧化，还能帮助减肥哦！

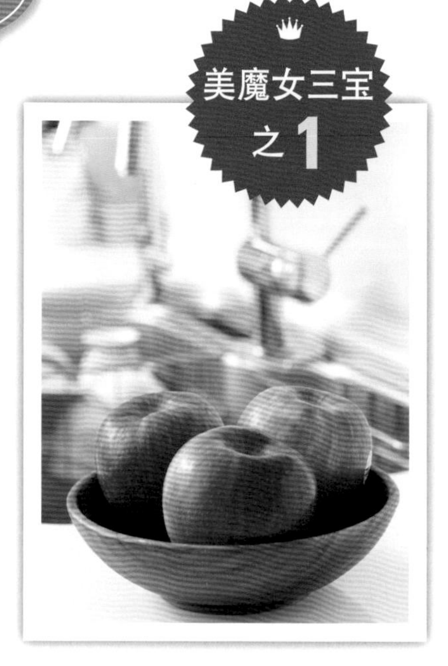

苹果是我最爱的点心之一，不管是哪种苹果都没有差别，我习惯拿起来先闻一闻，我喜欢带有香气的。

我每次出门时都会在包里放一两个苹果，以便肚子饿或嘴馋的时候可以马上食用，既方便又实惠。我喜欢啃带皮的整个苹果，那一大口咬下的清脆声音可帮助我清醒大脑，活跃思路，而口中满溢苹果的甜汁和香气，也能满足我的口腹之欲。

吃苹果好处多多，可以降低血脂、降血压、预防癌症，还可以抗氧化、强化骨骼、维持酸碱平衡，最重要是还能减肥呢。

04 坚果

好油、益智！

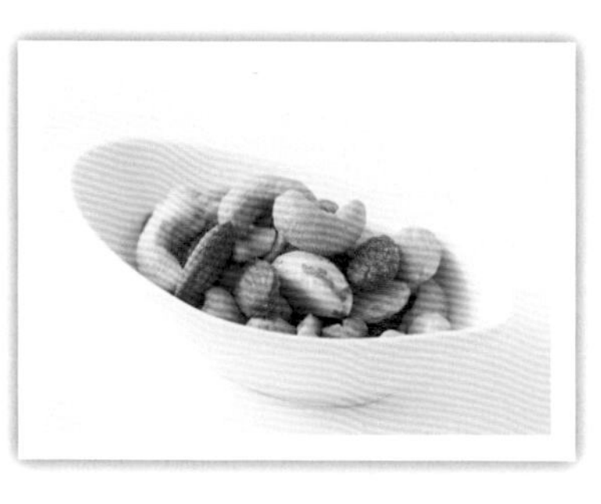

坚果也是我最爱的点心之一，它含有好油成分，能帮助平衡血糖，还能清除自由基、抗氧化哦。

每天我都会吃上一把各式各样的坚果。坚果营养价值很高，种类繁多，包括杏仁、腰果、榛子、核桃、松子、板栗、白果(银杏)、开心果、夏威夷果、花生、葵花子、南瓜子、西瓜子等。

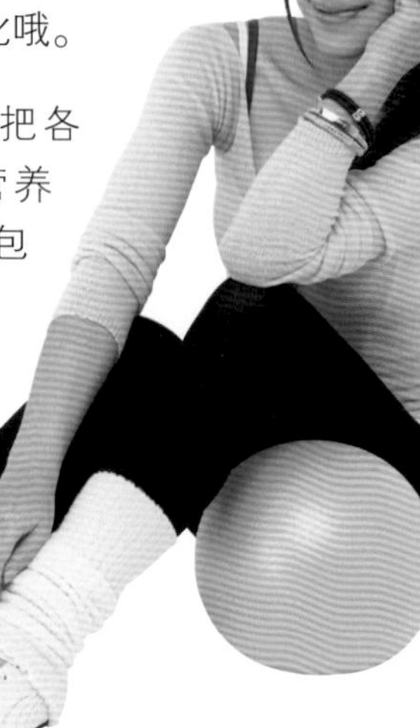

坚果对人体健康的好处有：1.清除自由基；2.降低妇女发生三型糖尿病的风险；3.降低心脏性猝死的发生率；4.调节血脂；5.提高视力；6.补脑益智。

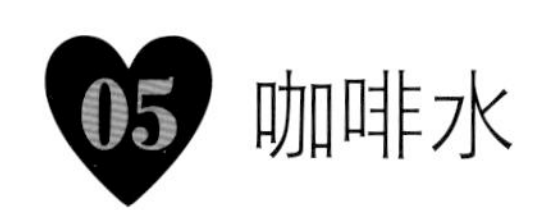

05 咖啡水

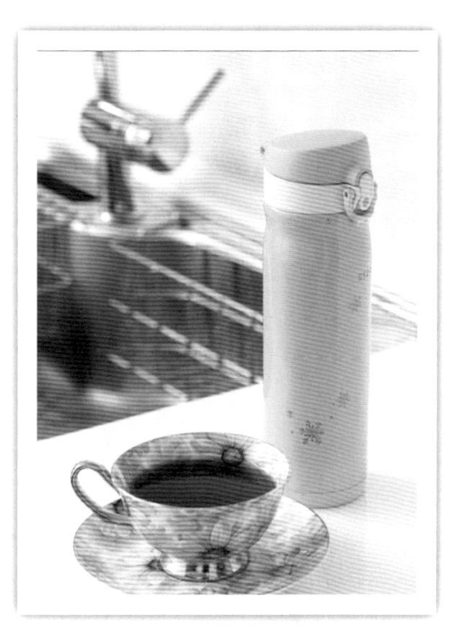

我靠喝咖啡水逆龄，你们相信吗？

它不但是很强的抗氧化剂，能解油腻，帮助代谢，助排便，还是我逆龄的小法宝之一哦。

每天我会喝两壶的咖啡水！是用保温瓶装着的热的、不加糖和奶的咖啡水。

为什么我说它是咖啡水，而不是美式黑咖啡呢？因为我的咖啡水是黑咖啡加水，用1:1的比例调配的，并不是直接喝黑咖啡。而且，咖啡水也不像喝黑咖啡一样苦，加水之后反而有回甘的感觉。

我都随身携带饮用，当成饮料来喝，而且都是喝热的，用保温瓶的方式装着，可以带着到处走。在外用餐时喝它，可以不让你乱吃东西，也可以让你口腔的味蕾慢慢打开，对食物的敏锐度也会比较好，这样就更能品尝到食物的美味。

每当我拿起我的保温瓶喝下香气四溢的咖啡水时，旁边的朋友都很好奇：你心脏不好还喝那么多咖啡？不怕心悸吗？

不怕！因为我发现把黑咖啡加水1:1调配之后（你也可以加更多的水，完全看个人口感），不但不会造成身体不舒服，不会心悸，还可以有效降低口腹之欲，让我不会一直想吃东西！

我爱喝咖啡，但也注重身体健康，所以我不断研究咖啡，也搜集了许多与咖啡相关的文献，发现咖啡中不仅含有咖啡因，还含有丰富的蛋白质、脂肪、烟碱酸、单宁酸、生物碱、钾、膳食纤维等营养成分。

而且，咖啡保护心脏的作用更强于葡萄酒，咖啡还能防癌抗癌，咖啡中蕴含的多酚类物质是一种很强的抗氧化剂，是绿茶的四倍！

像我这种经常在户外活动的人，很容易因长时间接触紫外线而产生大量的自由基，就特别需要多补充抗氧化物，来让我避免因过度曝晒而提早老化。

另外，咖啡能促进大脑活动，帮助我们强化思考，所以我的记忆力与判断力也会随之提高，在处理事情时就能够做更丰富的变化和反应。

喝咖啡有很多好处，而且有越来越多的医学报告显示，喝咖啡不仅能提神，还能带来很多健康和瘦身方面的好处，它能利尿和促进新陈代谢，有些平常容易便秘的人，据说喝咖啡也能获得改善。

而爱吃肉的人最好饭后喝杯咖啡，因为咖啡可以解油腻、帮助消化。咖啡因也能帮助身体做更快速的代谢、消耗热量。

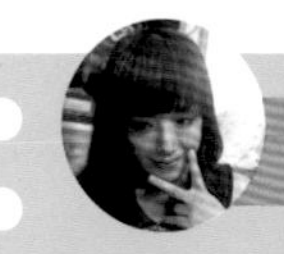

美魔女的饮用法

咖啡水的调配方法，原则上是冲泡好的黑咖啡加水1:1调配，但因每个人冲泡咖啡的方式不同，有浓淡之分，所以，咖啡水的浓淡调配，可以依照个人口感喜好而定，以好入口为原则，开水可以多，但最好不要少于1:1。很多人喝咖啡会有心悸现象，那是因为咖啡浓度过高引起的浓缩黑咖啡直接入口后，咖啡因的含量就会过高。

小贴士

如果你直接用滤纸来冲泡咖啡，就可以减少咖啡因含量，这也是个不错的选择。

记得哦，大量的热开水稀释黑咖啡，把它当成每天必喝的饮料，一段时间后你就会发现它的神奇效果啰。

06 海带芽

帮助代谢、含丰富的藻胶和多糖体。

就是一般料理用的一种食材，和海带一样含有丰富的藻胶和丰富的多糖体，可以抗癌，增加免疫力，促进代谢，去除多余胆固醇，制造维生素B以及乳酸菌，是营养美味的保健食品。

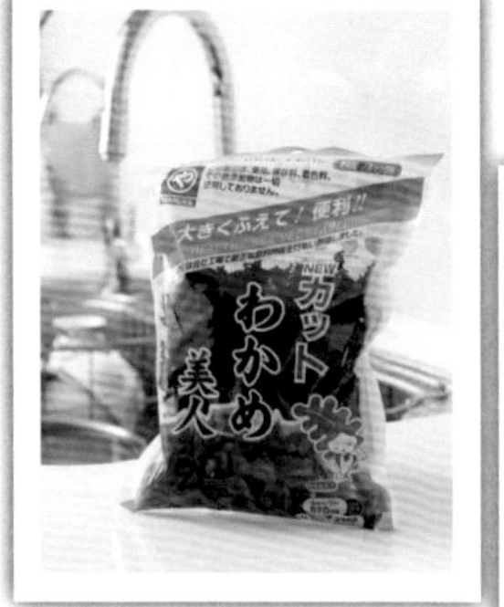

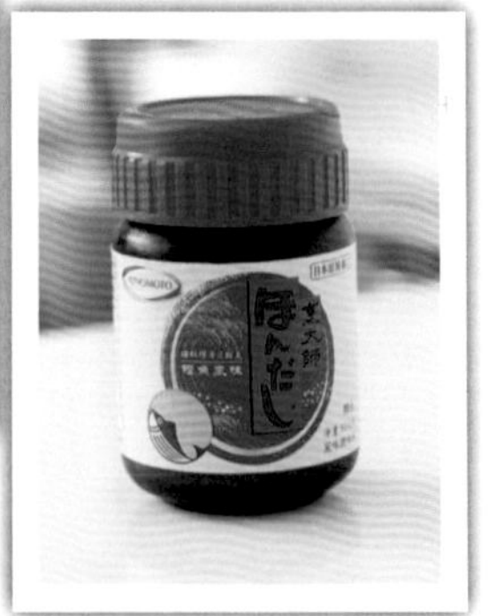

海带芽也是我随身携带小物之一，我会分装成一小包一小包，并附上烹大师调味粉调味，以便随时冲泡享用。尤其是在冷气房或寒冷的冬天，随手来上一杯零负担的海带芽汤品，是不错的选择哟！

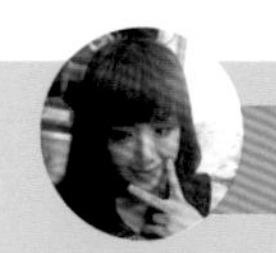

美魔女的聪明选择

我建议尽量买日本或韩国的牌子，因为他们的海带芽比较厚、胶质也比较多。

07 安蔻净体素锭

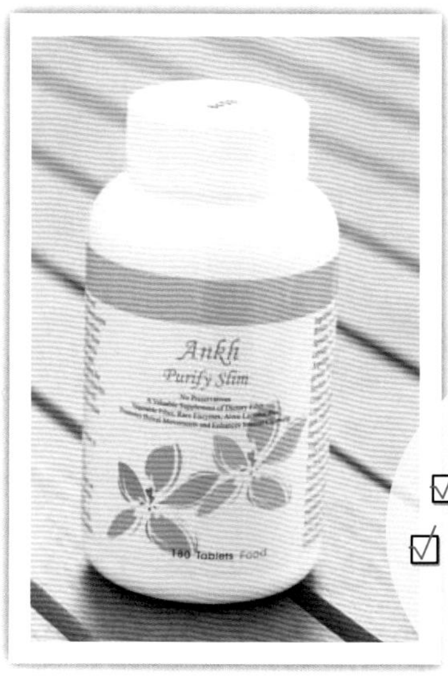

☑ 容量：180 粒

☑ 哪里买：请洽各大药店

能帮助清肠道、促进新陈代谢、调整体质。

我们的肠道健康干净了，身体自然健康，外在形体也会跟着年轻。

我之前也跟很多女生一样，容易有便秘的困扰，我曾经用过很多清肠的方式，比如浣肠的产品，或是医生开的泻药，这些产品都只能应急，不但吃了之后会有腹痛、腹泻的副作用，对于长期想调整肠道的健康也没有帮助。

便秘，是我们瘦身减肥的最大敌人！因为便秘会导致肥胖和老化。如果粪便一直停留在大肠里，毒素被肠壁吸收或流入血液中，会使各器官的功能运作变差。

因此，便秘也是老化速度加快的警讯！该出去的东西没有完全排出去，新陈代谢和自律神经也就无法正常运作，会导致荷尔蒙失调、皮肤粗糙等，所以不能忽视便秘的问题。

我喜欢使用的安蔻净体素是由30种天然植物制成的，且含有乳糖，经特殊生化发酵处理，内含大量植物纤维素及稀有酵素、乳酸菌，能促进新陈代谢，使排便顺畅，长期食用能调整体质，具有养颜美容的好处。

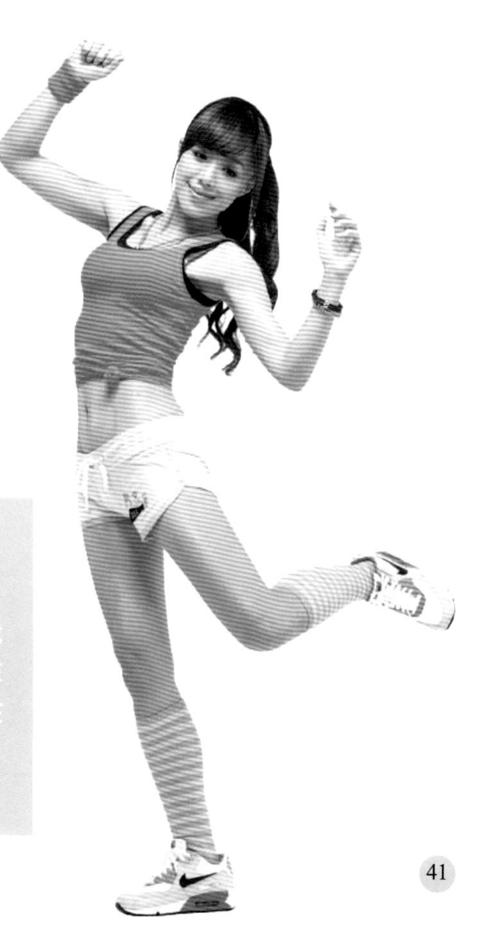

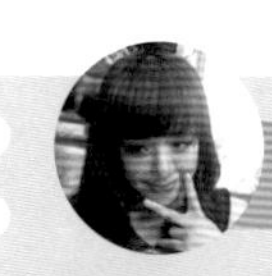

美魔女的食用法

我会在每天睡觉前吃两颗净体素，帮助我整理肠道和促进肠道蠕动，把该排出去的东西通通清干净。睡前吃两颗净体素，通常在隔天早上用完早餐后就会大量排便，身体自然也觉得轻盈许多。

08 DR.CH 魔塑 S 曲线紧致霜

瘦身宝贝之1

我认识邱医师有一段时间了，他经常会跟我分享一些医学上的经验。因为他是一名资深的医师，所以我充满信任地用他研发的这款产品来进行紧实按摩。一般紧实霜常会让人感到油腻难吸收，或是清爽但不够滋润，使用后还是觉得干燥或敏感，而魔塑紧致霜没有香料感，除了滋润紧实，还有一些凉感，可以舒缓我腿部经常运动造成的肿胀。

☑ 容量：80 毫升

☑ 哪里买：官方网站 www.drch.com.tw 淘宝网可购

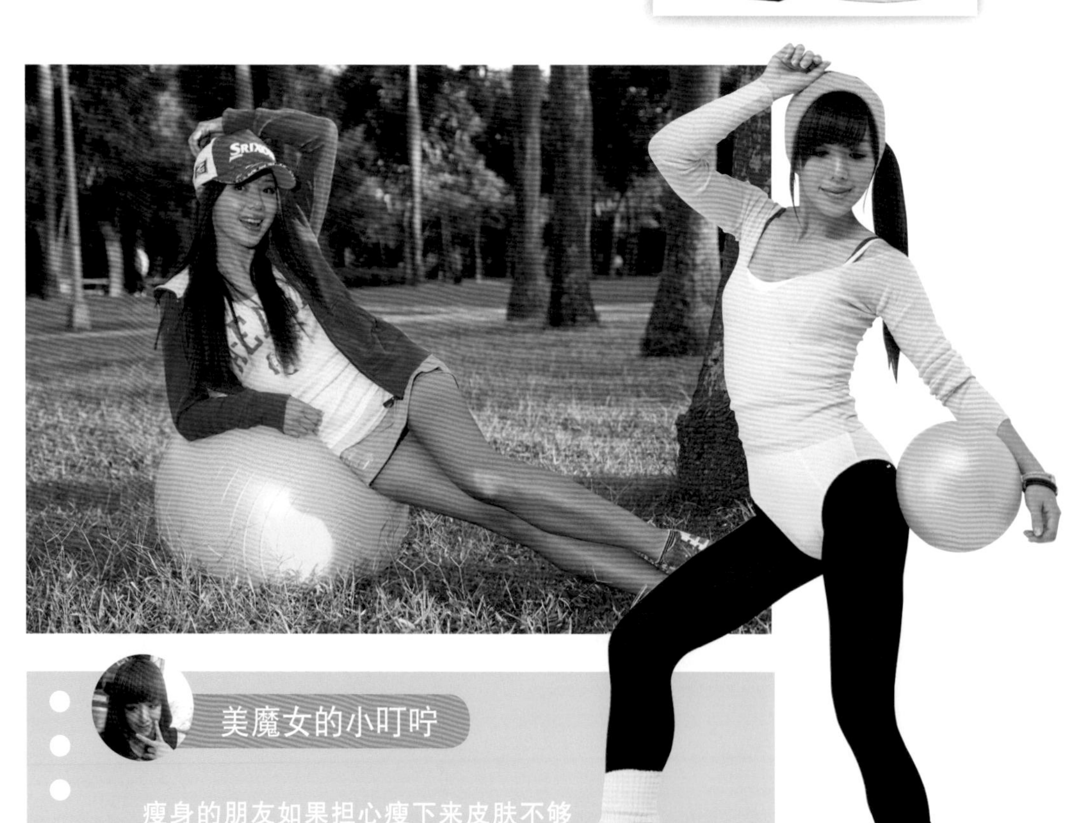

美魔女的小叮咛

瘦身的朋友如果担心瘦下来皮肤不够紧实，可以试试紧致霜加上手法按摩，相信可以达到帮助肌肤增加弹性的效果。

09 阻力绳

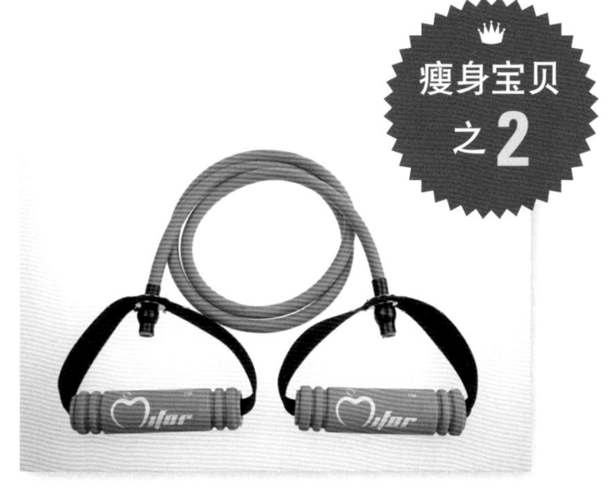

这是我瘦身成功的关键!使用阻力绳最大的好处是能够利用阻力达到正确而有效的运动。阻力绳在国外的运动应用上已经行之有年，不仅有很多的磅数选择，材质选择上也很丰富。我特别推荐使用乳胶材质制成的阻力绳，因为一般橡胶或TRP等材质虽然价格低廉，但是容易断裂，更重要的是在使用时乳胶的弹性可以让绳子弹回原点使得动作更加完整，效果达到最佳。而且乳胶材质在伸拉的过程中也能有足够的弹性帮助保持平衡以达到施力正确。虽然只是一条便宜的阻力绳，但是其中还是有很大不同的。我也因为有一条可以随身携带的好的阻力绳，才能处处使用，处处教学。

☑ 哪里买：官方网站

www.mifor.cc

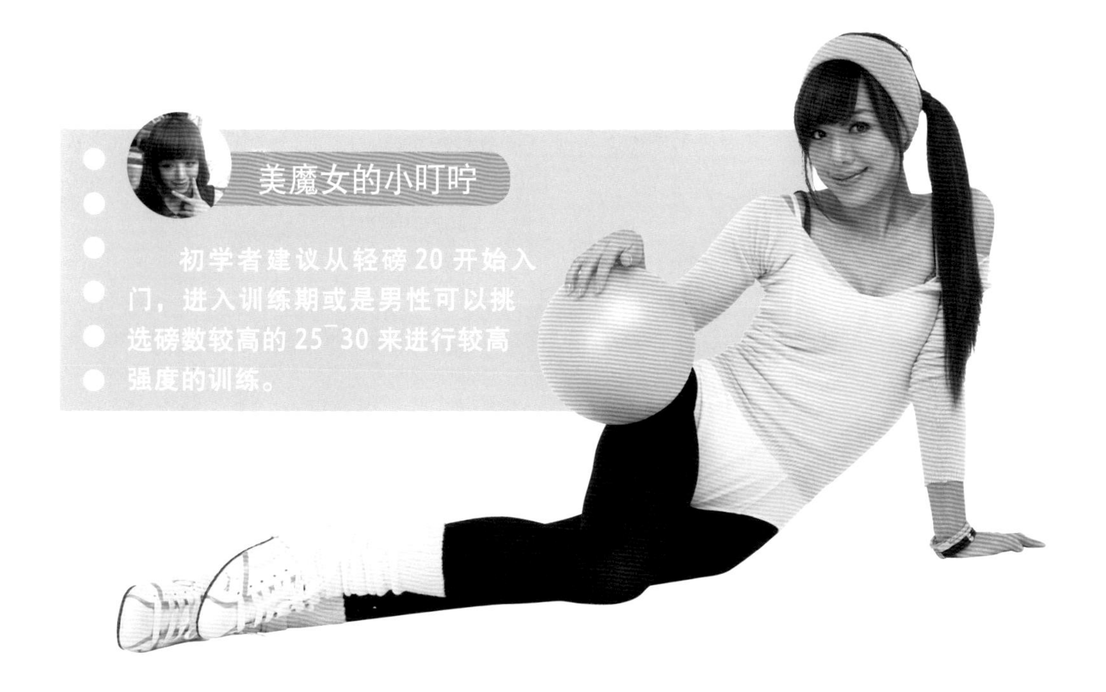

美魔女的小叮咛

初学者建议从轻磅20开始入门，进入训练期或是男性可以挑选磅数较高的25~30来进行较高强度的训练。

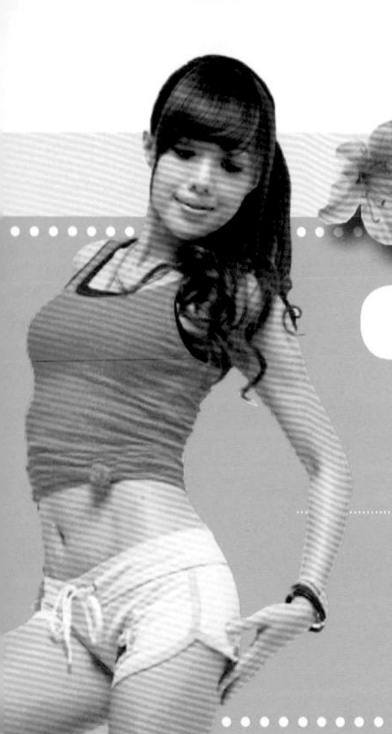

超棒！美魔女的

养颜·美肤·抗老·养生 黄金抗老汤底

对抗老·美肌有帮助的食材

我很爱煲汤，更爱喝汤。前面说过，煲汤一定会用到好的蛋白质，所以它的营养会非常均衡，也可以让我们的身体更好地吸收到这些营养。

煲汤的锅底，我建议用大骨来熬，因为里面含有丰富的钙质。另外，记得买菜的时候，跟摊贩多要一块猪皮，在熬汤的时候加上猪皮，还有木耳，就有很丰富的胶原蛋白，汤头也会变得很浓郁好喝。

如果你是喜欢海鲜口味的，我建议你放些小鱼干，这也是增加钙质的好方法。另外还有洋葱，它可以增强你的免疫力。有时候我也会多放些蔬菜，比如胡萝卜、牛蒡、山药，我觉得都是非常棒的，我称它们为“黄金抗老汤底”！

有了这一锅汤底，你就可以根据我们介绍的食材来做变化。像我每次都会煮一大锅，若是吃不完，可以分装成好几等份，放进冷冻库，要吃的时候再拿适量的出来退冰加热，很方便又好保存。

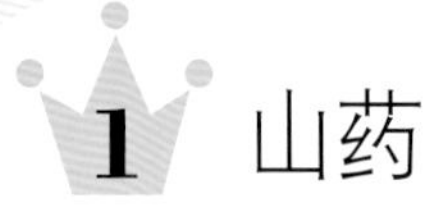

1 山药

它含有天然的雌激素，还有能帮助皮肤美白的维生素A、C，以及加强热量代谢的维生素B_1、B_2，所以我的煲汤里总少不了它，也经常用它作为我的主食，说它是吃的保养圣品，可一点都不夸张！

2 西红柿

西红柿若是当水果吃，就能摄取丰富的维生素C；若是煮汤或做成料理，则能帮助细胞修复的茄红素会释出。所以，不管是生吃或熟食，都有特别的营养价值，而且两者也都对肌肤抗老很有帮助。

3 木耳

我很喜欢把木耳放在汤里熬到非常软烂，这样可以吃到很多的胶质，也会增加汤头的浓稠度。而且它的钙含量可是一般肉类的30~70倍，所以女性朋友可以常吃木耳来预防骨质疏松兼美容。

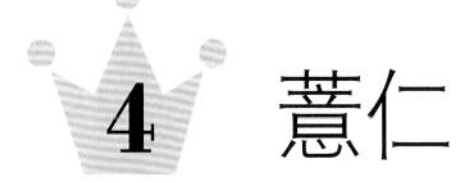

4 薏仁

大家都知道薏仁有美白和消水肿的作用，而且它可以煮成咸的，像四神汤，我就会用薏仁加瘦肉，来代替猪肠，因为猪肠热量高，不好的油脂也多。如果想吃甜的也行，那就跟绿豆搭配，美白、利尿又退火。

5 豆类

豆类中的大豆异黄酮和皂素，是让皮肤美白滑嫩的抗老圣品。我除了会喝无糖豆浆外，也会用无糖豆浆做汤底，加上我的黄金抗老汤和味增，就变成拉面汤底的浓郁风味，很赞哦。

我也会把各种的豆类煮成一锅当饭吃，变化可多呢。

基本上，什么样的豆类营养都很丰富，也建议多方面摄取，但若要补充大豆异黄酮和皂素，还是黄豆为主。

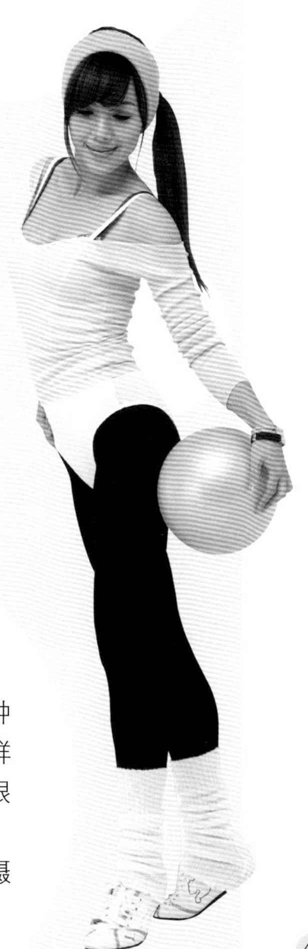

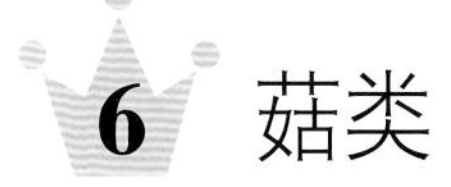

6 菇类

我的汤里总是会加上多种菇类，它不但能增加汤品的鲜甜，跟各种蔬菜、肉类都很搭，还能增强我们的免疫力，在气候变化大的时候更要常摄取，就不容易生病。

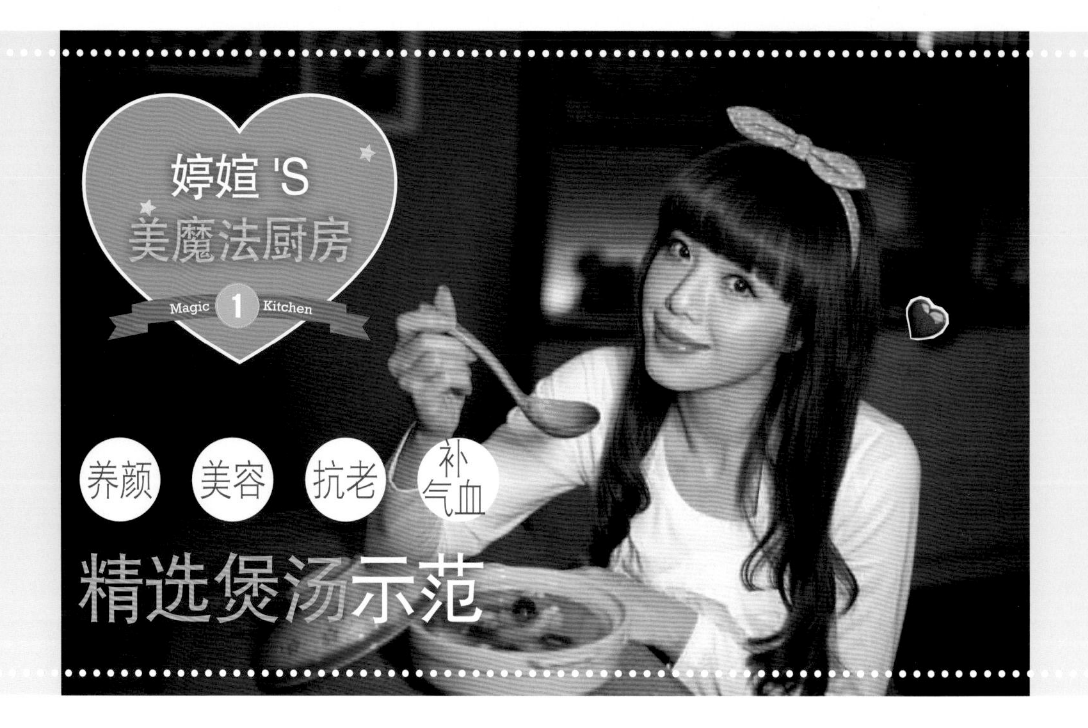

以下都以一人份方式示范

01 抗老山药排骨汤

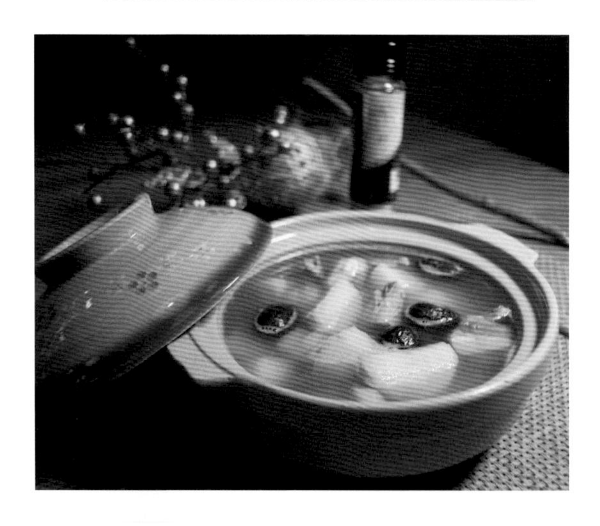

材料

排骨250克 、山药1根、当归1片、枸杞子少许、红枣6颗

做法

1. 排骨洗净，山药滚刀切块，当归、枸杞子、红枣洗净，一起加入高汤放入电饭锅中，外锅放入2杯水。
2. 煮好后鸡汤块调味，焖至温，即可食用。

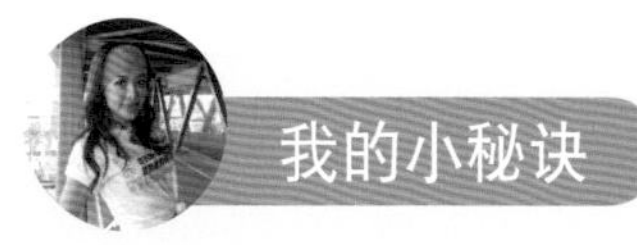

我的小秘诀

这道汤品中可以加入几块猪皮，或是几只鸡爪一起熬煮。山药中有很丰富的植物雌激素，是女生抗老美容的食补汤品。

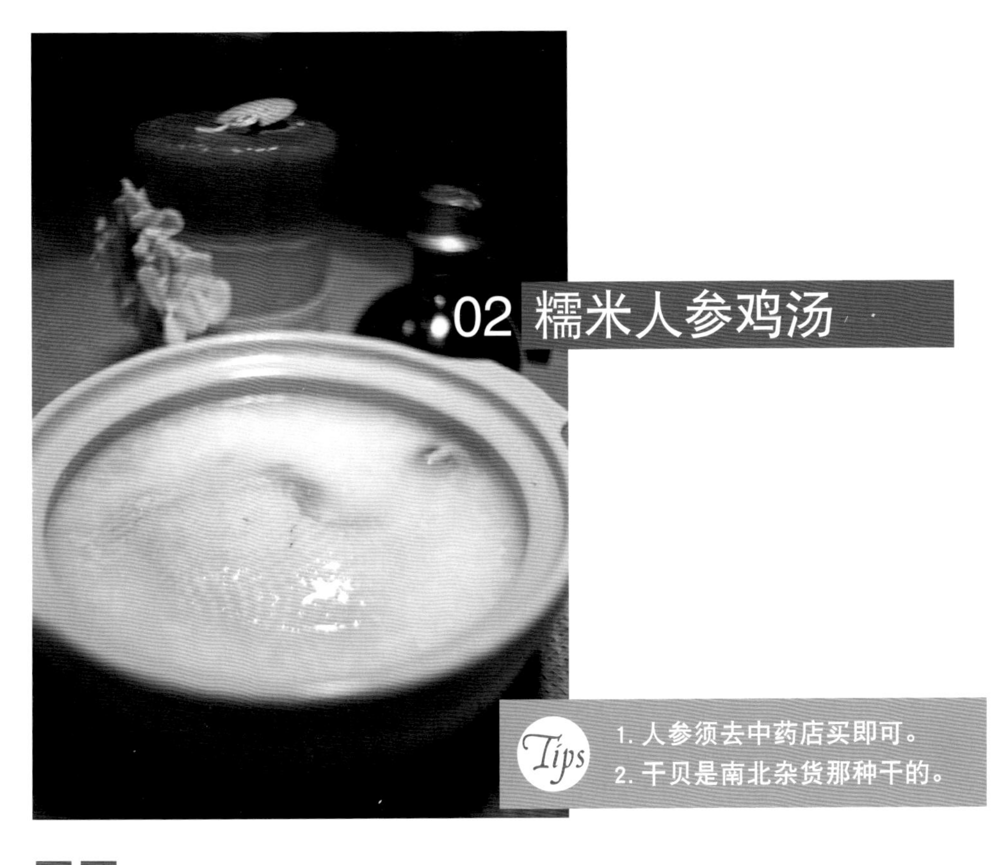

02 糯米人参鸡汤

Tips
1. 人参须去中药店买即可。
2. 干贝是南北杂货那种干的。

材料

鸡腿1只、人参须少许、红枣6颗、干贝3颗、美白菇1包、枸杞子少许、糯米1/2杯

做法

1 糯米洗净后，加7杯水和干贝3颗先熬煮，煮到糯米开花糊糊的。

2 人参须、红枣先洗净后，把糯米糊、鸡腿一起放入电饭锅中，外锅放入 2 杯水。

3 煮好后加入美白菇及枸杞子，外锅再放1杯水。

4 再次煮好后加入鸡汤块调味，焖至温，即可食用。

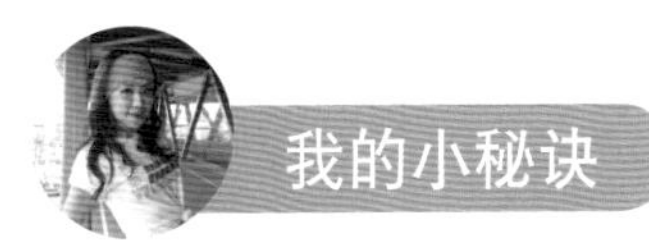

我的小秘诀

这道汤品可以滋润我的五脏六腑，非常养颜美容，有时候我会多放一些红枣、枸杞，除了增加美味之外，还能补气补血。我通常会在天气比较凉的早晨吃，很暖身，很舒服。

03 元气洋葱鸡汤

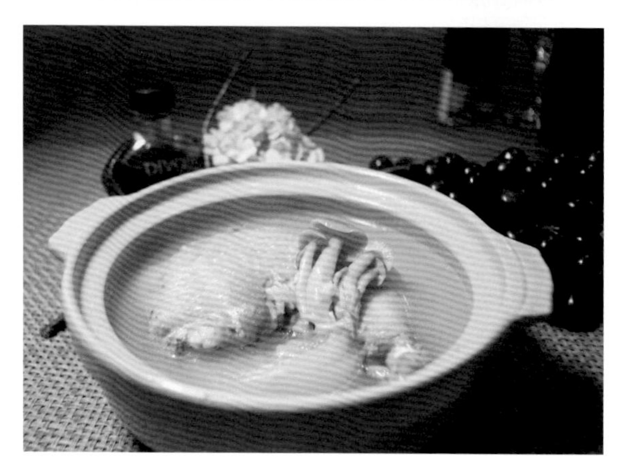

材料

洋葱2个、鸡腿1只、蒜头8颗

做法

1 鸡腿洗净，和切开的洋葱、蒜头一起加入高汤，放入电饭锅中，外锅放入2杯水。

2 煮好后鸡汤块调味，焖至温，即可食用。

我的小秘诀

洋葱和蒜头对我们免疫系统的强化很有帮助，如果你有咳嗽的问题，我建议你把一整个洋葱不切，放到电饭锅里蒸，蒸到它出水后，把水拿来喝，可以治咳嗽，这是止咳的小偏方。

04 牛蒡木耳排骨汤

材料

排骨250克、牛蒡茶包1包、木耳适量、胡萝卜1个、杏鲍菇适量

做法

1 排骨洗净，杏鲍菇不用洗，胡萝卜洗净后和杏鲍菇一起切块备用。

2 排骨、牛蒡茶包、木耳、胡萝卜、杏鲍菇加入高汤后，放入电饭锅内锅中，外锅放入2杯水。

3 煮好后鸡汤块调味，焖至温，即可食用。

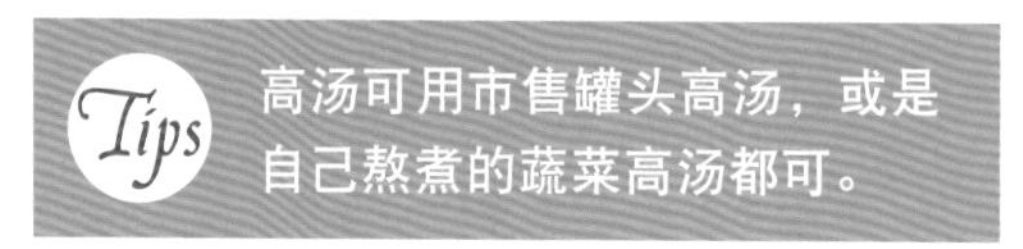

Tips 高汤可用市售罐头高汤，或是自己熬煮的蔬菜高汤都可。

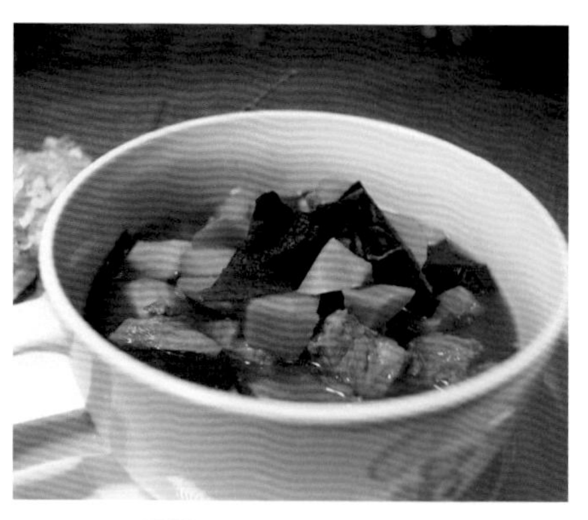

我的小秘诀

熬这类排骨汤的时候，我会建议大家记得跟猪肉摊贩多要两块猪皮，跟着汤品一起熬煮，这样木耳加上猪皮的胶质更加丰富，对皮肤的水嫩、美白都有很大的帮助。

05 番茄蔬菜牛腱汤

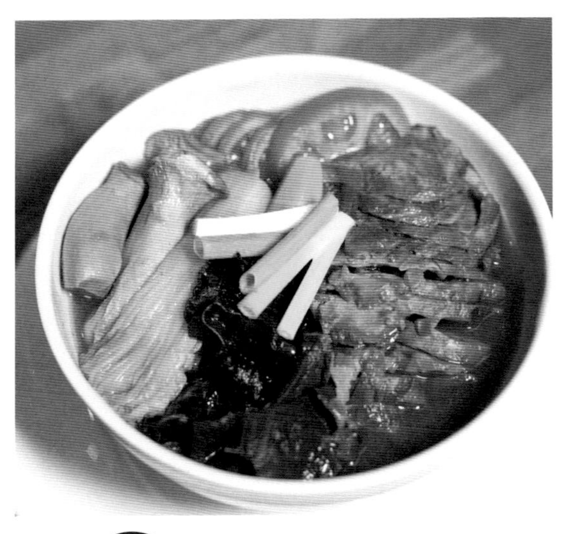

材料

牛腱1个、西红柿2个、高丽菜适量、芹菜适量

做法

1 牛腱洗净不切、西红柿切块、高丽菜切片、芹菜切段后，加入高汤一起放入电饭锅中，外锅放入2杯水。

2 煮好后鸡汤块调味，焖至温，要食用前再将牛腱取出切片，即可连同汤一起食用。

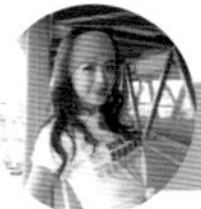

我的小秘诀

这是一道含有多种蔬菜的健康汤品，除了我写的材料外，蔬菜的种类可以依照自己喜欢的口味变化。而除了蔬菜的营养外，喜欢口味重一点的人，也可以用卤过的牛腱来入汤。牛腱中有丰富的胶质和蛋白质，更能增加饱足的感觉。

06 麻油鸡

材料

鸡腿1只、老姜适量、胡麻油2大匙、米酒适量

做法

1 鸡腿洗净切块。

2 先冷锅放入胡麻油、老姜片小火爆香至姜片煸干后，再放入鸡腿块稍微拌炒。

3 加入一瓶米酒和高汤，滚煮20分钟后，即可食用。

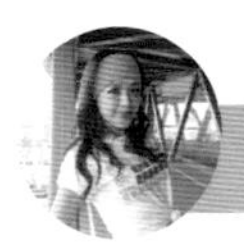

我的小秘诀

麻油是一种可以补身、补气的好油，尤其天冷的时候，它是很好的滋补暖身食材。

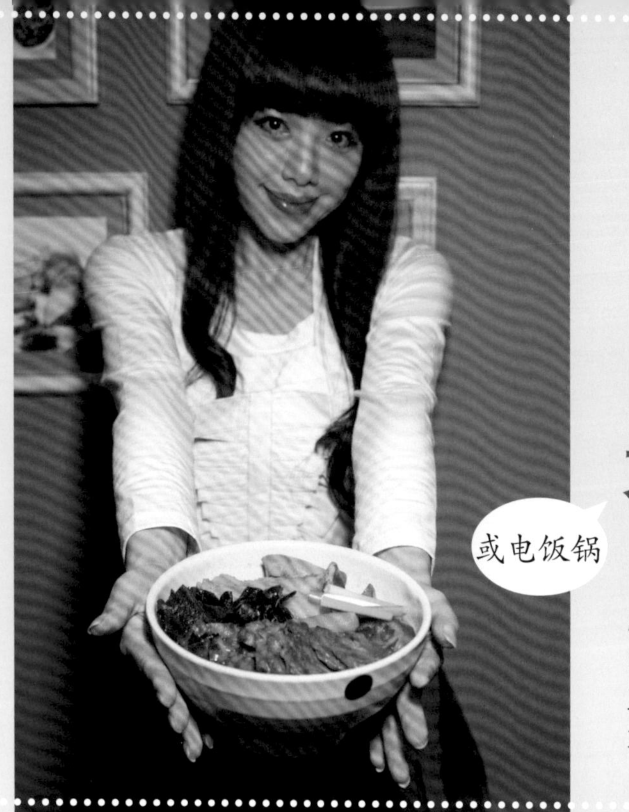

大锅煮物示范

这些食材都可依照个人的喜好做变化，一次可以卤一大锅，分量可随心所欲。因为是自己做的，比起外面重口味的卤味，热量低了很多，同时低钠又健康，可以当点心、宵夜或是一餐的主食，要带出门也很方便。

以下的食材分量都可依家中人数自行斟酌

01 电饭锅什锦卤

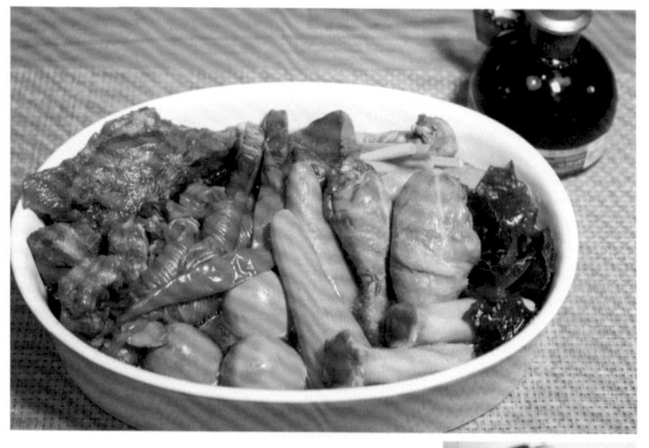

材料

棒棒腿、腱子肉、豆干、海带、水煮蛋、魔芋卷、笋子各适量，蒜头5颗、八角2颗、辣椒1根、葱1把

做法

1 将所有食材洗净放入电饭锅内锅中(卤好才切)，再加入香菇素蚝油2大碗，水适量，外锅放入2杯水。

2 煮好后焖至温，即可食用。

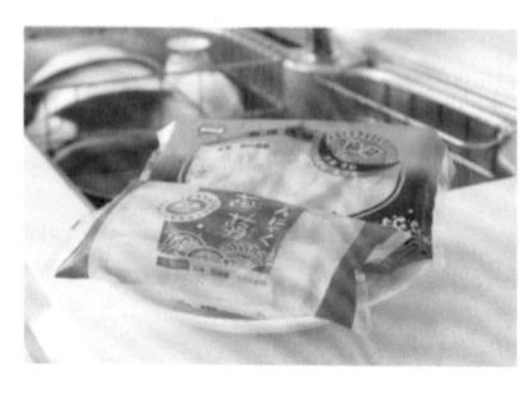

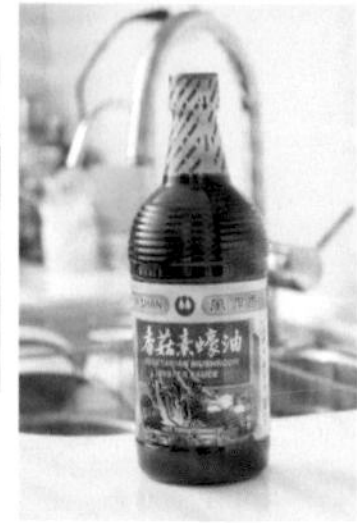

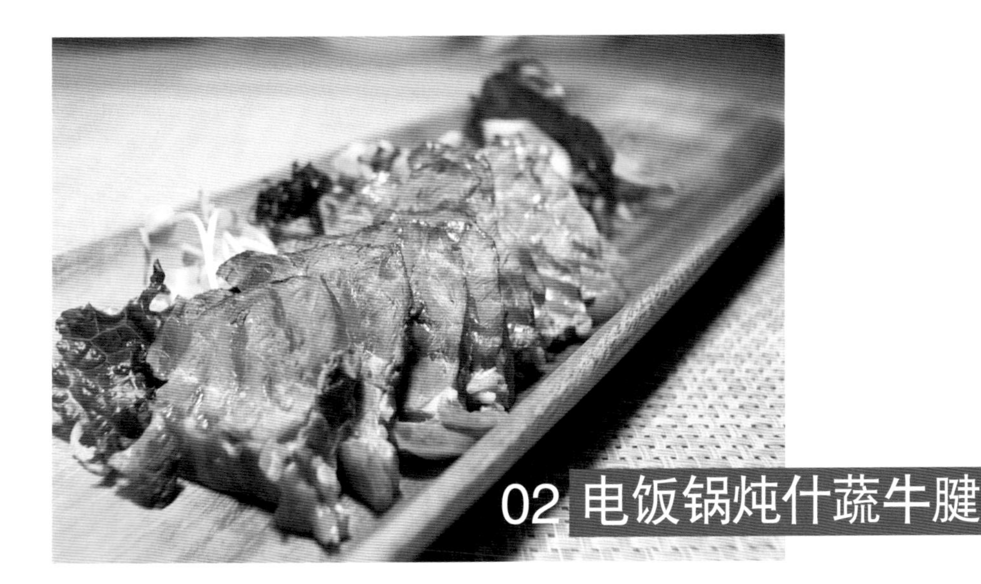

02 电饭锅炖什蔬牛腱

材料

牛腱、西红柿、洋葱、胡萝卜、杏鲍菇、魔芋卷

做法

1 将所有食材洗净放入电饭锅内(卤好才切)，水适量，外锅放 2 杯水。

2 煮好后加鸡汤块或酱油调味均可，也可以加入少许黄酒增添香气，焖至温，即可食用。

03 电饭锅煮总汇什蔬

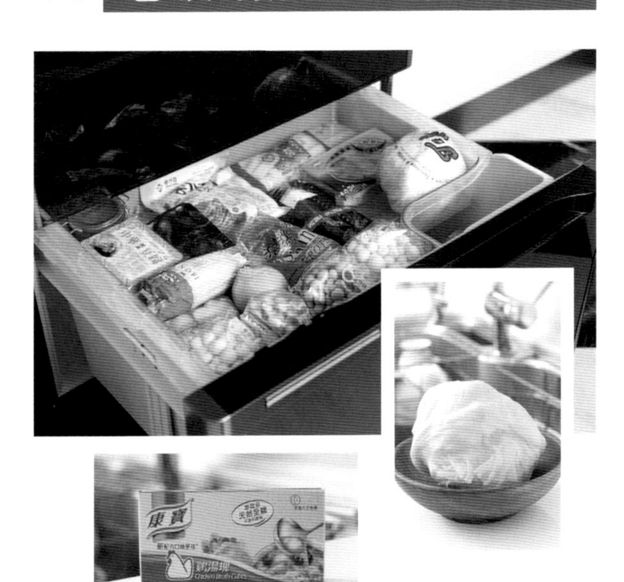

材料

排骨、卷心菜、金针菇、白萝卜、西红柿、海带结

做法

1 将所有食材洗净放入电饭锅中，加入柴鱼粉及鸡汤块，水适量，外锅放入 2 杯水。

2 煮好后焖至温，即可食用。

Chapter 04

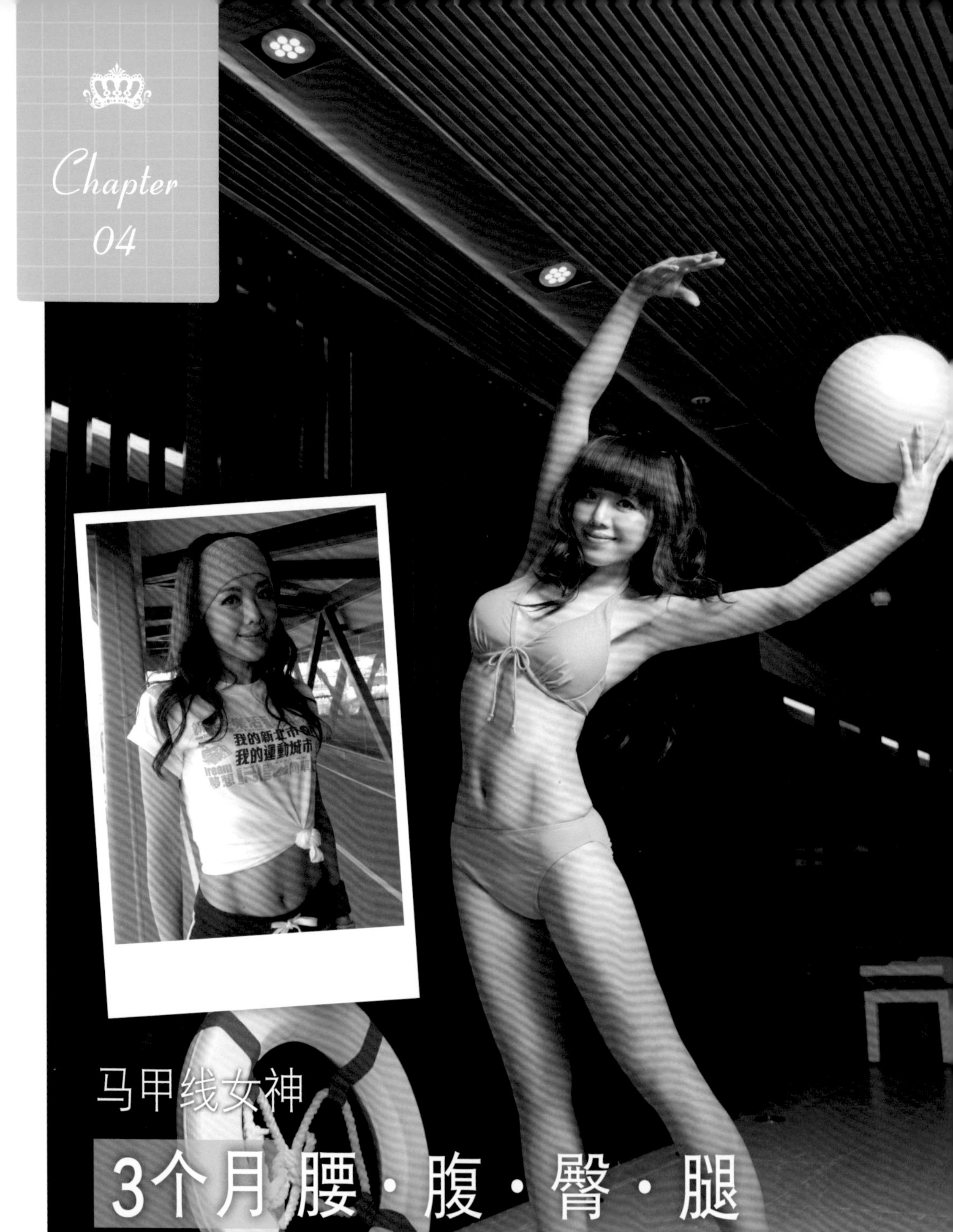

马甲线女神

3个月腰·腹·臀·腿

完美瘦身·塑出性感马甲线!

- 效果更胜健身房：居家伸展拉筋 + 自创大球、小球肌力训练。
- 我是时间神偷！结合 生活＋运动 的完全不累偷吃步。
- 三个月完美腰腹臀腿塑形班 1 元气暖身操。
- 三个月完美腰腹臀腿塑形班 2 伸展拉筋 。
- 三个月完美腰腹臀腿塑形班 3 肌力训练。
- 打造你的致命马甲线！—— 腹肌训练。
- 和恼人的拜拜袖永远说再见！
- 练出纤细性感美腿！
- 提臀 & 打造腰部曲线！

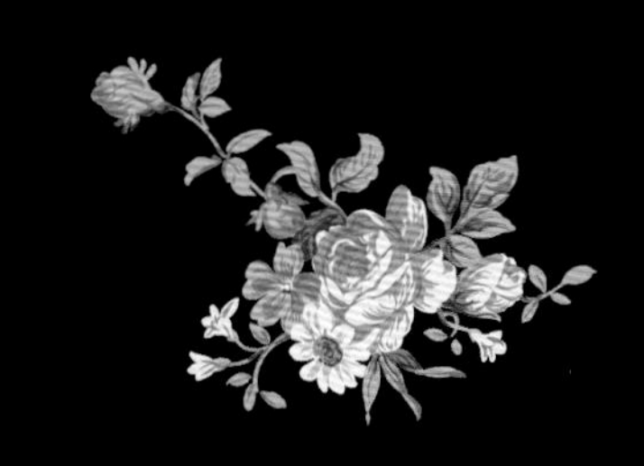

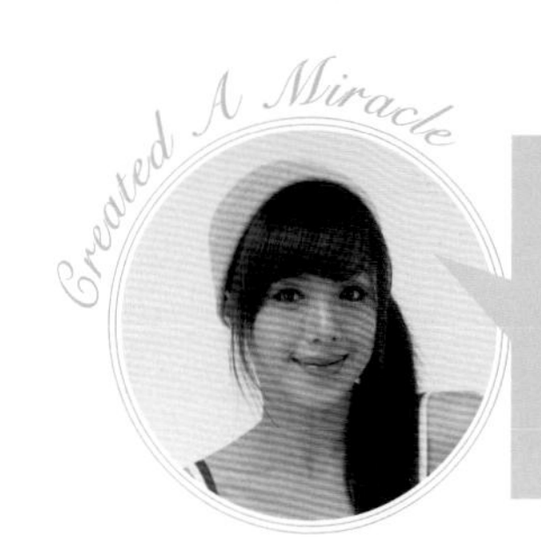

效果更胜健身房：
居家伸展拉筋＋自创大球、小球肌力训练。

我跟着Kenny教练一起用三个月的时间执行“美魔女瘦身计划”，并且顺利完成瘦身目标之后，并没有从此就可以松懈下来，不再运动了！

因为那只是达到我们默认的目标，但不代表我已经把自己的身材塑造到很好、很棒的地步了，我知道我还有大的进步空间！（大家如果拿我2个月前的照片和现在的照片对比的话，就会发现我几乎每隔一小段时间就会有很大的改变和“进化”。）所以如果我想让自己更好，并且一直维持这样的体态，就必须继续运动。

只是现在不用每周去两次这么多了，我改成每周去健身房一次，其他时间就在家里自己做运动。

这样分配的原因，一是因为我平常生活实在很忙碌，忙着打理家中大小事和带着两个宝贝，生活紧凑繁忙，几乎没有自己的闲暇时间，所以三个月短期去健身房还可以应付一下，但如果长期都要如此，那就不太可能了。

二来，我是个喜欢生活运动、运动生活的人，我不会特别空出多久的时间来做运动，所以我希望即使不去健身房，也能在家里做一些随时随地都可以练习的运动，而这些运动效果应该跟在健身房做一样，毕竟我们大部分的时间都在家里，所以运动也该很“生活化”才对，这样才能养成固定运动的好习惯。

所以，从一开始去健身房的那三个月，我就一直思考和研究如何把“运动生活化”，“生活运动化”。我研读了很多有关身体健康及健身运动相关的书报杂志和其他文献，也上网搜寻各种有关健身运动的国外影片，还请教了一些专业人士，然后将所有信息融会贯通后，终于实现了把健身房带回家的目标！我汇总出一套属于我的，可以在生活中随时做的伸展拉筋，以及自创使用辅助大球、小球，就可以在家里做在健身房所做的各项肌力训练的运动。

可以说，我是从在健身房的第一个月后半期开始，就一方面去健身房练习，一方面在家里用自创的辅具做伸展拉筋和肌力训练了。所以健身房的三个月让我从将近58公斤瘦到50公斤，算是完成了目标，之后到现在这两个月，我自己在家做伸展和大小球运动，又瘦了2公斤！目前就一直维持在48公斤。

虽然饮食恢复正常，晚上有吃淀粉，偶尔外食大吃大喝，但再也没有胖过，反而感觉精神越来越好，线条也越来越美了！

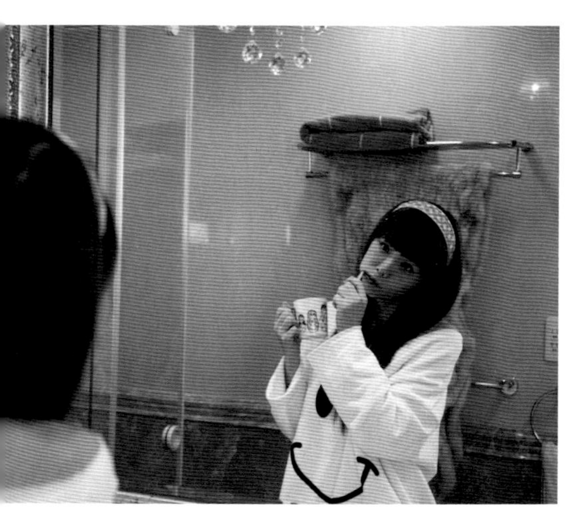

我一直觉得就是因为我有把运动带到生活中，所以我的效果才会比预期的更好，才意外练出难得的“马甲线”！

这一套我自创的“生活运动”模式，不管你人在哪，也不管你在做什么，都可以随时随地、有空就做一些简单又生活化的运动，而且完全不麻烦也不累！

例如我捡东西的时候，我不会像一般人那样，直接蹲下去捡起来，我已经练到自然而然就像在拉筋一样，双腿伸直，只动上半身去把东西捡起来。又例如，每天都要刷牙和洗头，我就把伸展拉筋融入刷牙和吹头发的动作里，不知不觉就做完了运动。你还会觉得做运动会很麻烦或很累吗?

别小看这些简单的运动喔！如果你养成习惯每天都做一点，利用空闲时间，持之以恒，假以时日，你一定会看到很惊人的神奇效果喔！（就跟我一样。）

现在，我以自己的瘦身经验来给大家建议，你可以这样规划属于你的“居家瘦身计划”（或称居家体适能）。

美魔女瘦身班四阶段规划：

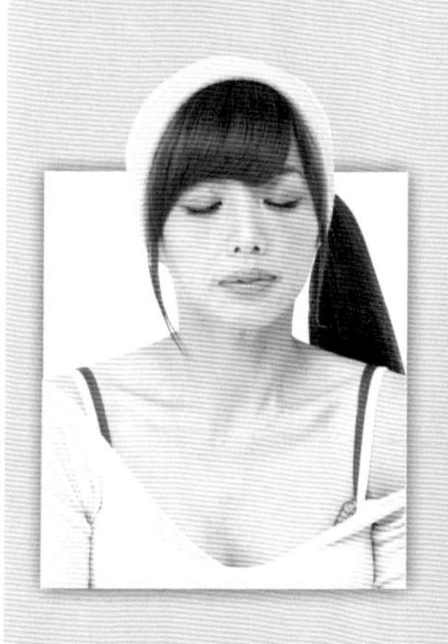

一 前 6 周进入运动前的准备。

最好的瘦身计划，我觉得是在进入瘦身计划的前6周，就开始晚上不吃淀粉，然后做一些伸展，等于是进入瘦身肌力训练之前的暖身。

二 12 周内达成瘦身目标的肌力训练。

正式进入瘦身计划肌力训练的3个月，我会建议大家多训练手臂、腹肌、臀部、大腿这些部位。

三 后 8 周加强体态塑型跟定型。

达到目标之后，最后就是8周的体态定型。

四 完美体态的维持。

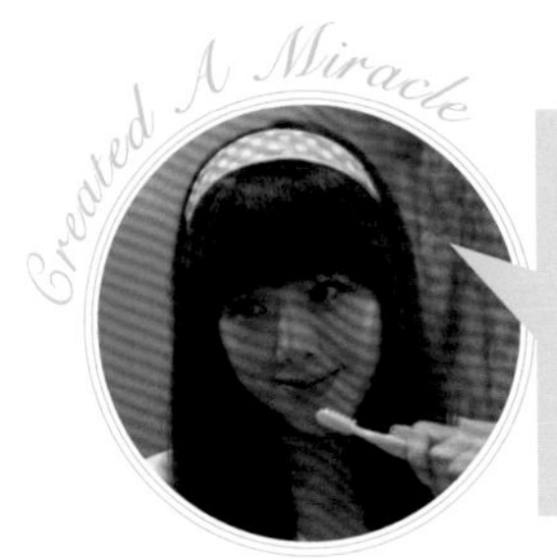

我是时间神偷！结合生活+运动的完全不累偷吃步。

在开始带领大家做运动之前，我先分享一下我自己一天中的“生活运动”大概是做了哪些，是怎样利用日常生活来做的，让你们在做之前有个概念喔。

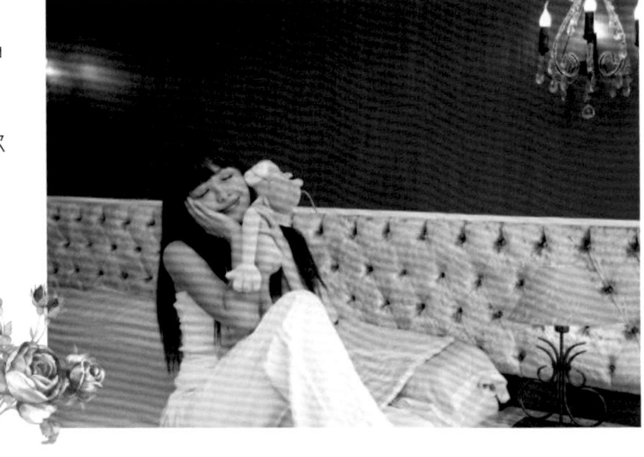

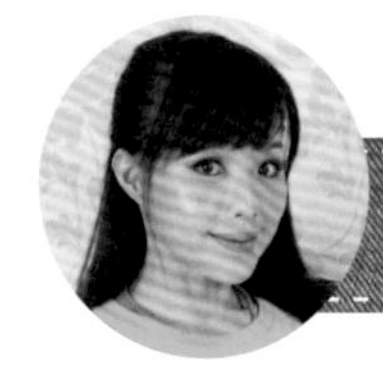

我一整天可以偷时间做的运动：

- 早上6点起床，在床上就先做个伸展动作。
- 然后到浴室洗脸刷牙，在刷牙的时候，我做了3分钟“刷牙左右抬腿”运动。
- 如果早晨有便便，我又会趁着上厕所的时候，做3分钟的“如厕深蹲”运动。
- 之后要到厨房做早餐，我会踮着脚走路，可以拉筋，也会使头脑更清醒。
- 在做完早餐后，我会偷用3分钟做“元气伸展暖身操”。
- 然后就是和家人一同享用早餐，在坐下来的时候(或是每次忙完有机会坐下来时)，我会偷做2分钟的“坐椅拉背伸展”运动。
- 小孩出门上学后，我接着整理家务。一整天忙里忙外，在走路的时候，我就会趁机做20分钟的“踮脚走路”运动。
- 一整天有空档的时候，我就会做3分钟的“双脚屈膝交替跪姿”运动。
- 晚上洗完头要吹头发的时候，我就一边吹头发、一边做15分钟的“吹发抬脚拉筋”运动。(因为我是长头发，所以吹发时间比较久，呵呵……)
- 接着，睡前刷牙，再做一次“刷牙左右抬腿”运动。
- 然后睡前躺在床上，我偷用5分钟做完“睡前抬臀”运动、“睡前抬腿拉筋运动1”、“睡前抬腿拉筋运动2”。

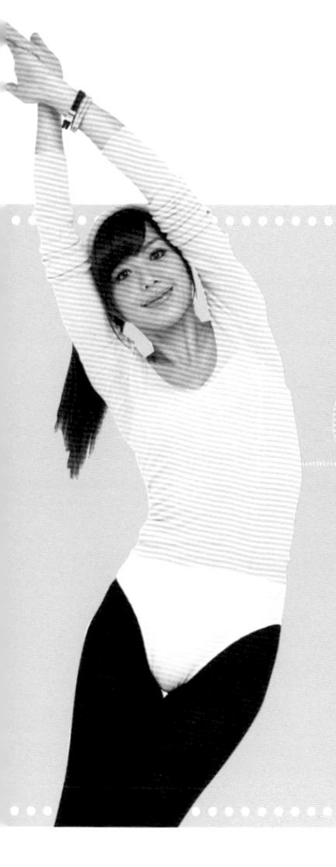

逆 龄 美 魔 女

三个月 完美腰腹臀腿塑形班 1

元气暖身操。

除了放松肌肉和防止抽筋之外，暖身操竟然也有提高代谢、消耗热量的好处?!

暖身操的主要功用和好处，是帮助我们的身体在运动前做好准备，并且可以让平日很少运动的我们把僵硬紧绷的肌肉放松。

如果没有先做好暖身操就直接开始运动，很容易会造成抽筋，甚至拉伤肌肉、发炎，这样在还没开始瘦身之前就先伤到身体了，会让你更害怕运动。

所以这也是进入健身房运动(或居家运动)时的第一阶段动作练习，每个动作大约是做5~10下。

以下要开始让你们做的这16种暖身操，是从头到脚一套完整的暖身训练动作。所以我建议在真正开始做运动前，应该全部做一遍，虽然看起来很多，但其实很快，一下子就做完了。

这些虽然叫作暖身操，但是我也说过，只要身体在做一段时间的规律动作，不管是和缓的还是激烈的，就都算是一种运动。

而只要有运动，就一定对身体有帮助，包括增加代谢循环、消耗热量、减少脂肪囤积、塑造体态线条等，或多或少一定会有帮助。所以千万不要一听到它只是暖身操，就跳过去不认真做了喔！

暖身 01 鱼式右侧腰伸展

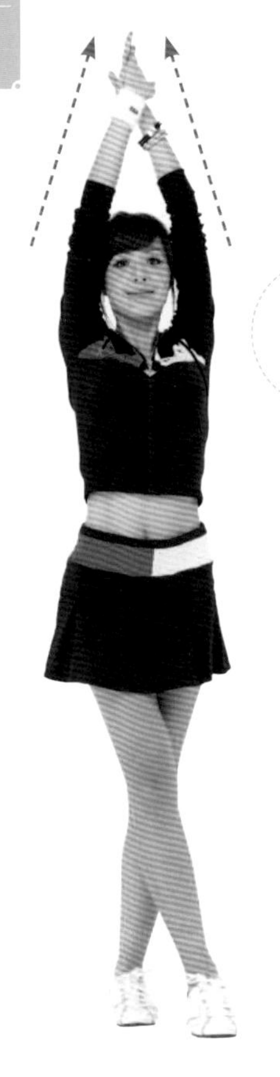

1 双手抬起贴耳向上延伸，双手交叠，双脚交叉，右脚在前。

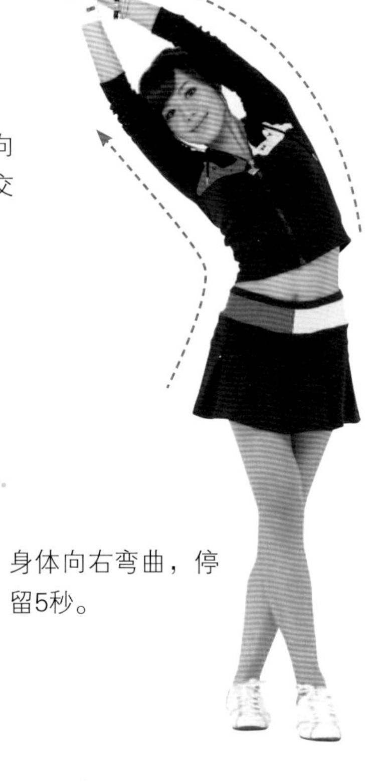

2 身体向右弯曲，停留5秒。

同样动作换边
右侧腰做完换左边

暖身 02 鱼式左侧腰伸展

1 双手抬起贴耳向上延伸，双手交叠，双脚交叉，左脚在前。

2 身体向左弯曲，停留5秒。

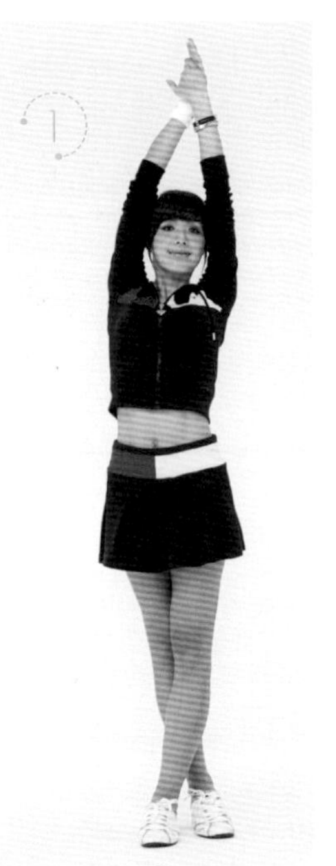

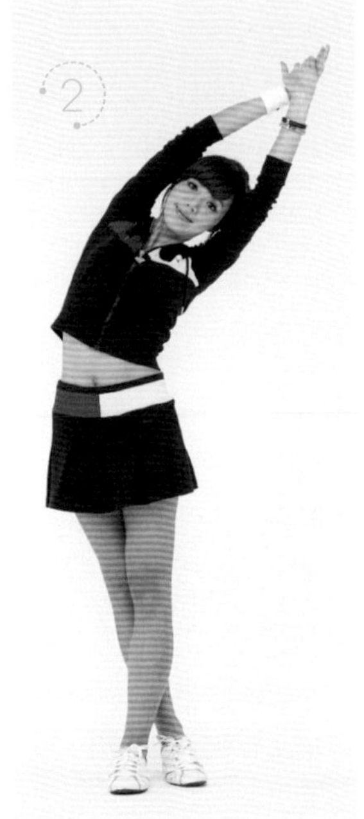

暖身 03 平举前胸后背伸展

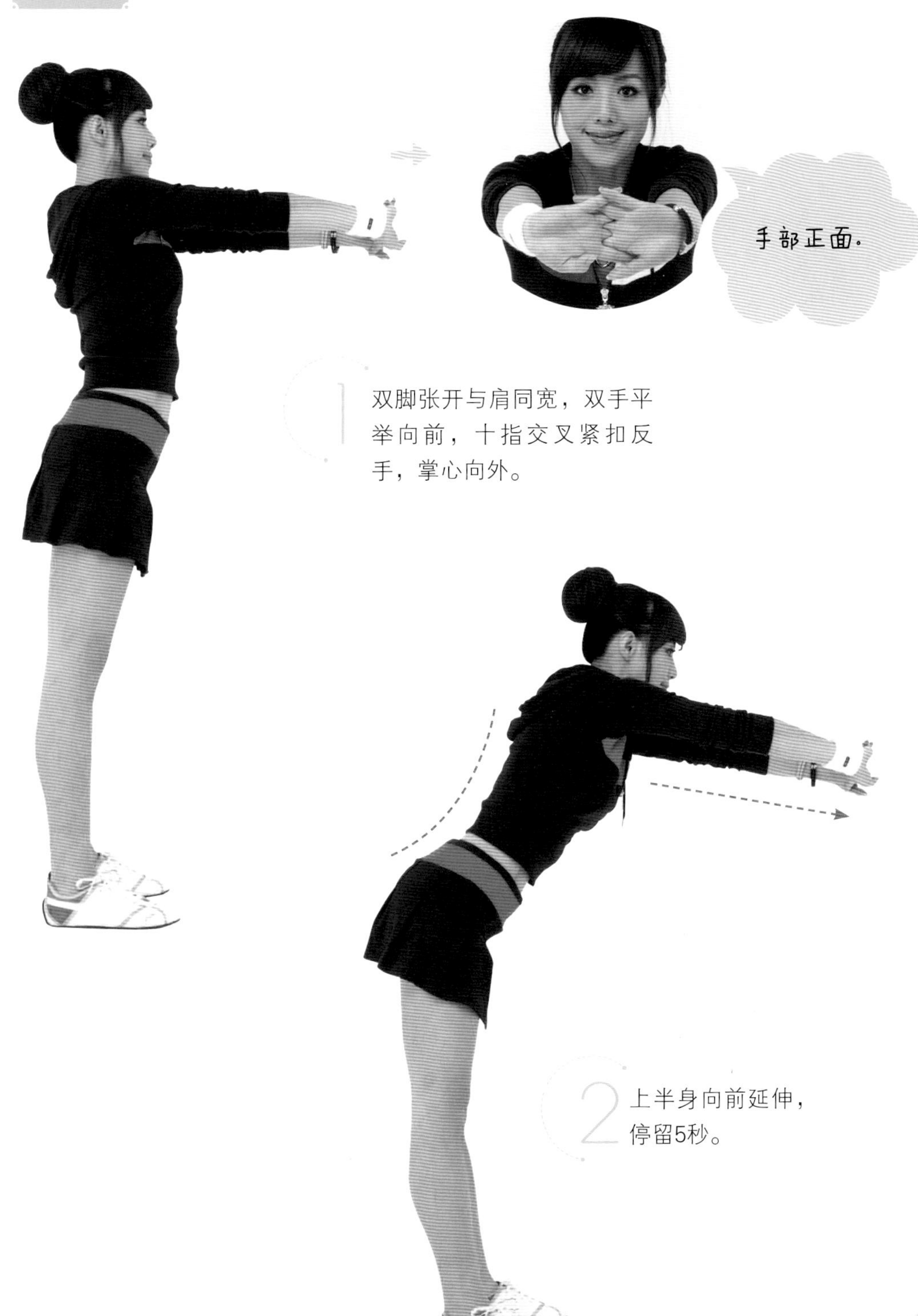

1 双脚张开与肩同宽，双手平举向前，十指交叉紧扣反手，掌心向外。

2 上半身向前延伸，停留5秒。

暖身 04

下腰前胸后背伸展

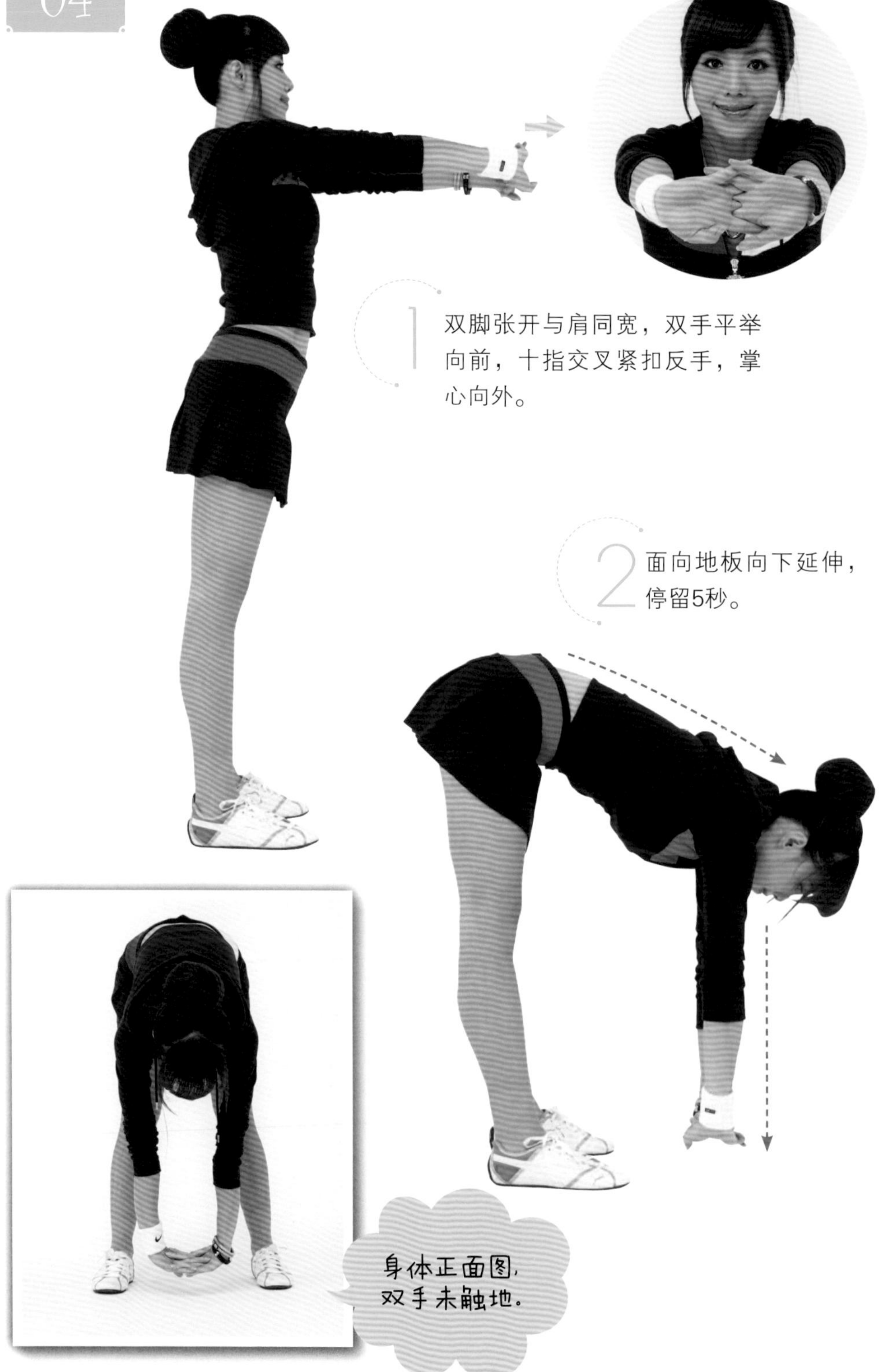

1 双脚张开与肩同宽，双手平举向前，十指交叉紧扣反手，掌心向外。

2 面向地板向下延伸，停留5秒。

暖身 05 左手臂伸展

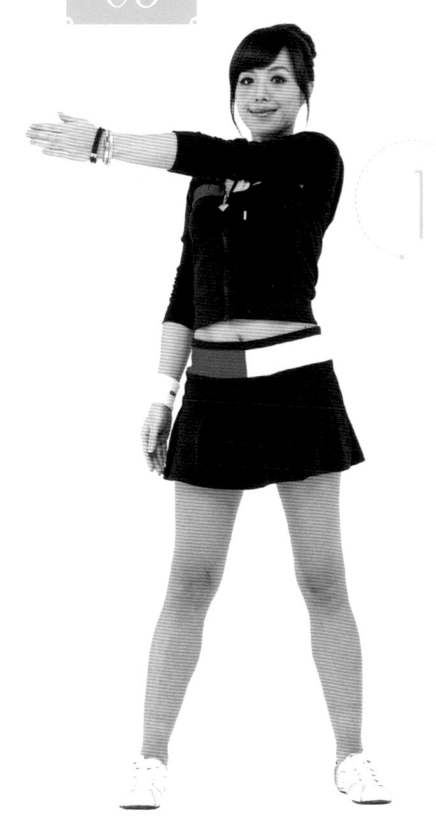

1 双脚张开与肩同宽，左手臂往右肩方向平举。

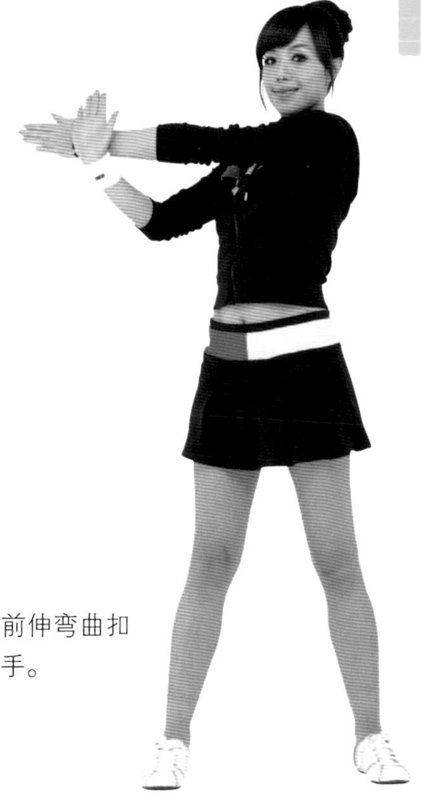

2 右手前伸弯曲扣住左手。

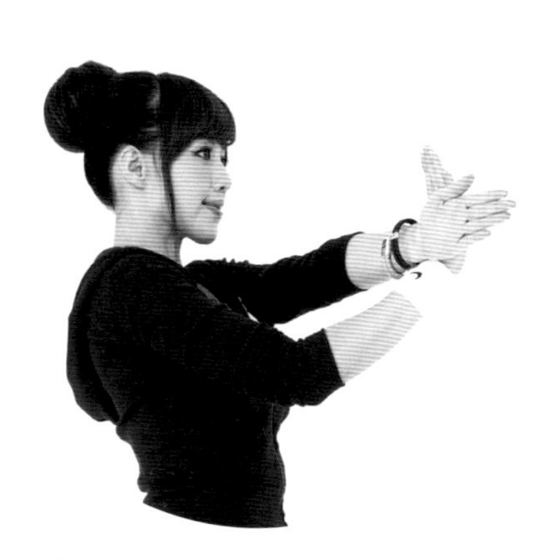

3 以右手力量将左手臂往右后方拉，带动上身半转，停留5秒。

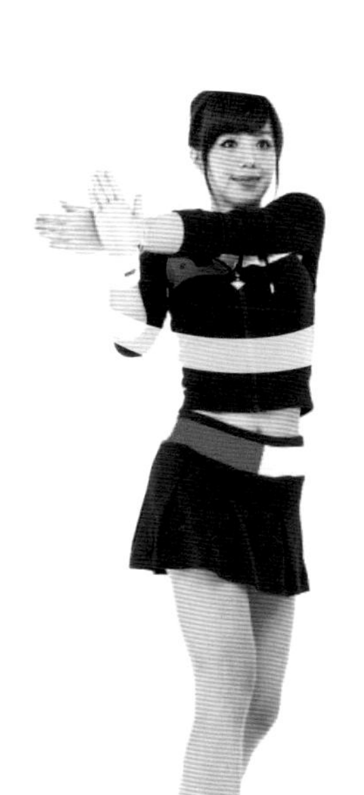

同样动作换边
左手臂做完换右边

暖身

06

右手臂伸展

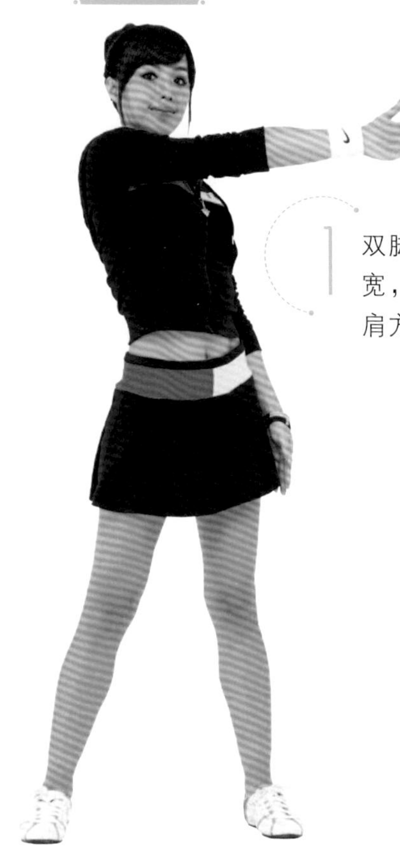

1 双脚张开与肩同宽，右手臂往左肩方向平举。

2 左手前伸弯曲扣住右手。

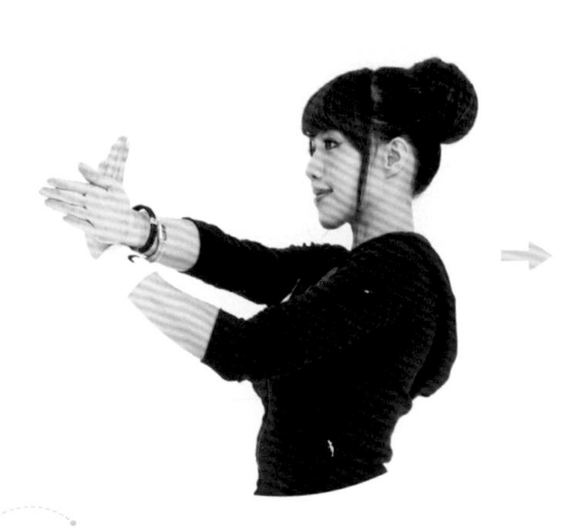

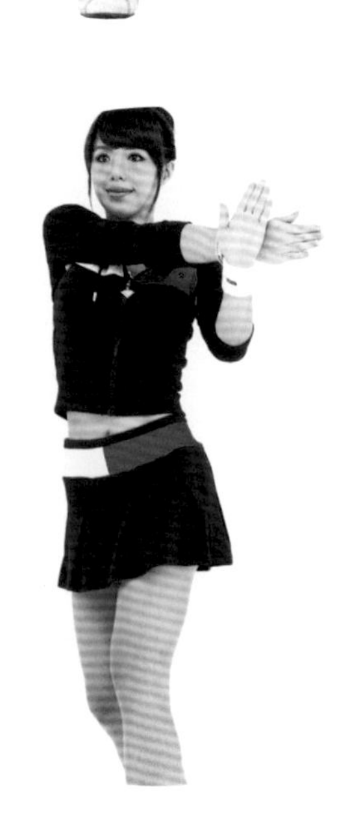

3 同样以左手力量将右手臂往左后方拉，带动上身半转，停留5秒。

暖身07 后拱手臂平举伸展

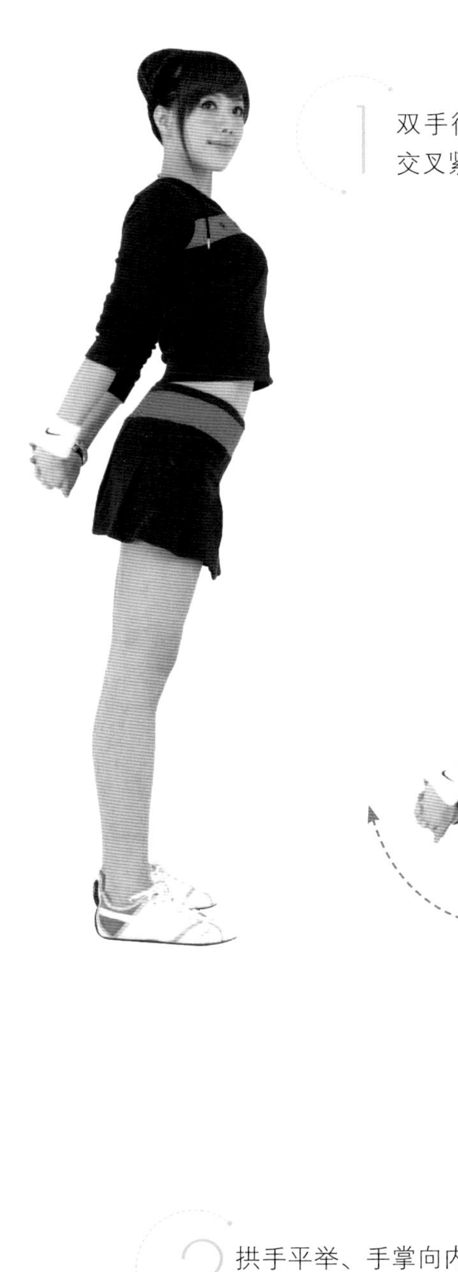

1 双手往后延伸，十指交叉紧扣。

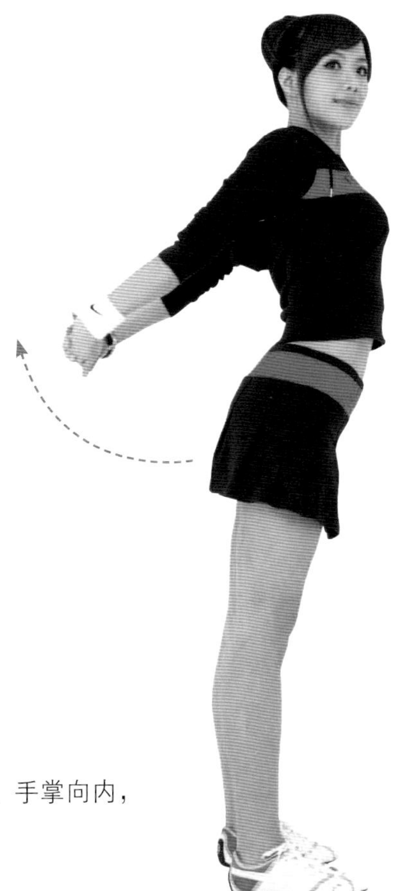

2 拱手平举、手掌向内，停留5秒。

暖身 08 后拱手臂下腰伸展

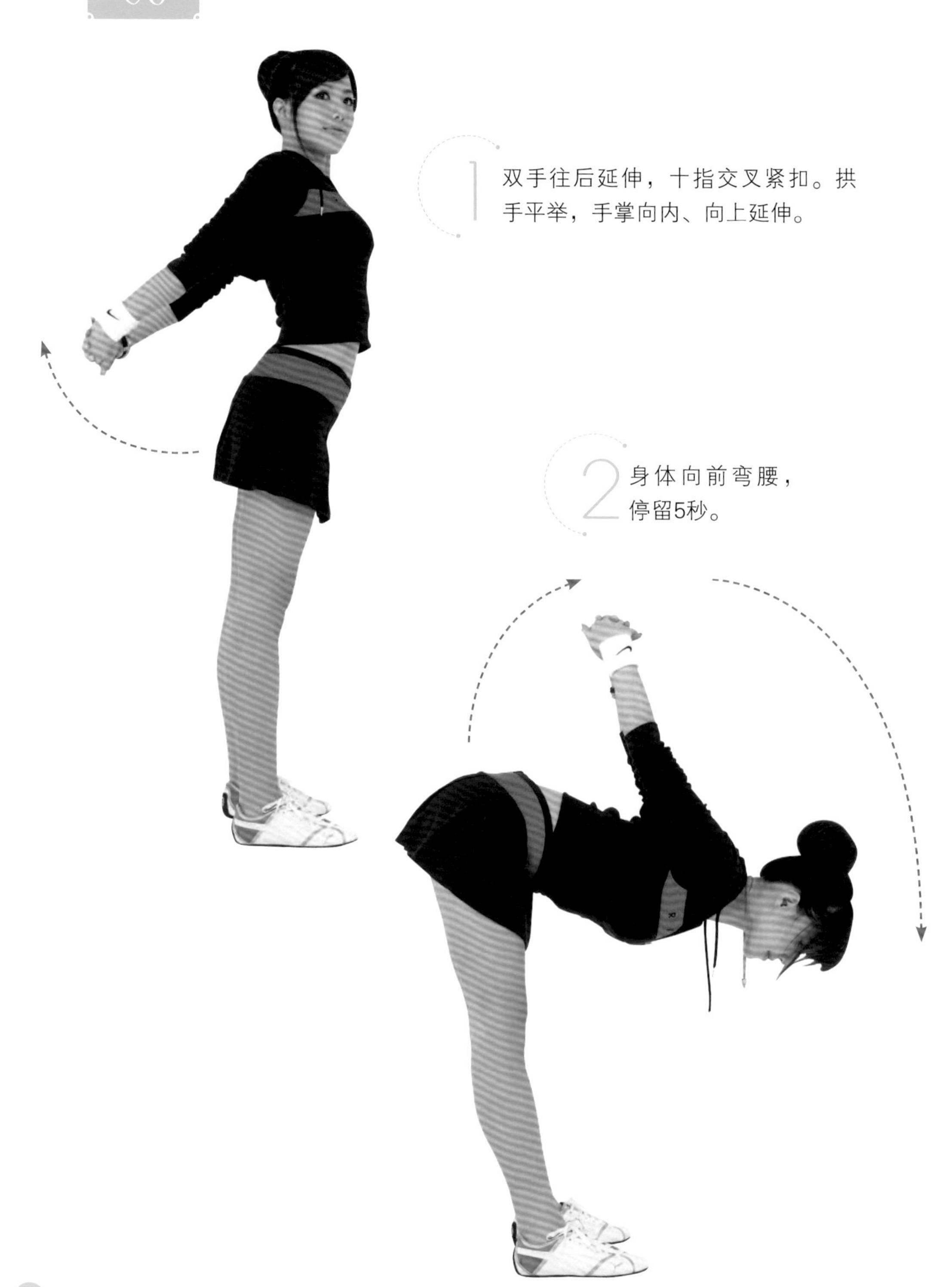

1 双手往后延伸，十指交叉紧扣。拱手平举，手掌向内、向上延伸。

2 身体向前弯腰，停留5秒。

暖身 09

背部伸展左右甩手

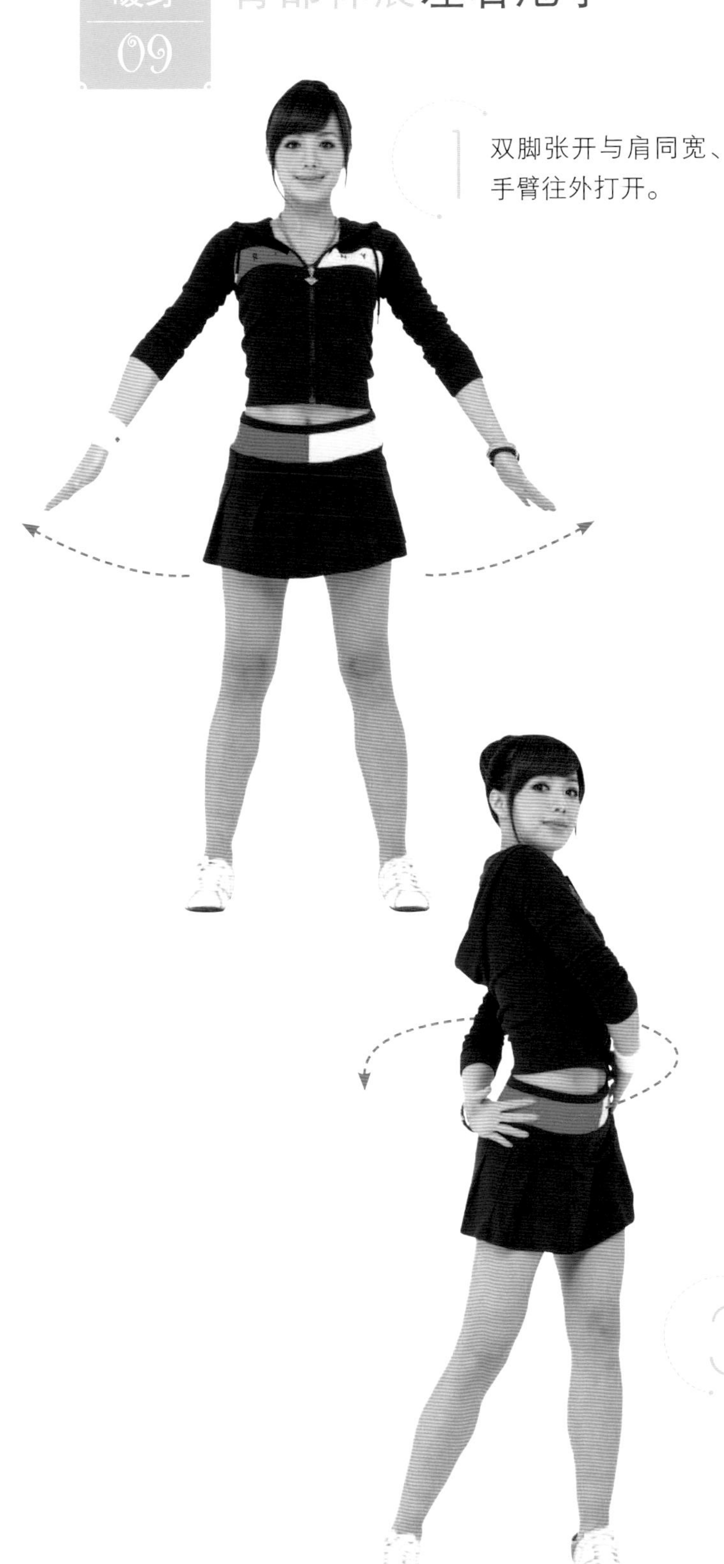

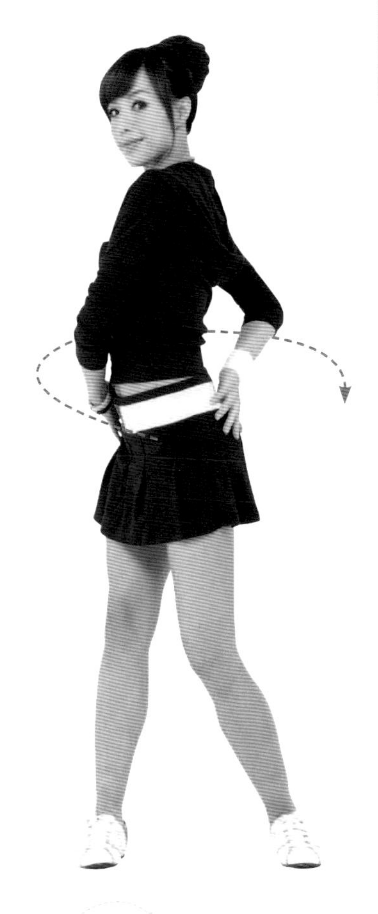

1 双脚张开与肩同宽、手臂往外打开。

2 往右方向转，右手甩手碰触左腰，右手掌手心向内。

3 往左方向转，左手甩手往身体后方触碰右腰际，左手掌手心向外。停留5秒，再以同样方式换边伸展。

暖身 10

背部伸展 手撑屈膝左右扭转

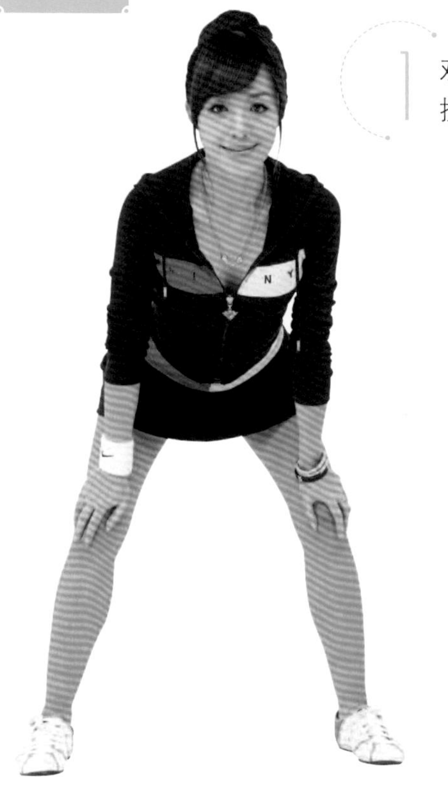

1 双脚张开比肩宽，双手扶膝，屈膝下蹲。

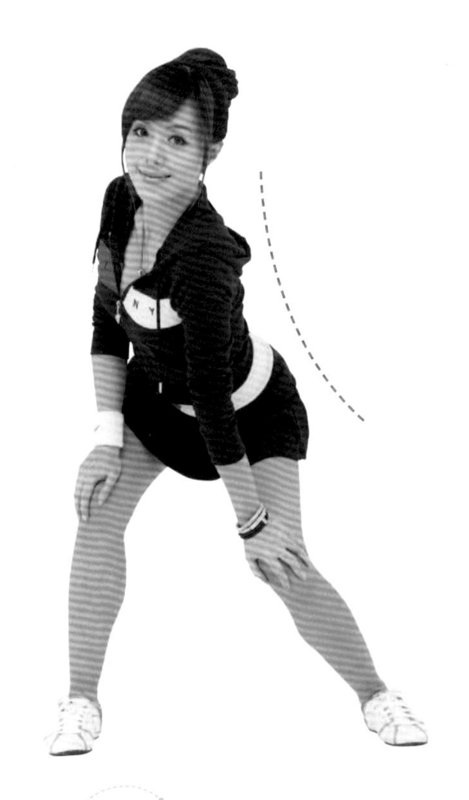

2 肩膀往右转动，左肩指向前方，停留5秒。

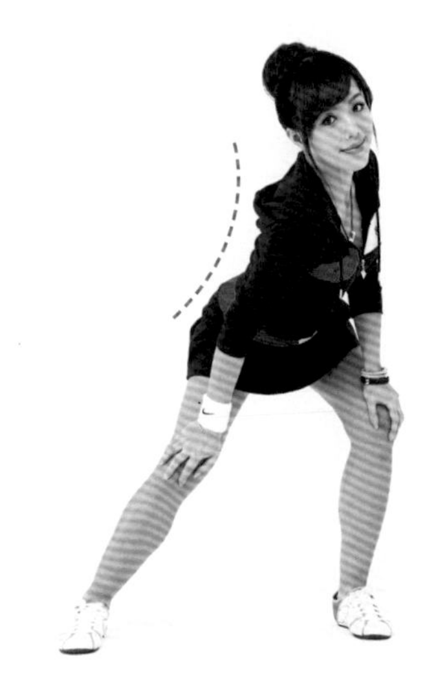

3 换边，肩膀往左转动，右肩指向前方，停留5秒。

暖身 11 右大腿后勾伸展

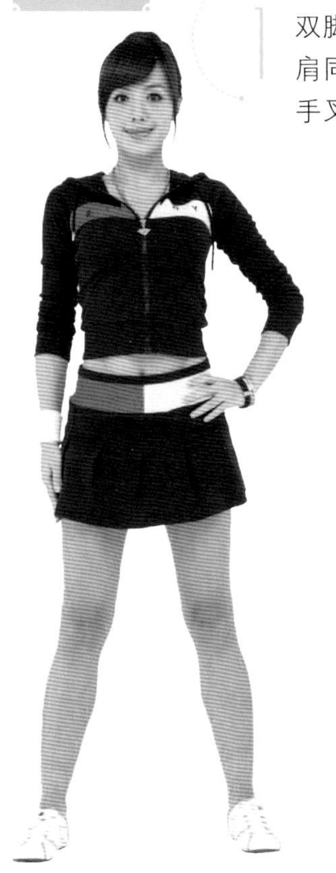

1 双脚张开与肩同宽，左手叉腰。

2 右脚往后抬高弯曲勾起，右手扶住右脚，停留5秒。

侧看图，右手扶住右脚。

同样动作换边
右大腿做完换左边

暖身 12 左大腿后勾伸展

1 双脚张开与肩同宽，右手叉腰。

2 左脚往后抬高弯曲勾起，左手扶住左脚，停留5秒。

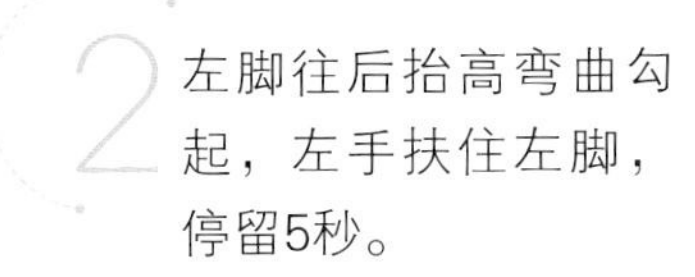

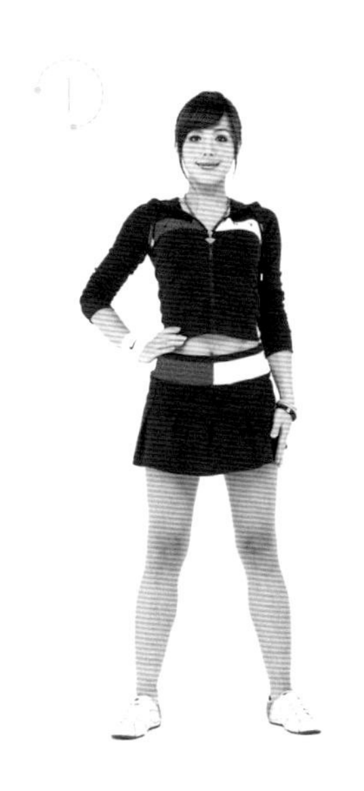

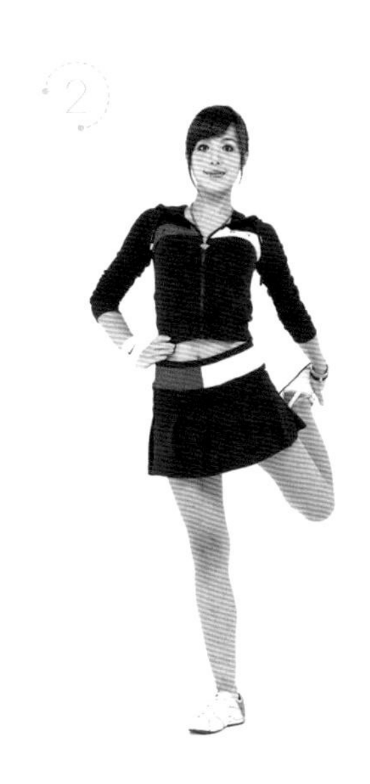

暖身 13 左臀部伸展

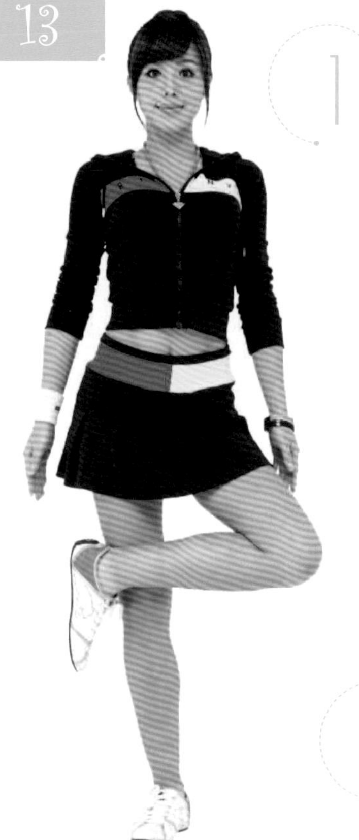

1 左脚拱起弯曲，脚跟横跨平放右膝。

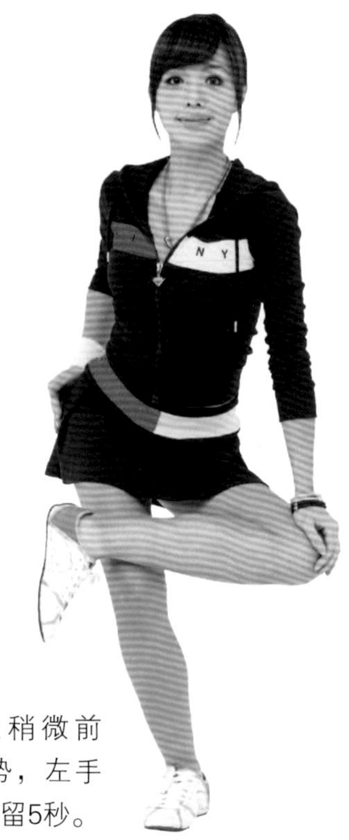

2 身体下蹲，往左稍微前倾，以微跷脚姿势，左手下压左脚膝盖，停留5秒。

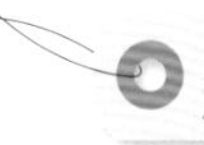

同样动作换边
左臀部做完换右边

暖身 14 右臀部伸展

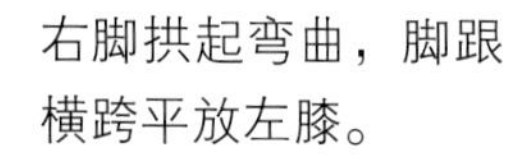

1 右脚拱起弯曲，脚跟横跨平放左膝。

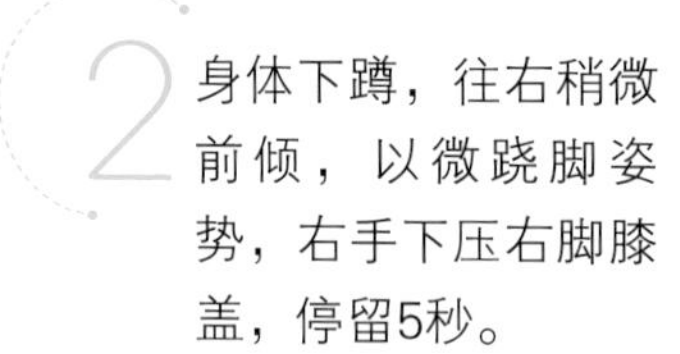

2 身体下蹲，往右稍微前倾，以微跷脚姿势，右手下压右脚膝盖，停留5秒。

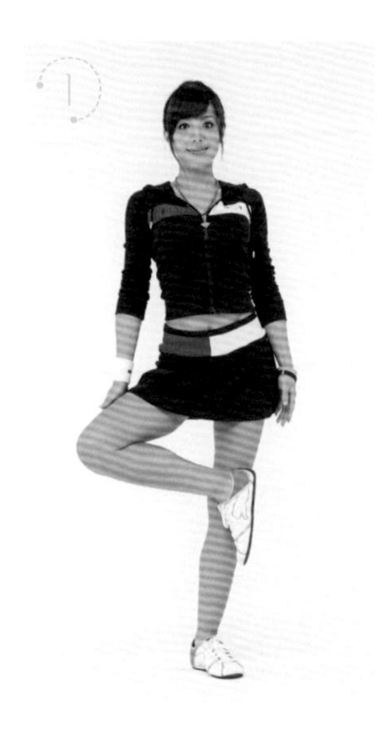

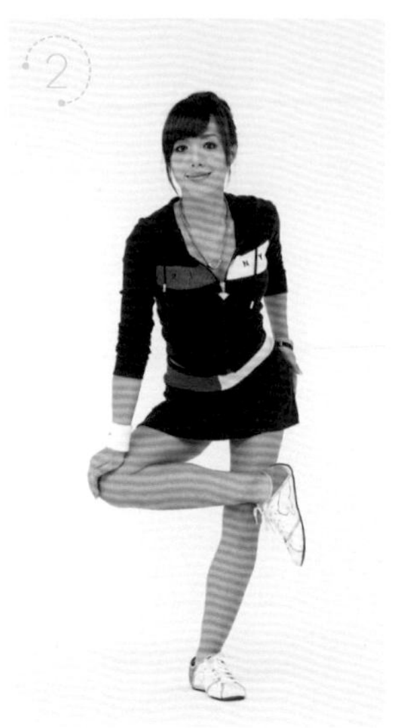

暖身 15 下蹲左脚伸展

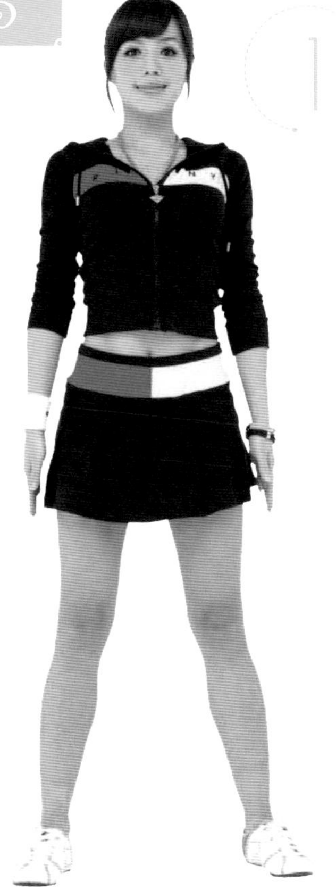

1 站直，左脚往左横跨一大步。

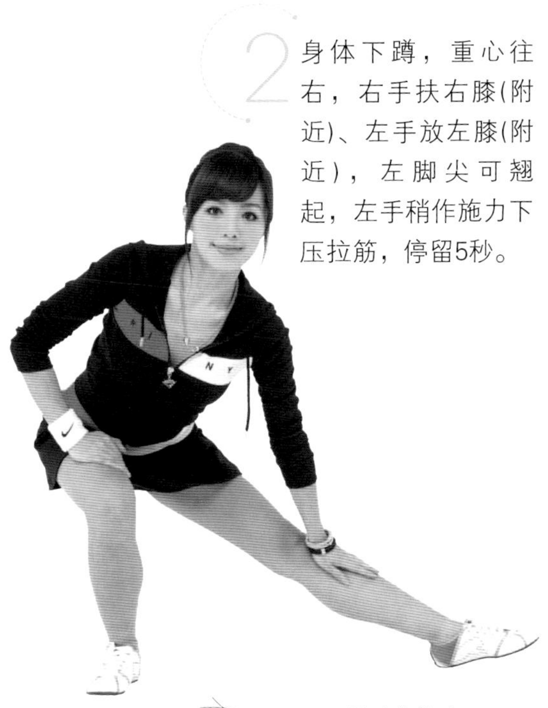

2 身体下蹲，重心往右，右手扶右膝(附近)、左手放左膝(附近)，左脚尖可翘起，左手稍作施力下压拉筋，停留5秒。

同样动作换边
左脚做完换右边

暖身 16 下蹲右脚伸展

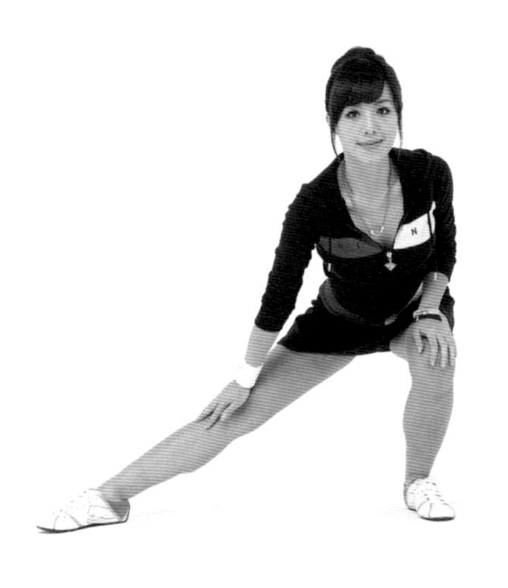

1 站直，右脚往右横跨一大步。

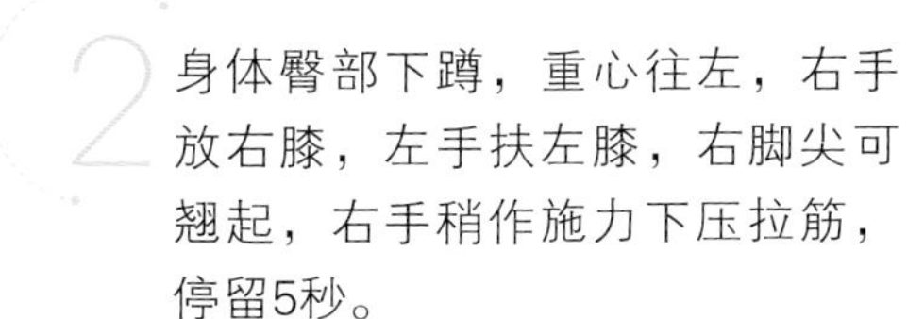

2 身体臀部下蹲，重心往左，右手放右膝，左手扶左膝，右脚尖可翘起，右手稍作施力下压拉筋，停留5秒。

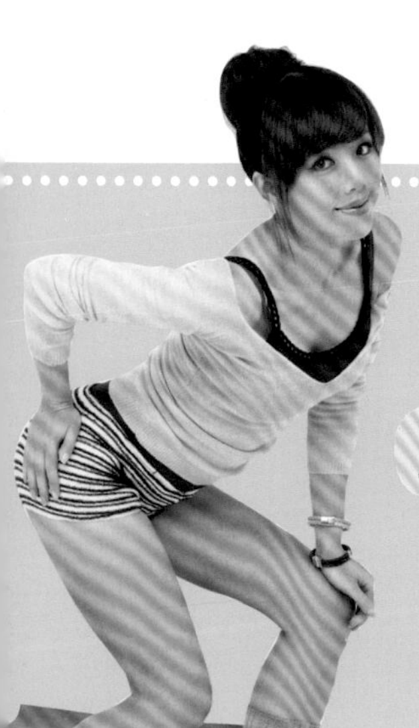

逆 龄 美 魔 女

三个月 完美腰腹臀腿塑形班 2

伸展拉筋。

对瘦身减肥、曲线雕塑最有效的运动!

伸展拉筋和美姿美仪、曲线雕塑，以及减肥瘦身，看起来好像完全没什么关系吧？如果你这样想，那可就大错特错！

很多人都不知道，伸展拉筋是对瘦身减肥很好、很有效果的运动！

它不但可以帮助身体提高代谢，还可以活络筋骨，让血液循环畅通，让肌肉线条拉长变美，而且它不会让你做得汗流浃背、满头大汗、气喘吁吁。

我因为有心脏问题，所以只要会让我喘、稍微激烈一点的运动都不能做，连有氧运动都不太能做，所以，我瘦身时常做的局部雕塑动作，像是手臂啦、臀部啦、大腿啦、马甲线等，全部都是利用伸展拉筋和肌力训练完成的！

而且，自从常常居家练习伸展拉筋之后，我发现我瘦得更快更好，线条也更漂亮了。这是之前我完全不知道的。

为什么伸展拉筋会对瘦身和塑身有这么大的帮助？因为我们现代人的生活形态，普遍都会长时间维持同一个姿势，例如长时间坐在计算机前工作，回家后又窝在沙发上看电视……身体缺乏运动的结果就是肌肉会变得僵硬，于是我们的新陈代谢和循环都会变得很差！

而且，很多错误的姿势都会让我们囤积脂肪，比如驼背的人，通常小腹和后背部的脂肪都会特别明显，造成虎背熊腰和腹凸。

这是因为身体的支撑点错误，还有核心力量不足所造成的。所以，借由各个部位的伸展和拉筋，就可以让僵硬的肌肉放松，恢复循环和代谢速度。

最主要的作用，就是让身体各部位回到正确的位置、把力量用在对的地方，例如：伸展时把背挺起来，腹部就需要收缩使力，久而久之，腹部就会变得平坦结实。(消小腹)其他部位也是一样的道理。

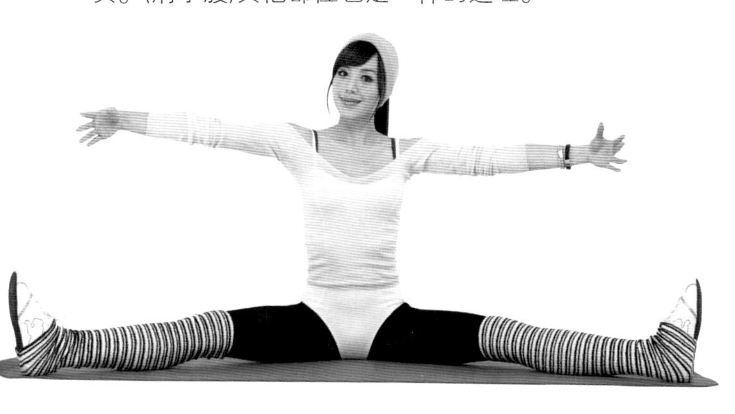

何谓伸展拉筋？伸展就是把你的四肢打开到尽可能的最大、而且感觉四肢伸展到最深层的动作，就是伸展拉筋。

做的时候，你会感觉四肢末梢有微微的酸痛感，所以伸展拉筋一定是感觉到达身体的最末端，然后再返回身体的方向，这是非常重要的！

我一直强调伸展拉筋的重要性，第一，是因为它可以放松你的肌肉。

我们在做任何事的时候，比如讲话，你会一直用同样的姿势，这时身上某些部位的肌肉就会一直在用力，变得很紧绷。

而当我们同一个部位一直锁紧、用力、施压久了，它就会造成我们血流不顺畅，所以你要去放松你的肌肉，促进你的循环，就是要做伸展拉筋。

再比如，当我们在跑步的时候，身体所用到的肌肉群的力量，那些肌肉都是紧绷的，所以我们一定要靠伸展拉筋来放松肌肉。

第二，它会让我们的身体有漂亮的线条！

像有些男生喜欢举哑铃练手臂，一味想要把手臂练壮，但你会发现他们的手臂肌肉都是硬邦邦的，因为这些动作都是以施加压力在肌肉上来做的运动，所以会让肌肉变得很硬、很大块。但如果你不是男生，或是不想让某些常常在承受压力的肌肉变硬变大，那么你就一定要多做伸展拉筋，才能让身型匀称、漂亮、有线条！

而要做到有效的伸展拉筋，后面的动作至少每个都要停留个5~8秒才行。

伸展拉筋 01

双手高举 踮脚走路

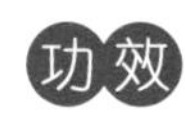

功效 提臀、瘦小腹

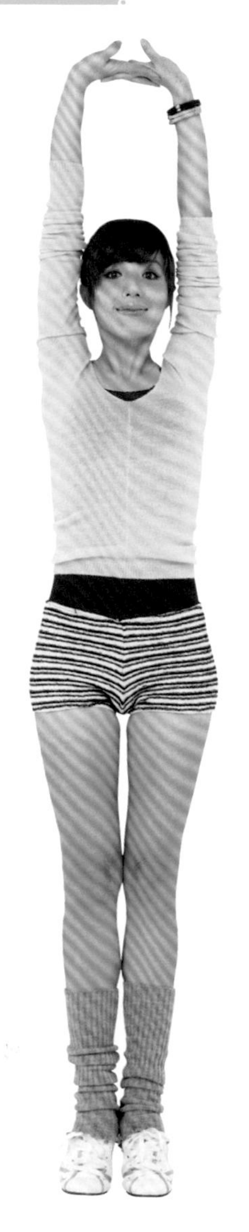

1 双手抬起贴耳向上延伸，十指交叉紧扣反手，掌心向上。

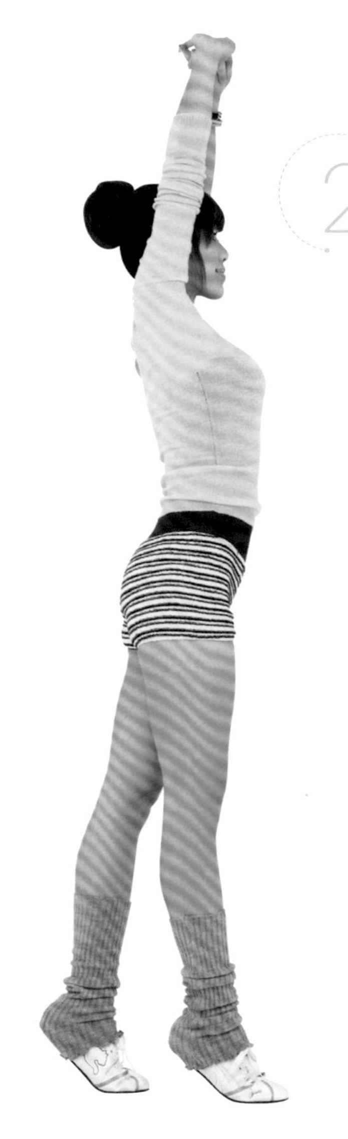

2 双脚踮脚用脚尖走路。

伸展拉筋
02

刷牙抬腿

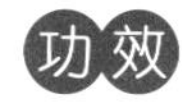

功效 练出臀部微笑曲线

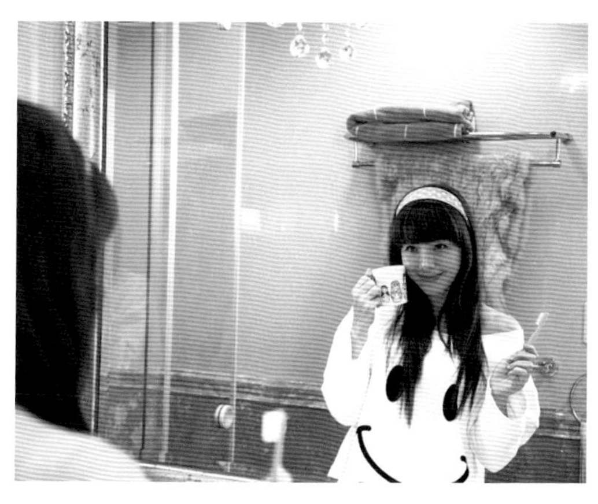

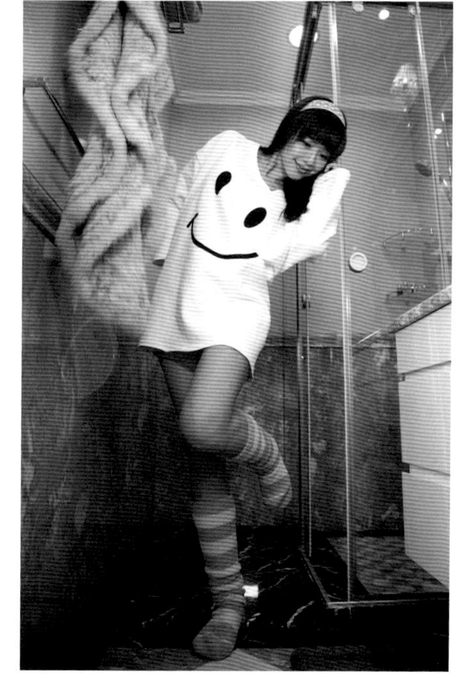

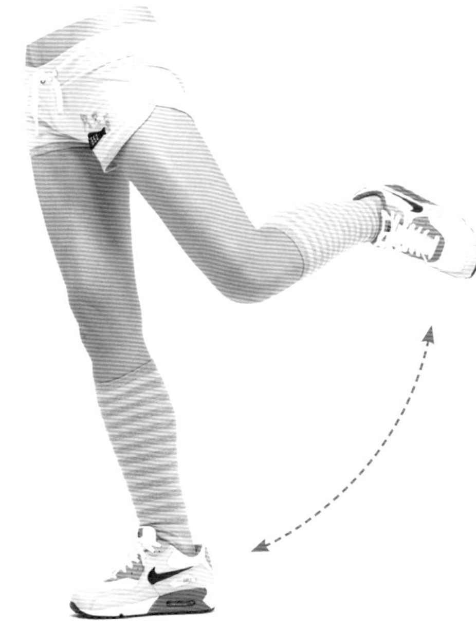

1 一边刷牙、一边把左脚往左后方向抬起，前后摆动延伸15次。

2 再以同样方式换右脚往右后方向抬起，前后摆动延伸15次。

伸展拉筋

03

吹发抬脚拉筋

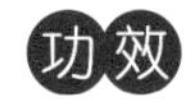

大腿线条紧实漂亮

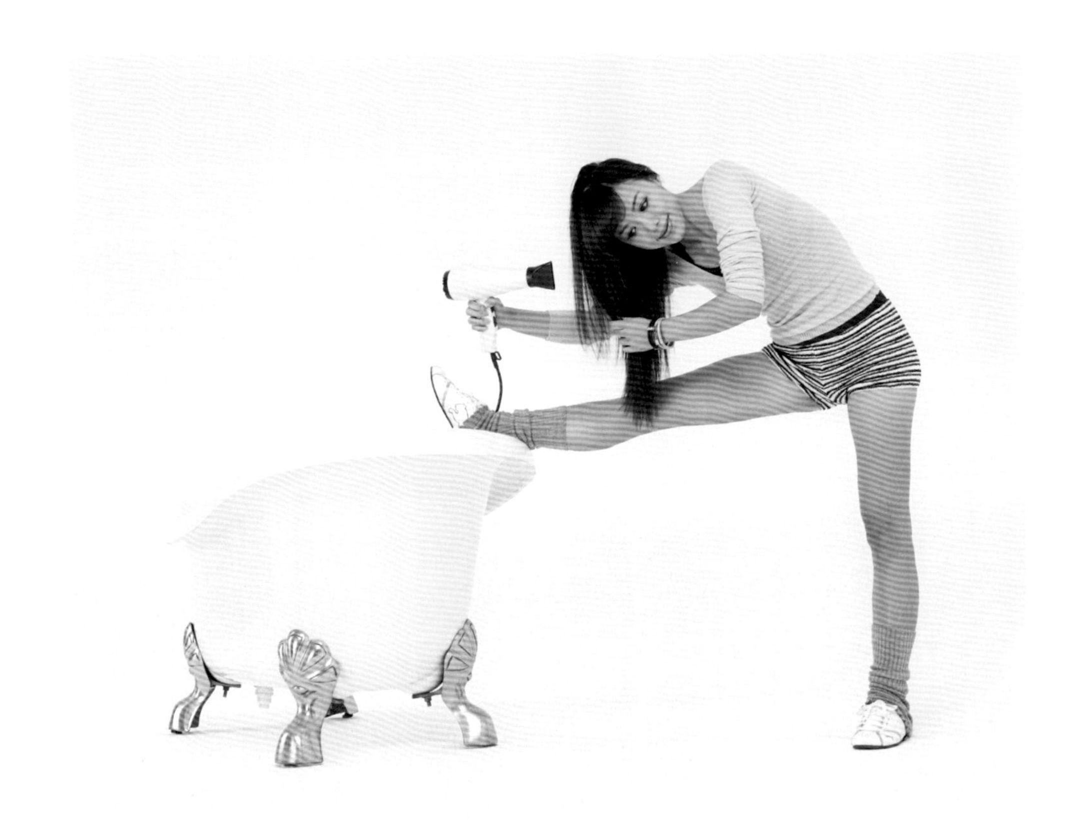

1 右脚跨放洗手台面，身体往右向前弯曲，到有感觉酸痛时稍作停留。

再换左脚，反复动作到头发吹干为止。

伸展拉筋 04

如厕深蹲

功效 大腿线条紧实漂亮

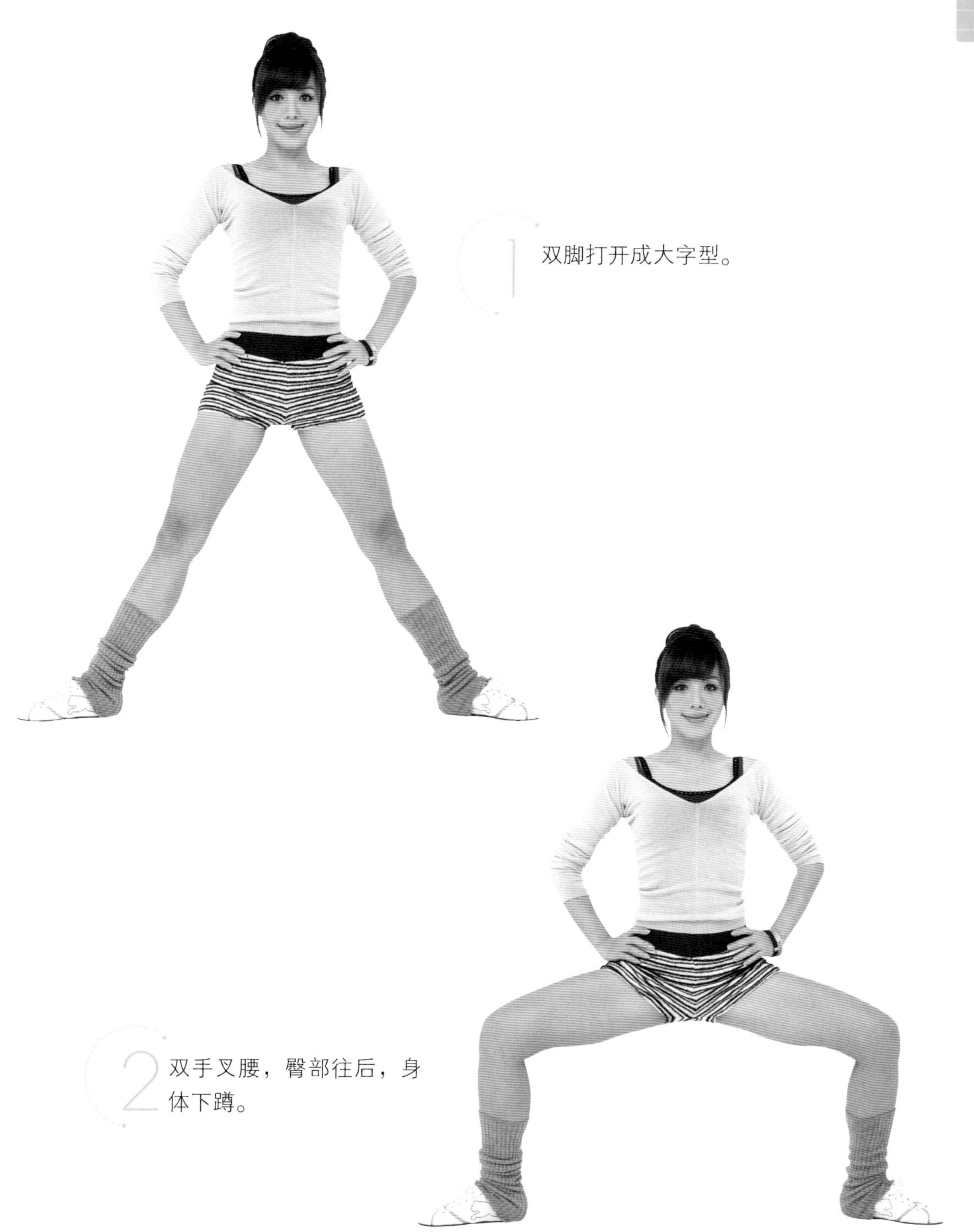

1 双脚打开成大字型。

2 双手叉腰，臀部往后，身体下蹲。

伸展拉筋 05

坐椅拉背伸展

功效 腰腹曲线雕塑

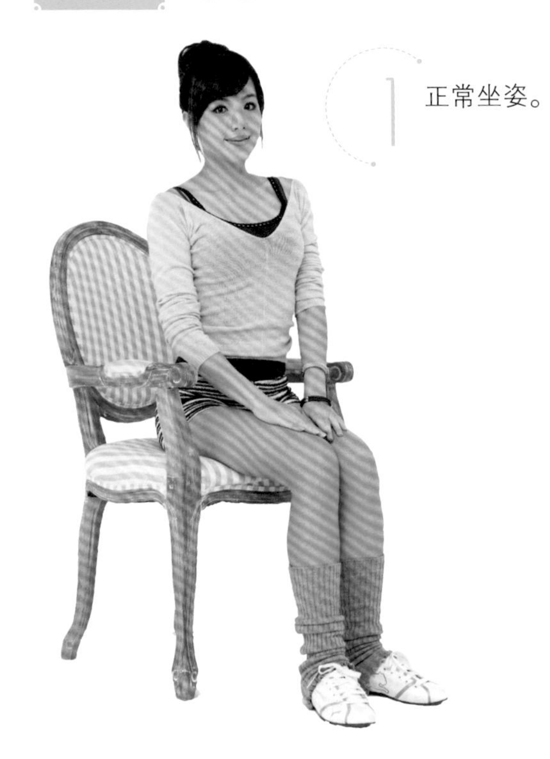

1 正常坐姿。

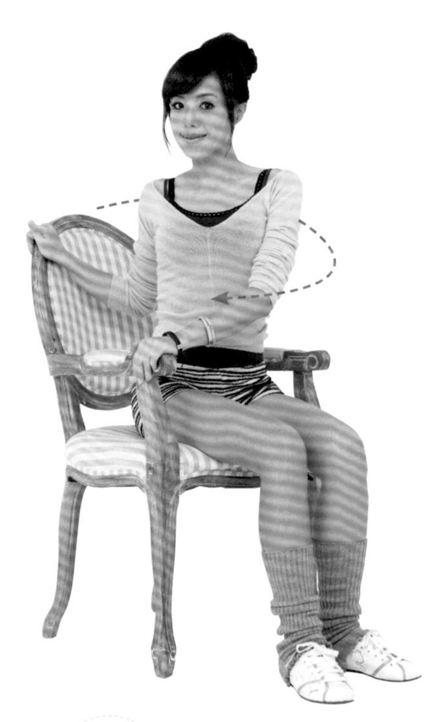

2 身体转向右后方，双手扶住椅背上方。

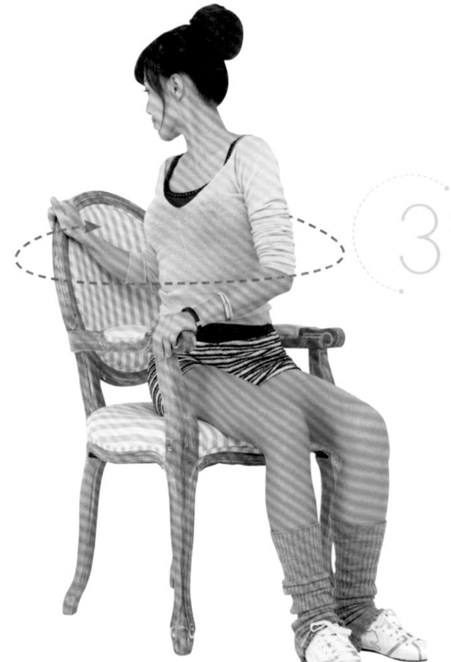

3 右手右肩向后用力扭转，停留5秒。

4 再以同样方式换边练习。

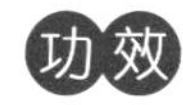

伸展拉筋 06

睡前抬臀运动

功效 臀部、大腿紧实

1 卧床平躺双脚屈膝，双手平放，掌心向下。

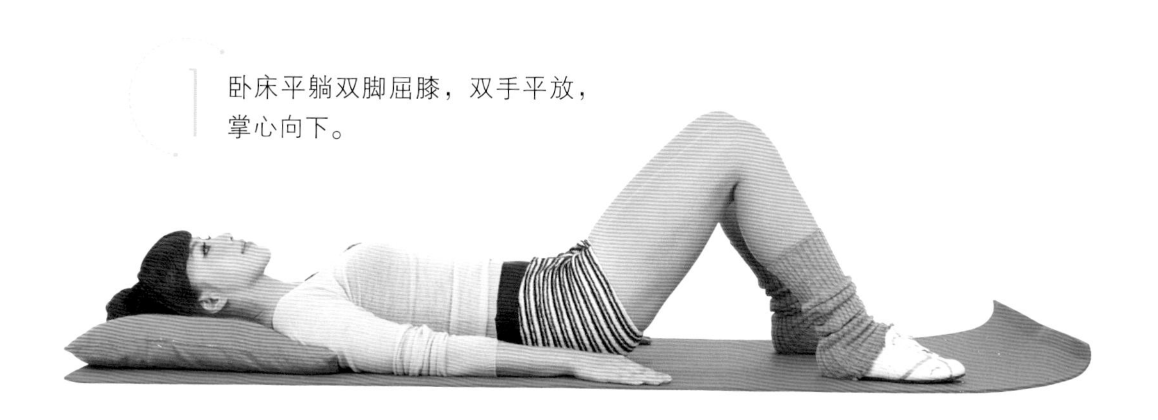

2 从腰腹部至臀部抬起，大腿用力拱起，拱起时屈膝角度会成90°角，停留5秒，每天10次。

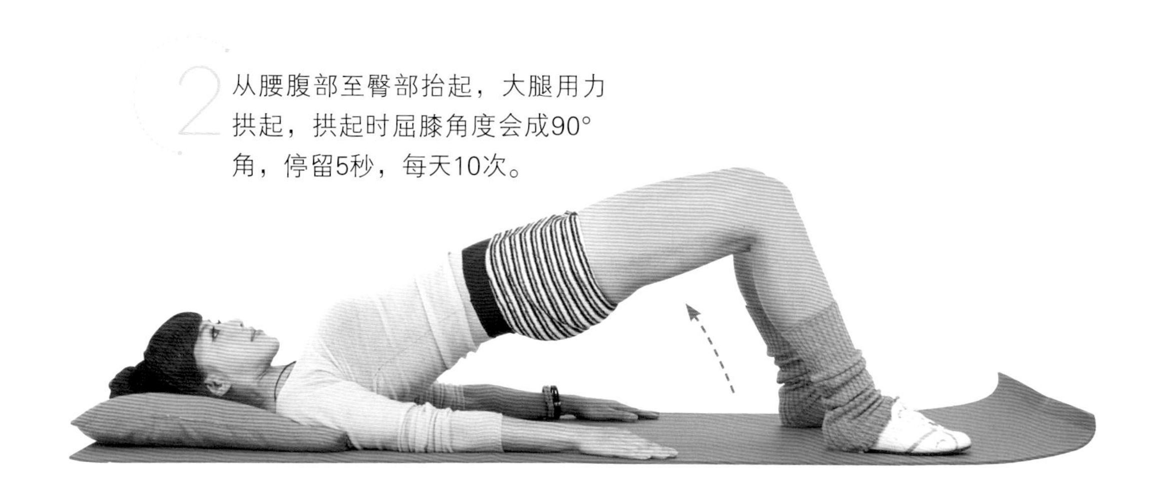

伸展拉筋

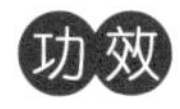

睡前抬腿拉筋运动①

功效 小腿舒压、消水肿

这是我睡前一定要做的伸展运动，可以改善长期站立造成的脂肪堆积、凝结、静脉曲张等问题。

1 在床上平躺，双手自然平放，掌心向下。

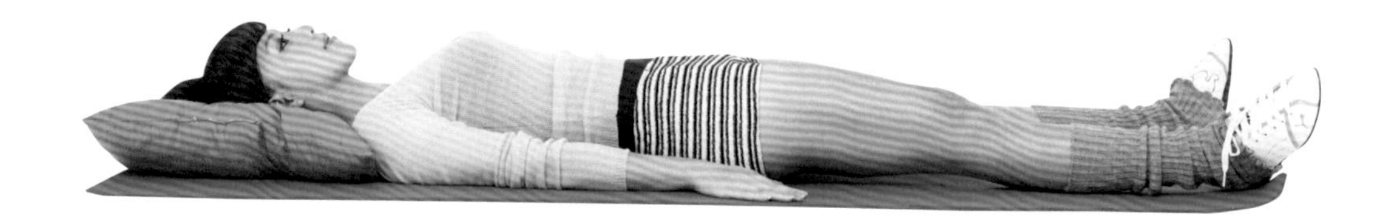

2 右脚朝右外侧45° 方向抬高约15厘米，右脚脚板用力朝上拉筋，停留5秒再放下，反复10次。

3 再以同样方式，换左脚反复10次。

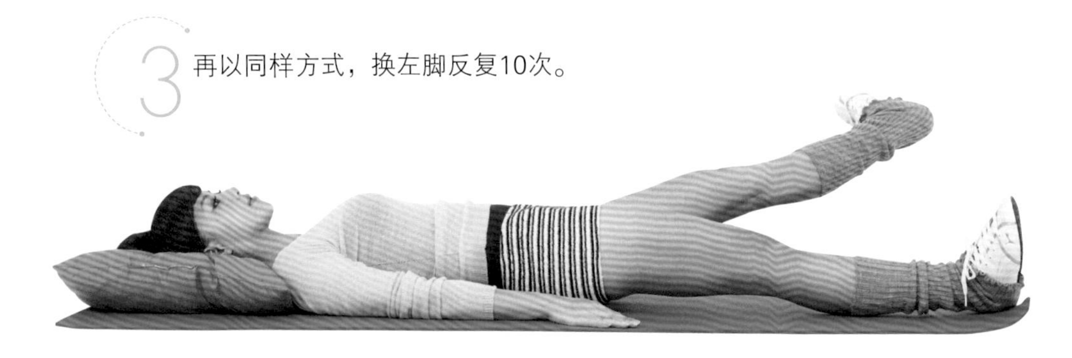

伸展拉筋 08

睡前抬腿拉筋运动②

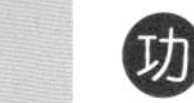
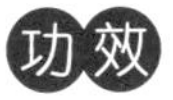

功效 大腿线条紧实、消赘肉

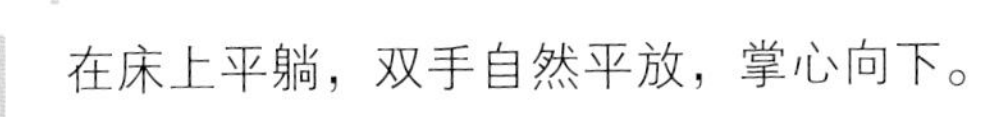

1 在床上平躺，双手自然平放，掌心向下。

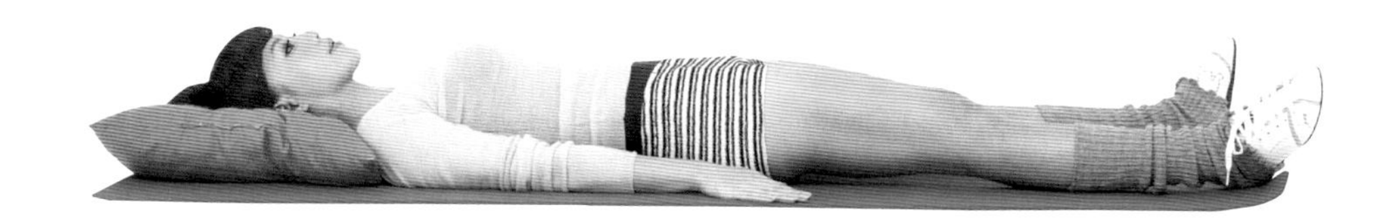

2 右脚朝左前方45° 抬高，右脚脚板向下压用力拉筋，停留5秒再放下，反复10次。

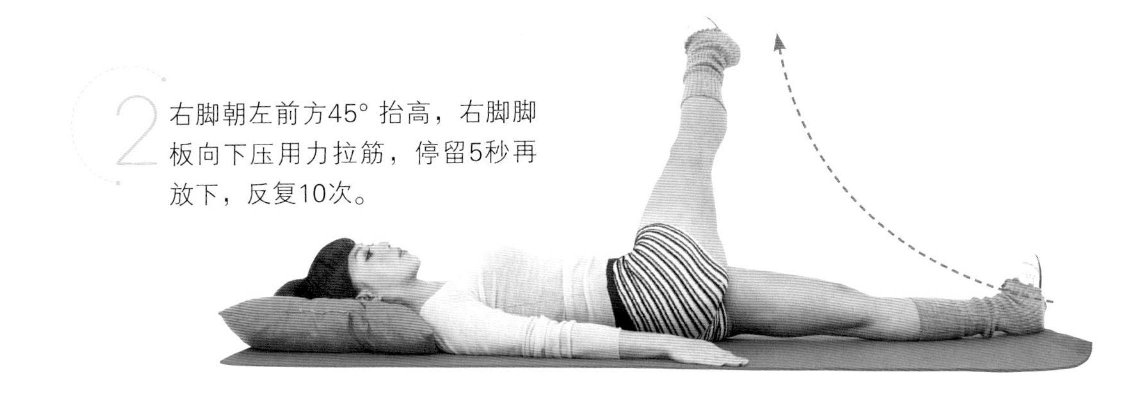

3 再以同样方式，换左脚反复10次。

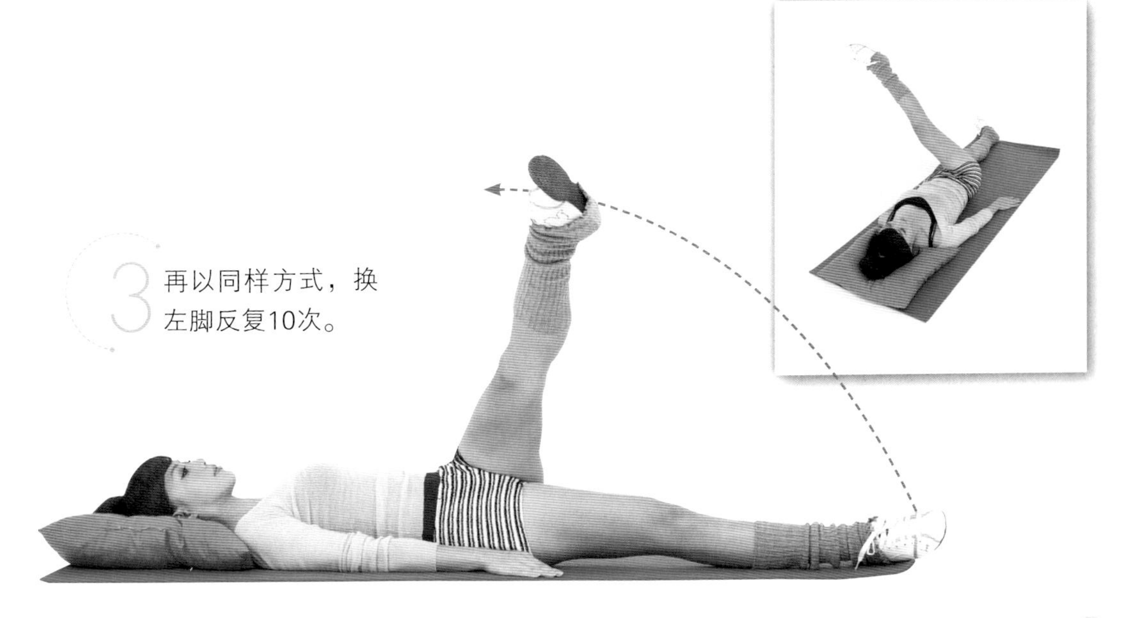

伸展拉筋

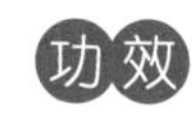

双脚屈膝 交替跪姿运动

功效 大腿线条紧实、消赘肉

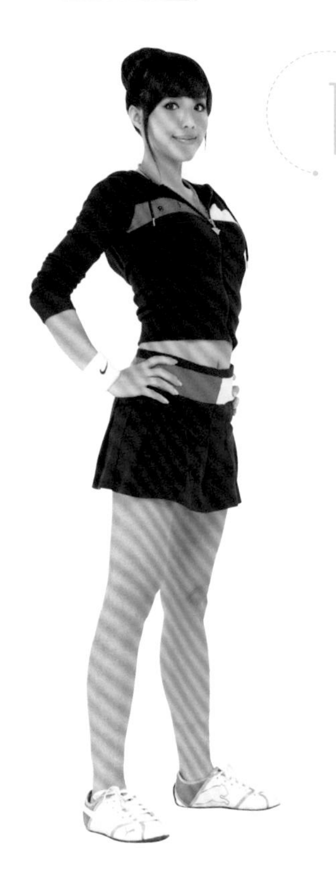

1 站立，双手叉腰。

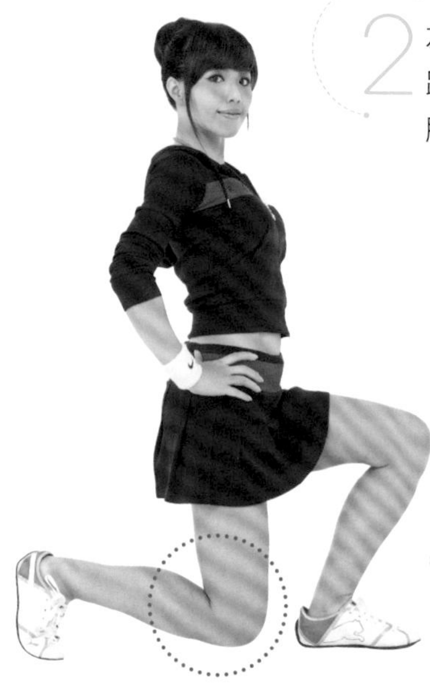

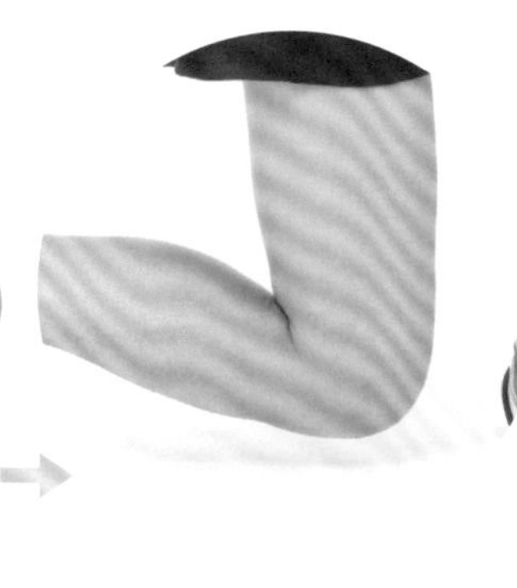

2 左脚向前跨一大步，右脚跪下（右脚不碰地），左脚成近90° 角。

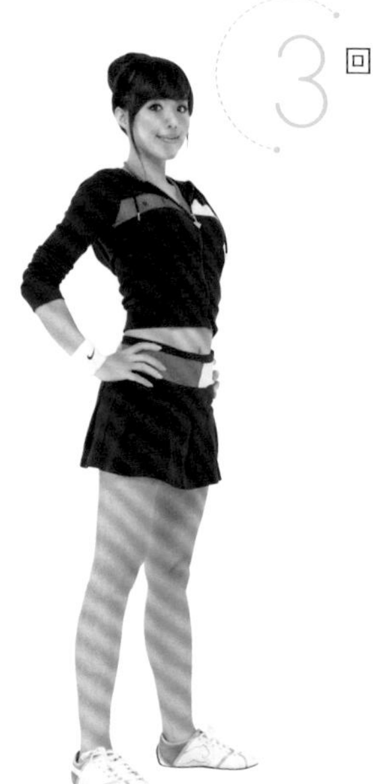

3 回原位站立。

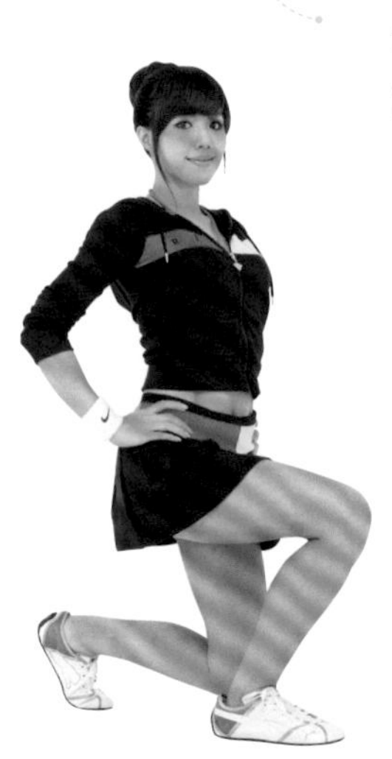

4 换右脚向前跨一大步，左脚跪下（左脚不碰地），右脚成近90°角。反复交替30次。

逆 龄 美 魔 女
三个月 完美腰腹臀腿塑形班 3
肌力训练。
想雕塑哪里就雕塑哪里，腰腹臀腿一次就美丽到位！

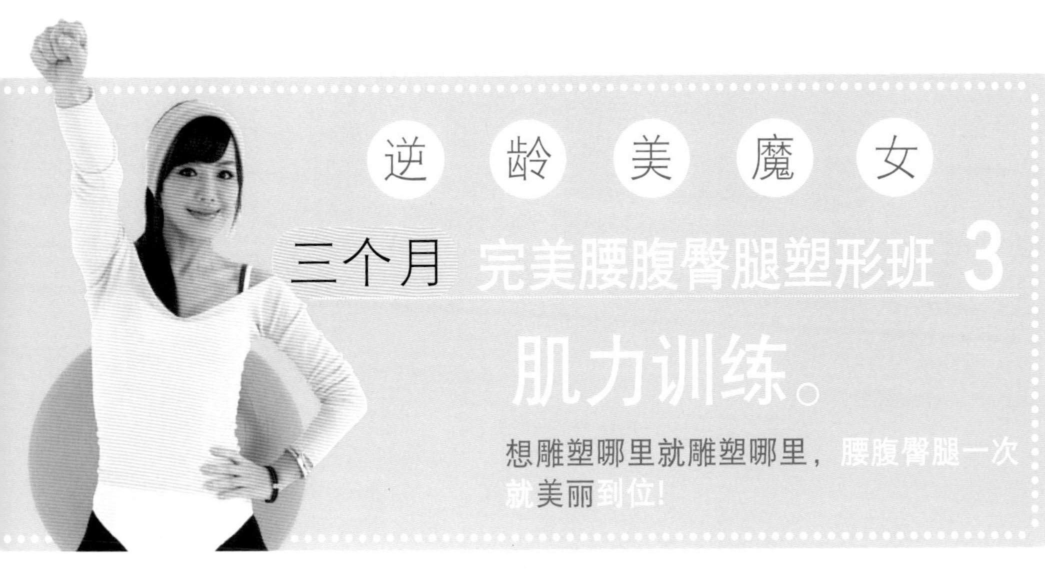

前面3个月在健身房进行瘦身课程时，我就开始在想：课程完成之后，我要如何把健身房里的肌力运动简化，可以不使用机器就把这些体适能运动带回家。在家里可以继续练习体适能肌力训练。

由于喜欢研究和自我挑战的个性使然，所以我开始去研究肌力运动，并且从自己的运动体验过程中，不断地去思考如何把运动带回家。后来，我自创了“居家健身房肌力训练运动”在家里自己做肌力运动，只需要使用到瑜伽垫、弹力大球、弹力小球和弹力绳这几个简单的辅助用具即可，完全不需要靠机器就可以达到在健身房使用机器一样的效果！

但是，在开始做任何肌力运动之前，你一定要先启动你的核心肌群！避免因为用力不当，或施力点错误而造成身体受伤，这是非常重要的，也是我非常注重的一个部分！

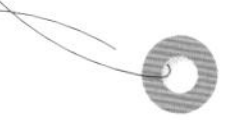

什么是核心肌群？

核心肌群的位置，位于我们身体的腹部、背部和骨盆部位，等于是位于我们身体的中心部位，也是身体最重要的肌肉群。它就像是大树的树干一样，是维持全身重心的支撑点，主要的功能就是维持脊椎的稳定和身体的平衡支撑。

无论我们要做任何的动作时，第一个动用到的肌肉部位就是核心肌群，如果核心肌群强壮了，运动的动作反应过程就会越短、速度也会越快，力量也会更加强大有力！

如果没有启动你的核心肌群，等于你的身体支撑点没有力量，则做任何运动时都很容易用错力量，甚至受伤！譬如说你要弯腰或蹲下，但是结果你的肚子没有力，所以当你深蹲的时候，整个身体的重心就会往前压在膝盖上，膝盖就很容易因施力不当而受伤了！

所以，在做任何肌力运动前一定要先启动你的核心肌群、先练习“核心肌群基础训练”，它不只是为了锻炼腹部肌肉的线条，更是让我们的身体拥有更好的支撑和稳定性，还能帮助你在做各部位的肌力训练时，都能达到加倍的效果！让你避免受伤，真的很重要！

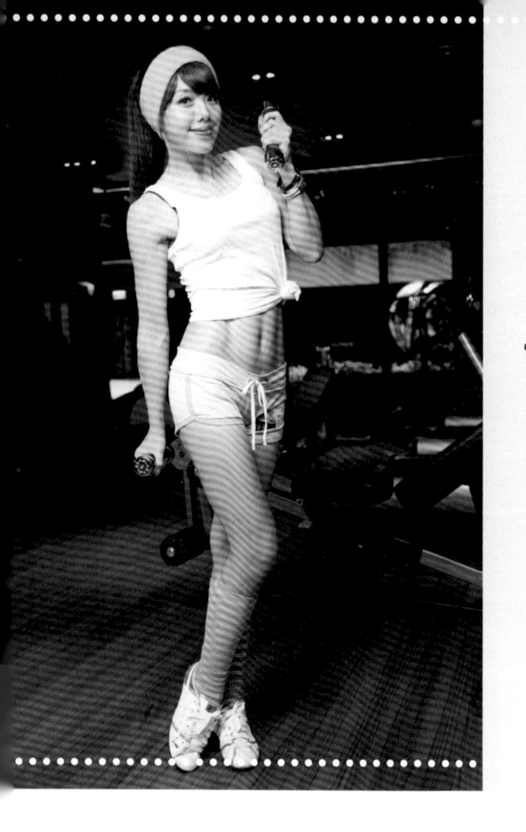

启动你的核心肌群！

“核心肌群基础训练”其中有两个动作，基本上能让你每个部位的肌力都达到很好的效果，当你做完这两个运动之后的隔天，尤其是平常没有运动习惯的人，就会发现你的大手臂好酸、背部也好酸！

尤其是女生，平常背部几乎都没有出力，男生有时候可能还会用背部来扛东西，但女生很少用到背部的力量，所以应该会更酸。其中有些有收缩到肚子的部分，只要你有确实用到力，隔天也一定都会有感觉。

核心肌群训练 01 地板肘撑

手肘90°撑起，缩臀收小腹，腹腰臀上抬，拱背撑起成一直线。

次数：一次停留1~2分钟，早晚各做1次。

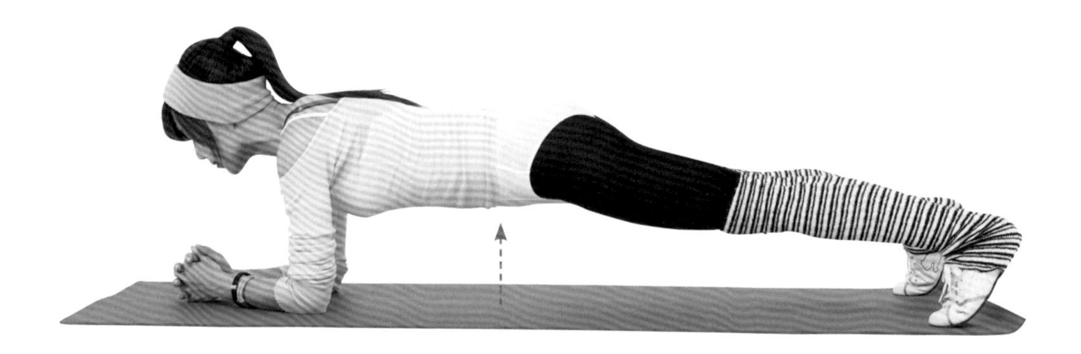

美魔女的悄悄话

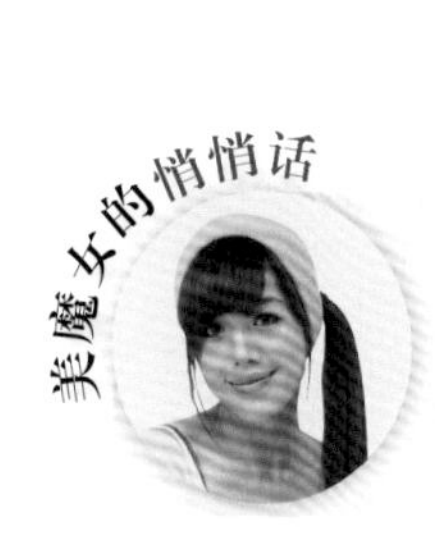

这个动作看似很简单，但是要做到位有点难哦！每次撑得很辛苦时，我都会跟自己说：“再撑一下就过了，撑下去就能让我的肌肉张力无限大了。”

核心肌群训练02 地板花式肘撑

1 两手撑地，以跪姿呈现。

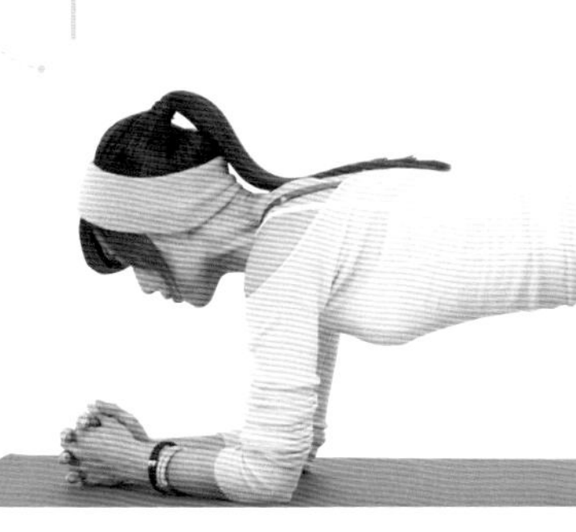

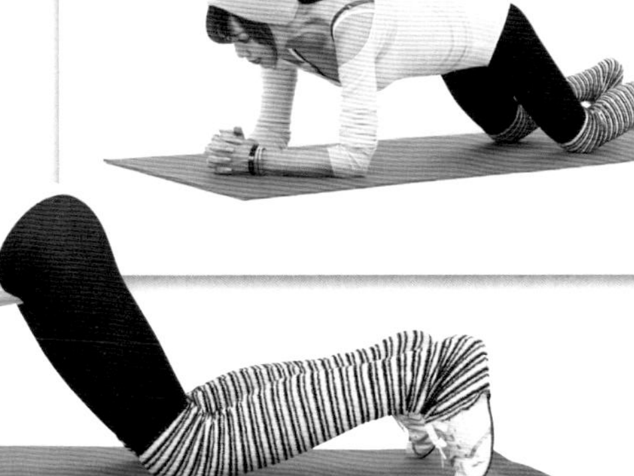

2 右脚跨向左前方。

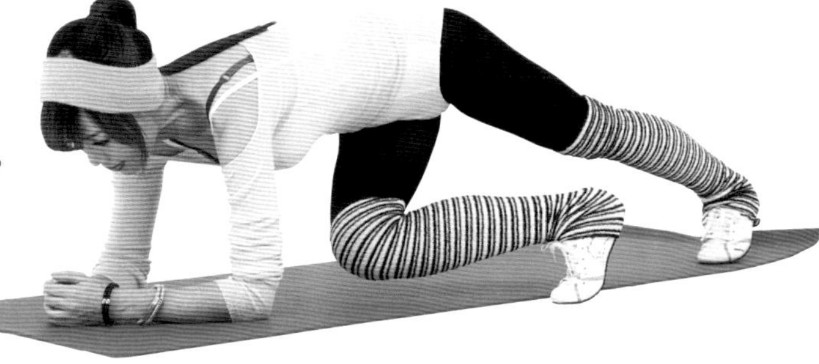

3 之后换左脚跨向右前方。

次数：两脚交替做20次。

美魔女的悄悄话

这个动作是地板肘撑的延伸，可以强化腿部肌耐力，加油！

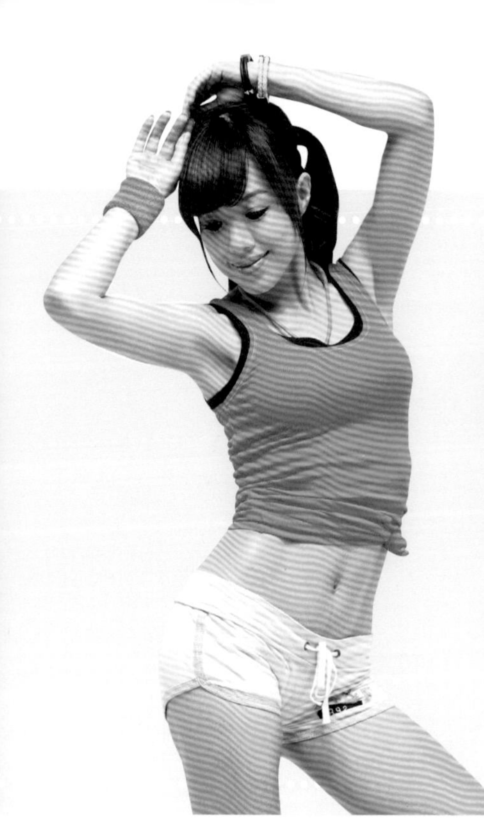

打造你的致命马甲线！——[腹肌训练]。

多做肌力运动，不但能把身体脂肪赶走、还能养肌肉、长肌肉、伸长塑形你的肌肉，体态线条会变得很漂亮！

很多人都觉得要想锻炼出漂亮的马甲线，是非常难的事情！也是很多女生们梦寐以求，却又觉得练出来的概率非常微小的事情！

其实，我相信每个人都有机会能练出来，但重点是方法一定要对！

就像我，照理说，我剖腹生过二胎，应该是更不可能练出马甲线来！

因为剖腹会将我们纵向的肌肉纹理切断，就像身上若出现肥胖纹，那是因为体重急速增加导致肌肉纤维被扯断所致，而一旦肌肉纹里被切断或扯断之后，就很难被修护和复原了。这二者的道理是一样的，因此剖腹后造成受伤的肌肉，要练成马甲线自然比一般人更加困难。

但我还不是在短短3个月内就练出来了吗？

这就是我想说的：**方法一定要对！方法比努力更重要！**

要练出马甲线，主要就是要练你的腹肌。但是因为女生的腹部肌耐力本来就比较弱，而且很容易用错方法，如果只是做同一种运动训练，也很难练出漂亮的线条，所以我才会设计出包括大球仰卧起坐、小球腹斜肌训练、手肘碰膝盖、弹力绳侧腹运动这几个不同的动作，分别锻炼到不同的腰腹位置。除了徒手的运动外，利用一些适合的道具，会让训练更容易和准确。

以我们身体的架构为例来剖析，在我们的腹部两侧，都有两条肌肉，它是支撑身体架构很重要的部位，每个人都会有，只不过很多人吃了太多的脂肪，让身型变得像泡芙一样，所以看不出任何的肌肉线条。只要我们通过运动和正确的饮食，把腹部的脂肪消除，让肌肉强化，自然就能看到腹肌，再把腹肌锻炼出漂亮的线条，就是我身上的马甲线了。

以非常瘦的瘦子为例，她的肚子因为没有肥油，所以看起来很平，但因为没有锻炼，所以也不会有明显的肌肉（腹肌），可是只要叫她把手举高，带动腹部的核心部位，就算再怎么瘦的人，仍然可以隐约摸到腹部两旁有两条肌肉，只不过因为它还没有经过锻炼，所以不会形成腹肌。

胖子当然也有，只不过因为被脂肪遮住了，所以更看不到。因此每个人只要愿意，基本上就一定能练得出来。

而我们只要控制好饮食，第一个消除脂肪的部位就是腹部！如果再加上运动，把肌肉强化，它就会变得很明显，而我们只要一直持之以恒地练习，马甲线就会越来越明显，再也不会消失。

要锻炼腹肌，最常见的运动就是做仰卧起坐，可是对女生来说，仰卧起坐并没有那么容易，而且很多人都会做错，因为她们不太会运用到肚子的力量，所以让她们在地板上躺平做仰卧起坐，是非常困难的。

即使做得起来，也没有真正用到肌肉群，而仅仅是靠她的手脚去拉扯身体、颈椎，硬是将身体拉起来，所以根本没有真正锻炼到肌肉群。

而且，还要跟很硬的地板做抵抗，我就曾经因为这样在地板上做仰卧起坐，做到把自己的脊椎末梢神经和颈椎都拉伤了，即使我每次都铺上瑜伽垫也一样。受伤之后，我就开始研究能用什么辅具来帮助我做仰卧起坐会时能更轻松容易，且又不会因此而拉伤或伤到脊椎。

我试了很多东西，最后发现用弹力大球来做仰卧起坐就简单多了！我之所以推荐用大球来做运动，第一个原因当然就是因为我是受益者！我用它来做仰卧起坐时发现，我的脊椎、颈椎不但不会因此而受伤，而且效果比在地板上做还要好！

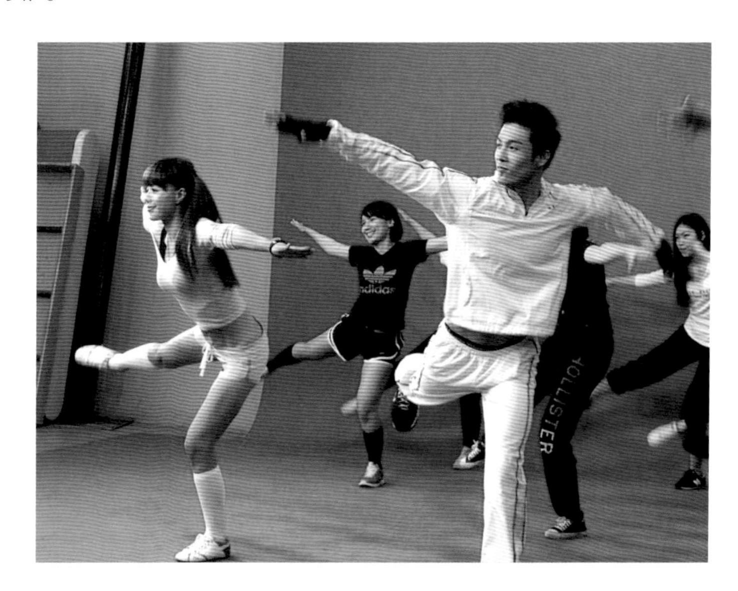

第二个好处是，小朋友们也很爱。我把大球摆在客厅里，他们平常也会时不时拿起来玩，也增加他们对居家体适能的兴趣和接触的机会。

第三个好处是，它的体积很大，平常我们坐在椅子上看电视时，可以拿来垫脚，超舒服的。而且有空时还可以顺便做一下运动。所以它永远都是家中的一分子，大家都不会遗忘它。

朋友来家里的时候，一定会问说："咦，你在用大球做运动啊？"这时候我就会说："对呀！很好玩哦！我可以教你几招。"当下会非常有成就感！

另外，我之所以会那么快就能锻炼出大家都认为很难练成的漂亮马甲线，主要也是因为大球让很多腹肌训练都变得很好做，效果也更棒！

大球可以帮助我们针对想要训练的部位，达到一个加压点100%的释放，举例来说：做仰卧起坐时，如果是在地板上做，它会形成身体和地板之间的抗阻力，而身体为了平衡这样的阻力，就会把力量分散在四肢末梢，相应的腹部所施的力量就会减少！

这样不但很费力，而且对腹肌训练的效果也会大打折扣。可是坐在大球上做仰卧起坐时会发现，你所坐的那个位置它不会有抗阻力，因此当你在运动时，就只是完全利用腹部的力量在运动，否则一旦你用错力量，例如脚太用力或是僵硬，身体就会失去平衡，球就会滚动，所以用大球就能辅助你用对力量，让你训练的部位确定到位。

因此做同样一个运动，在地板做和用大球来做，虽然次数一样，但达到的效果却很不一样！

弹力大球小知识

弹力球最早的发明，是为了帮助身体障碍人士做复健用的一个辅助道具，后来大家发现借由这个道具，能有效帮助身体局部达到100%的定点训练效果，所以就广泛运用在瑜伽和肌力运动的训练上。

Tips 大球、小球和弹力绳的差别

大球和小球在使用上的差异性，就是训练的部位不同：小球主要用来锻炼手臂、背部、腰部，或是夹在脚后做抬腿训练，这些部位当然不能用大球来做。

而弹力绳则是利用拉绳时，绳子的弹性所创造的一个反作用力，来加强我们对身体局部的训练效果。

因为知道有这么多好处，所以我研发了很多种大球运动，后面会一一为你们示范和介绍。

但是因为大球它本身就是会滚来滚去的，所以在刚开始接触的时候，我都会说要先跟球培养感情，让你产生安全感。

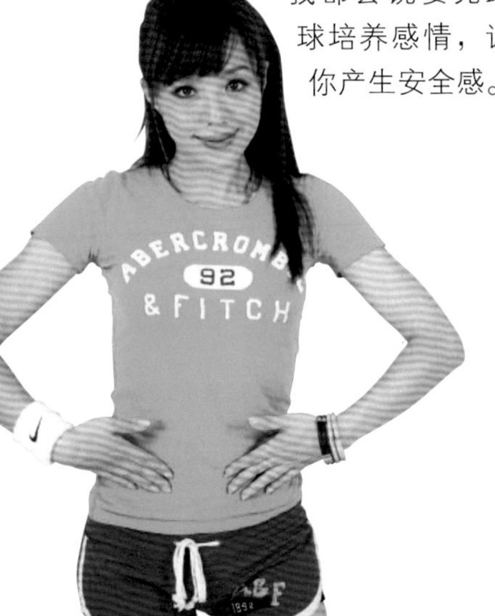

马甲线 01 大球仰卧起坐

1 坐在大球约三分之一的位置，双脚打开与肩同宽，双腿呈90° 固定支撑，臀部和两膝盖为黄金三角点，坐好固定黄金三角点后球就稳定了。

2 接着双手交叉抱住上手臂后，身体慢慢往后倾躺，再坐起。

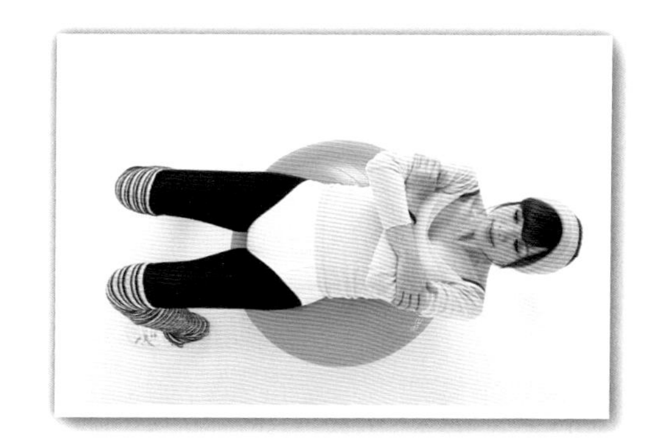

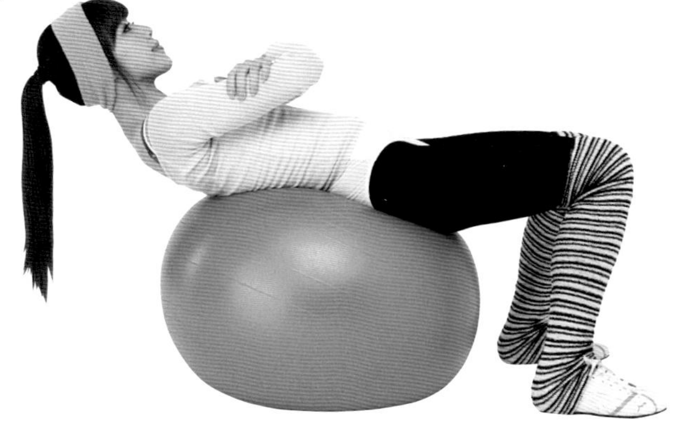

3 初期不要躺平，有倾躺角度就可以，等到慢慢对球的弹性熟悉和黄金三角的固定支撑更稳定后，再进而躺平再坐起，完成完美标准动作。

次数：30至50次

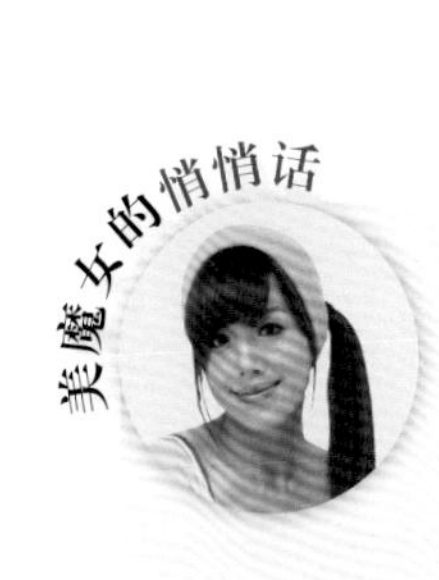

加油哟！大球仰卧起坐效果真的很好，能轻松有效训练到腹肌。

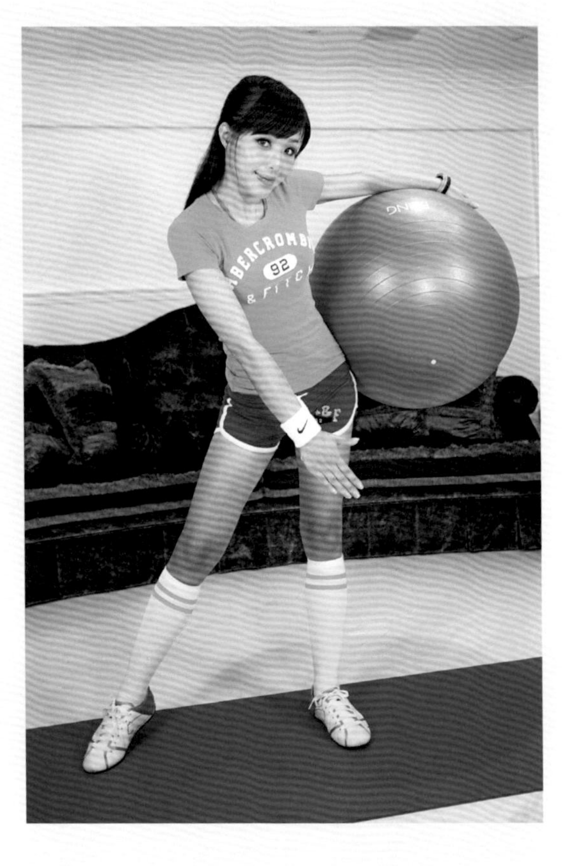

使用大球是我独创的，有别于传统平躺地板做屈膝式仰卧起坐。之所以使用大球来做，是因为之前我在地板上做这些动作导致尾椎瘀青受伤、脖子颈椎也拉伤，因为地板太硬（即使铺了瑜伽垫也一样），身体阻抗力道太强，起身的施力点也不对，造成颈椎过度拉扯才受伤。

因此我努力研究大球来辅助仰卧起坐，结果效果惊人，也使得很多动作都可以轻松完成了！

最开心的是，我和很多人分享之后，他们也跟着做，都有很好的成效，连平常仰卧起坐做不起来的人，现在借由弹力大球的辅助都可以轻轻松松地完成仰卧起坐了！

而且多做肌力运动，不但能把身体脂肪赶走，还能养肌肉、长肌肉、伸长塑形你的肌肉，体态线条自然就会很好看了。做完后大家也不必担心颈椎腰椎会受伤，真的是令人开心振奋哪！

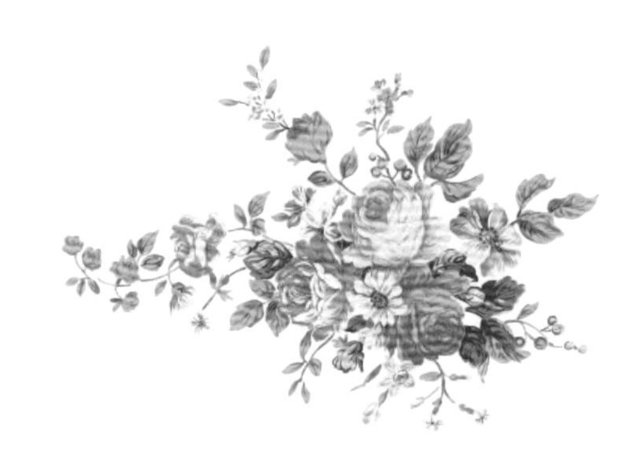

马甲线 02 小球腹斜肌训练

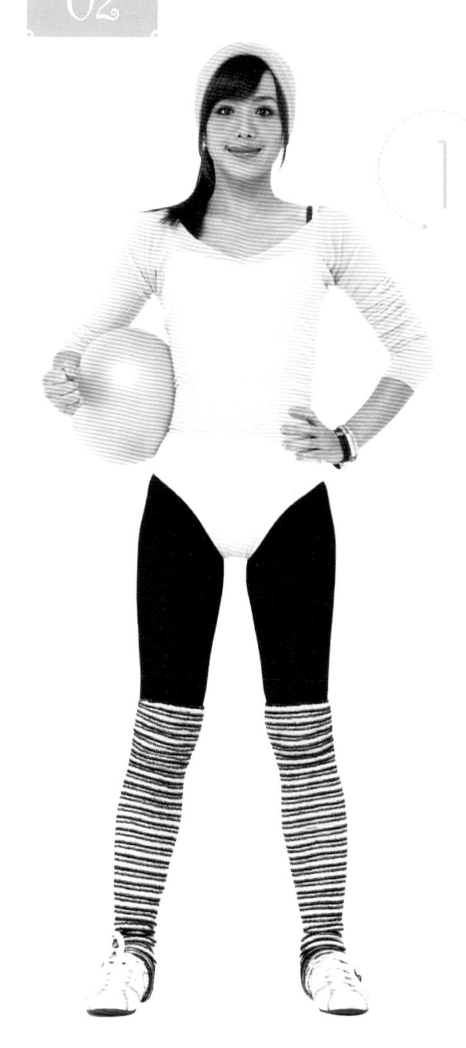

1 将小球夹在右腰侧，右手握拳，手肘成90°角，以右手肘固定小球，左手叉腰。

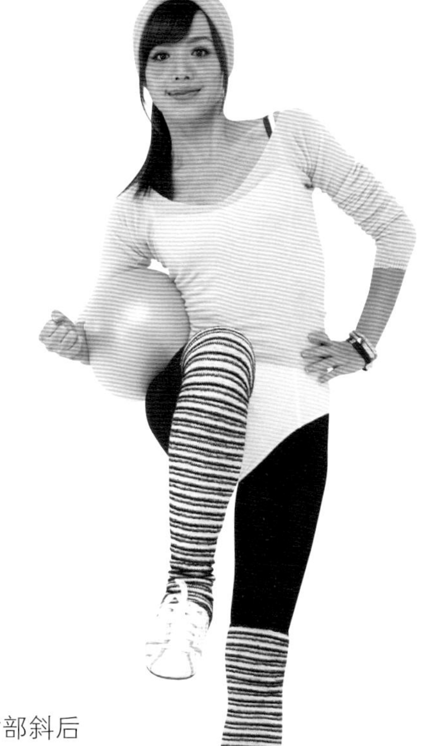

2 肩膀下压，右手肘往后延伸，拉向背部斜后方的45° 方向，同时抬起右脚屈膝90°，侧腰腹部肌肉用力，利用腰部的力量来挤压小球。右边动作完成后换左边练习。

次数：左右两边动作各10次。

马甲线 03

手肘碰膝盖

1 两脚打开与肩同宽。

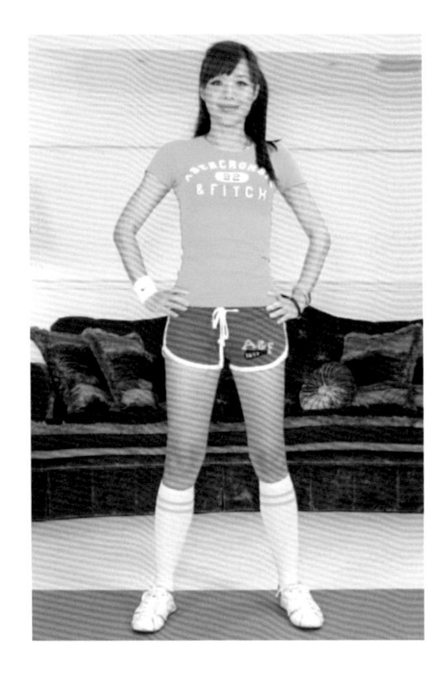

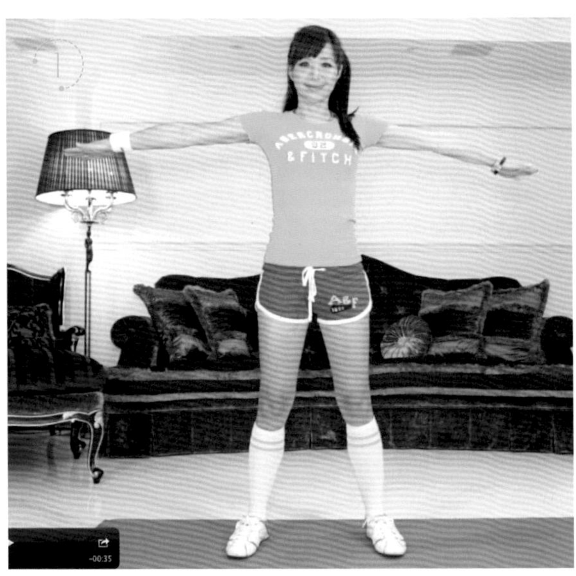

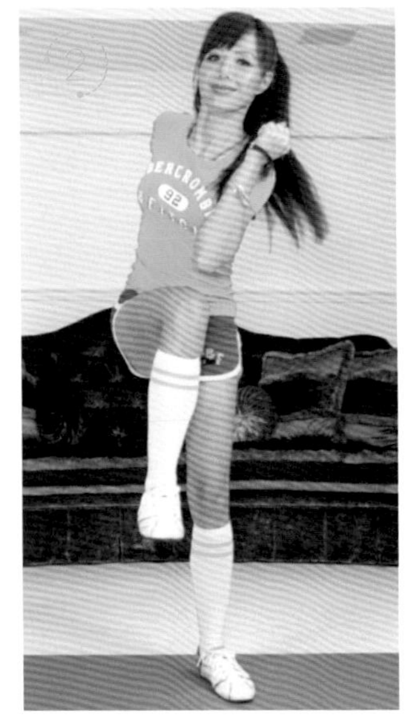

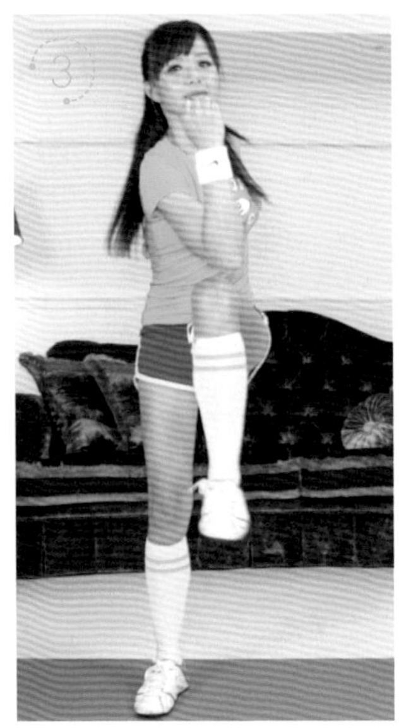

2 右脚举起约90°，同时用左手肘触碰举起的右脚膝盖。

3 之后换边，左右交替反复动作。

次数：50次。

马甲线 04 弹力绳侧腹运动

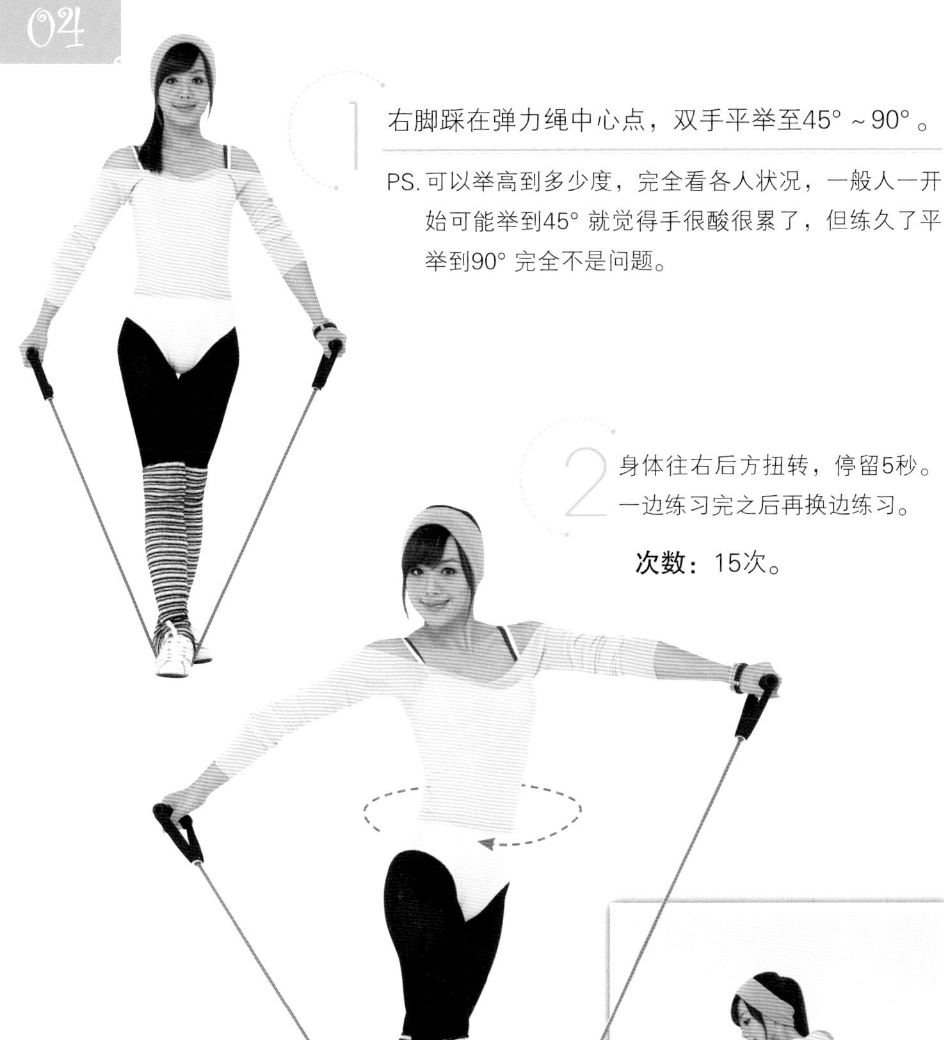

1 右脚踩在弹力绳中心点，双手平举至45°～90°。

PS. 可以举高到多少度，完全看各人状况，一般人一开始可能举到45°就觉得手很酸很累了，但练久了平举到90°完全不是问题。

2 身体往右后方扭转，停留5秒。一边练习完之后再换边练习。

次数：15次。

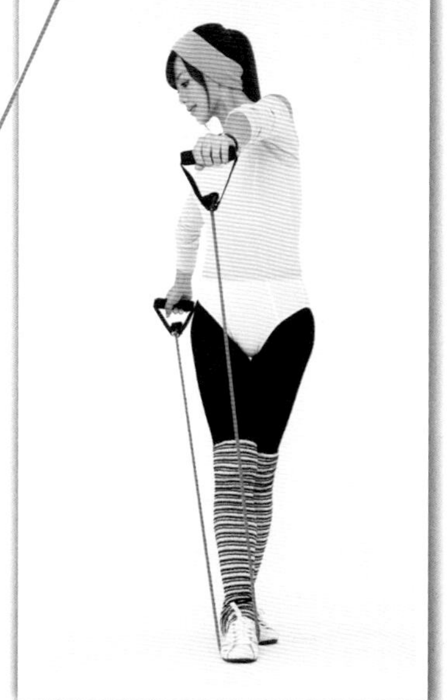

美魔女的悄悄话

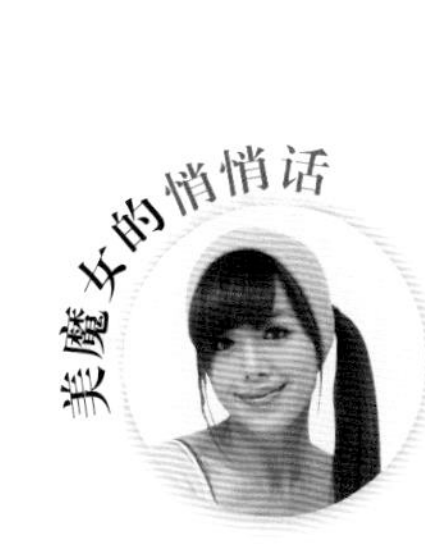

腰侧的肌肉平常很少会运动到，而这个动作会感觉两边肌肉有明显的伸展，会消除一些腰间肉，对于经常久坐的人也有很好的消除腰酸背痛的效果呢！

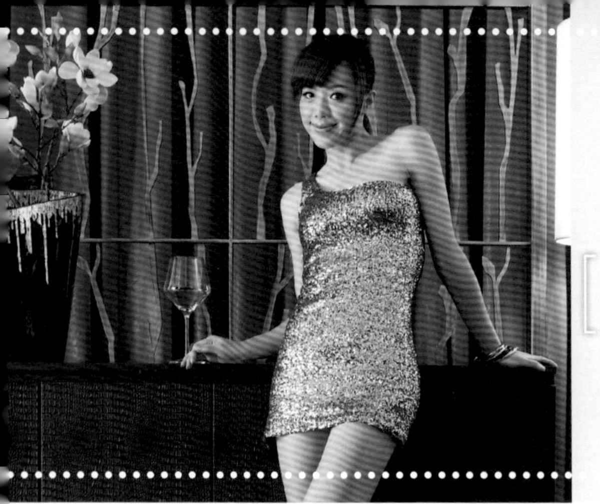

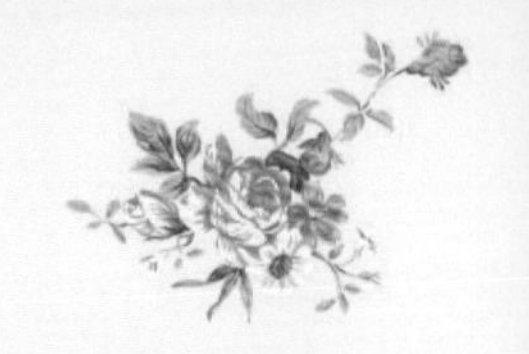

和恼人的拜拜袖永远说再见！

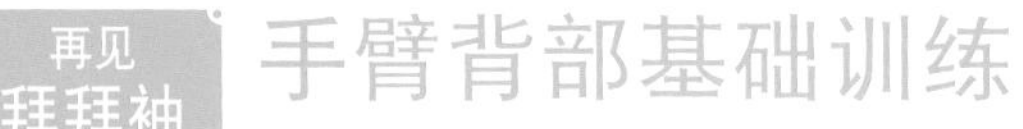

手臂背部基础训练

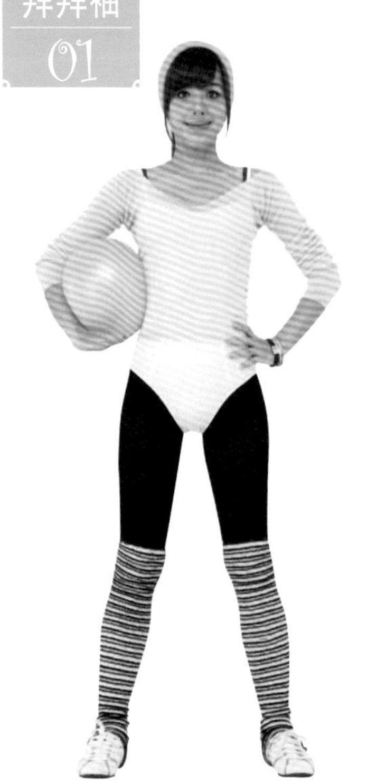

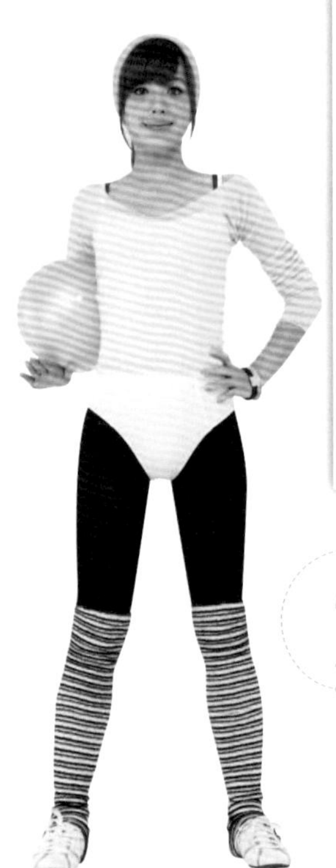

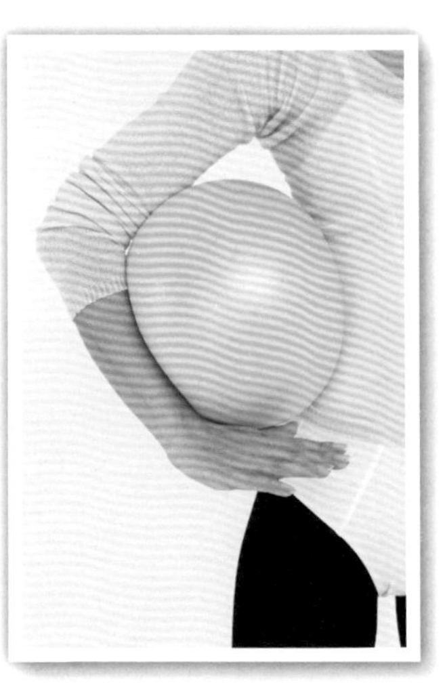

1 两脚打开与肩同宽，左手成叉腰状，将小球夹在右手弯曲腰内侧。

2 之后将右手肘往背部右后方扭转，稍微停留约5秒，再回到原点，再以同样的方式换边练习。

次数： 左右各10次。

再见
拜拜袖
02

上手臂肌力训练

1 两脚打开与肩同宽，膝盖微弯站立，两手自然下垂、肩膀放轻松。

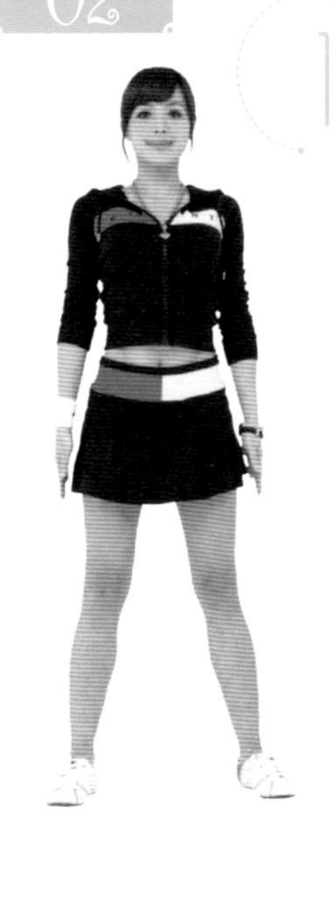

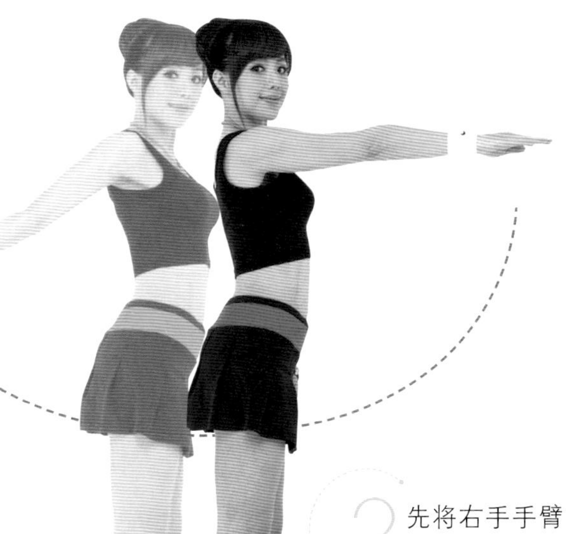

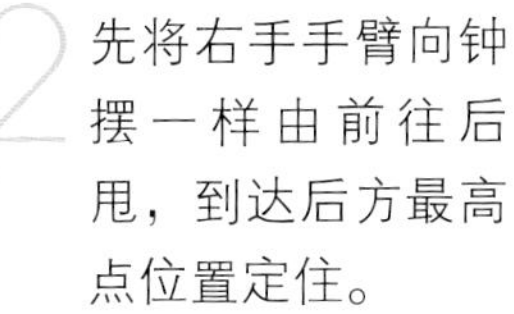

2 先将右手手臂向钟摆一样由前往后甩，到达后方最高点位置定住。

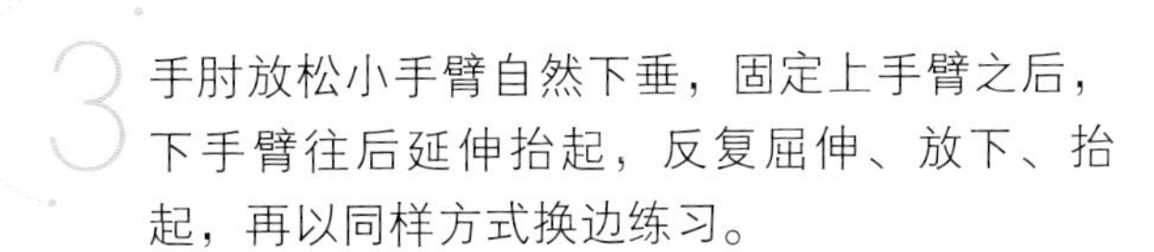

3 手肘放松小手臂自然下垂，固定上手臂之后，下手臂往后延伸抬起，反复屈伸、放下、抬起，再以同样方式换边练习。

次数：左右各10次。

美魔女的悄悄话

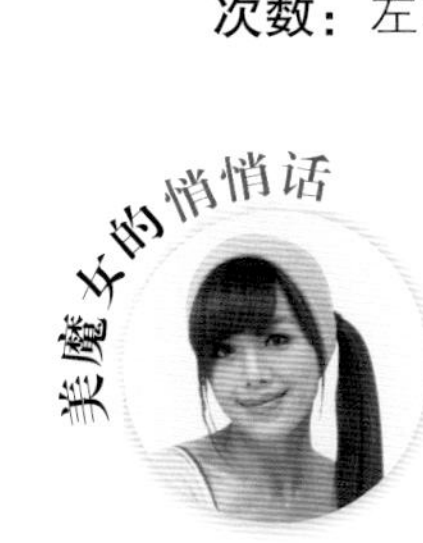

上手臂肌力训练是和拜拜袖说bye-bye最有效的方式！也可以让你的手臂肌肉线条更优美，更值得高兴的是，这是一个随时随地都可以徒手训练的运动哦！

再见拜拜袖 03

弹力绳手臂训练

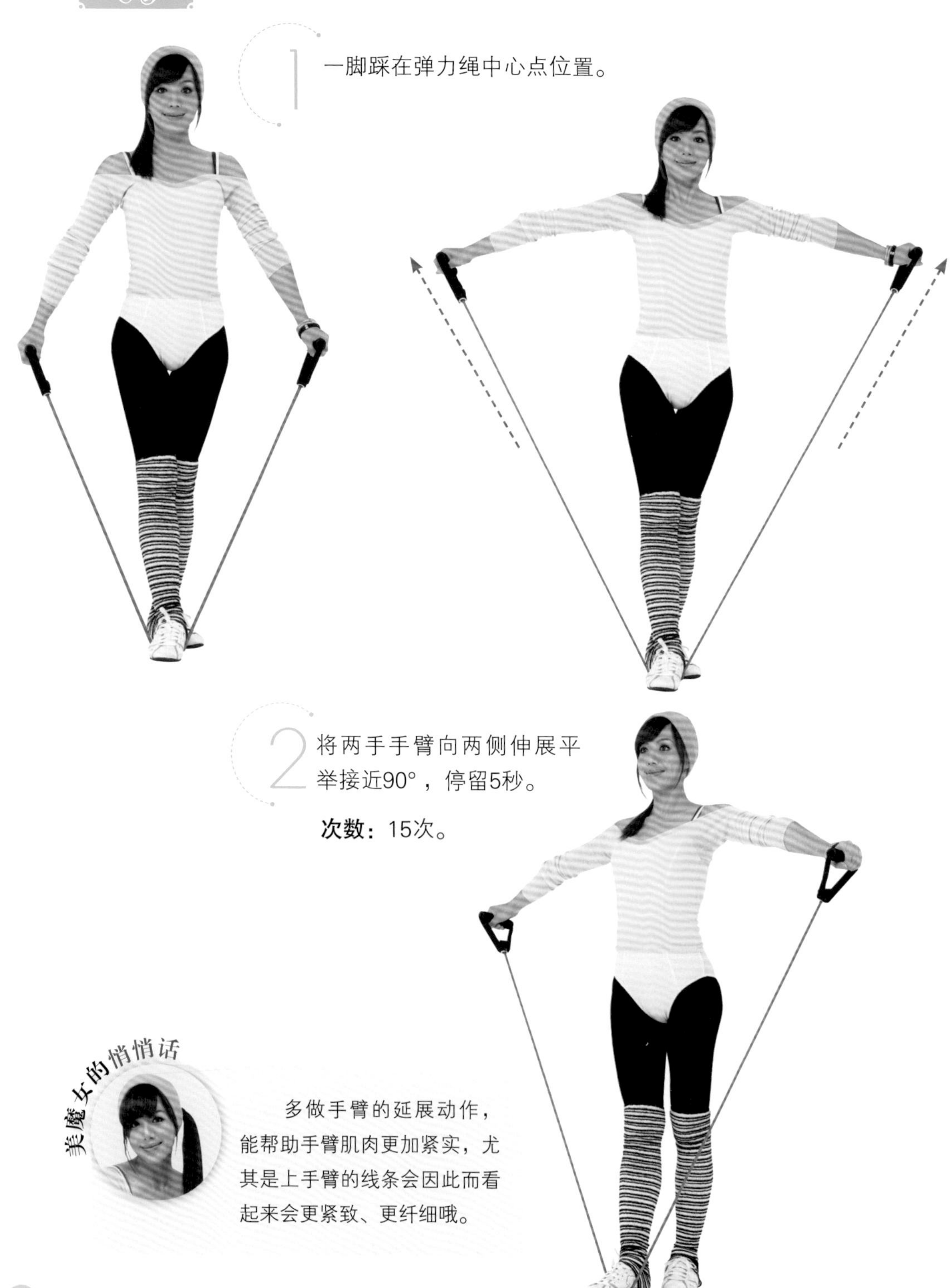

1 一脚踩在弹力绳中心点位置。

2 将两手手臂向两侧伸展平举接近90°，停留5秒。

次数：15次。

美魔女的悄悄话

多做手臂的延展动作，能帮助手臂肌肉更加紧实，尤其是上手臂的线条会因此而看起来会更紧致、更纤细哦。

美腿训练 01 大球深蹲

1 大球放腰背部，靠于墙上，双脚大字打开，身体倚靠球。双手往前平举，手掌轻轻交叠。

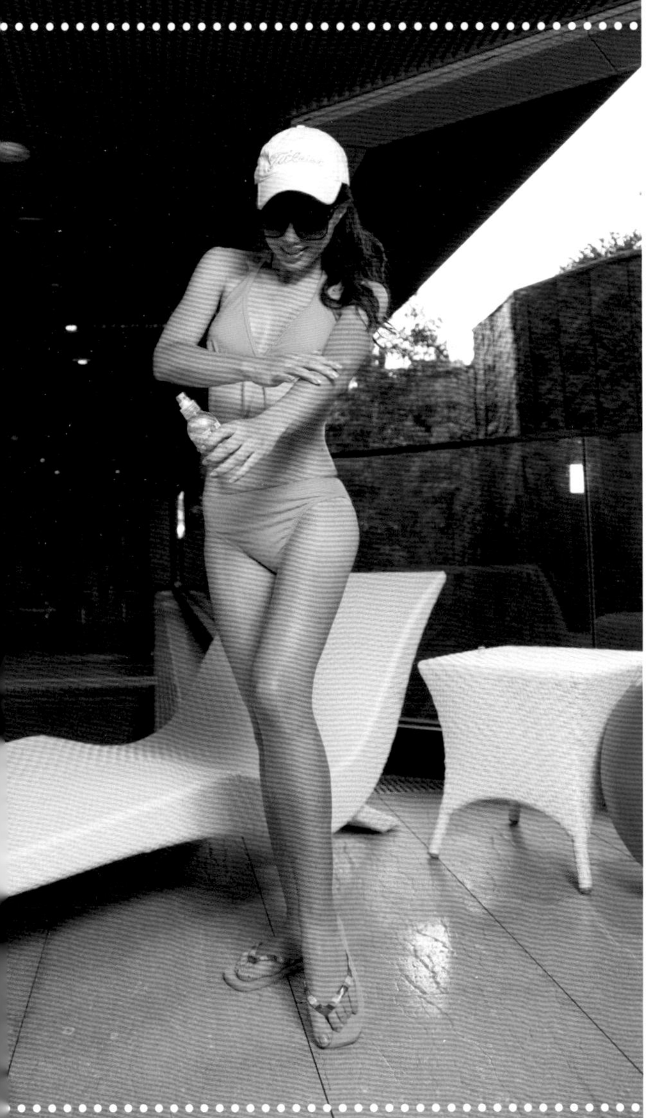

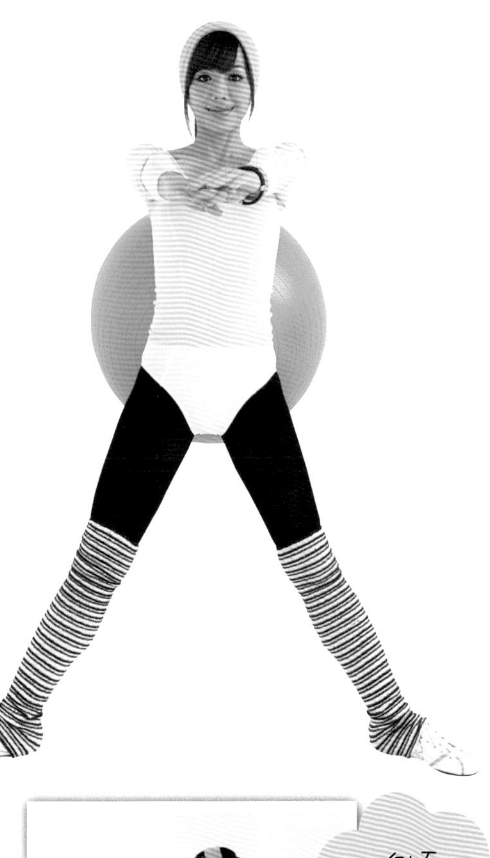

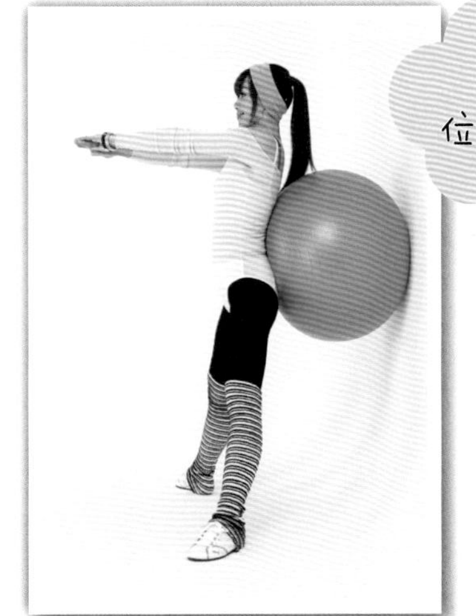

[纤细性感美腿!]

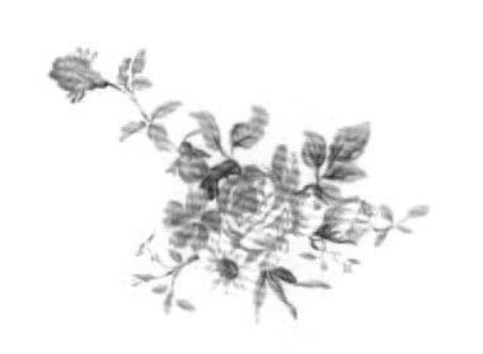

2 慢慢蹲下（像坐椅子般坐下），小腿和大腿呈90°（左右脚尽量大字型张开呈180°，脚掌脚尖朝外，深蹲停留5至10 秒）。

深蹲用大球辅助，才能有效做到大腿内侧伸展拉筋和大腿的肌力训练。

次数： 15次。

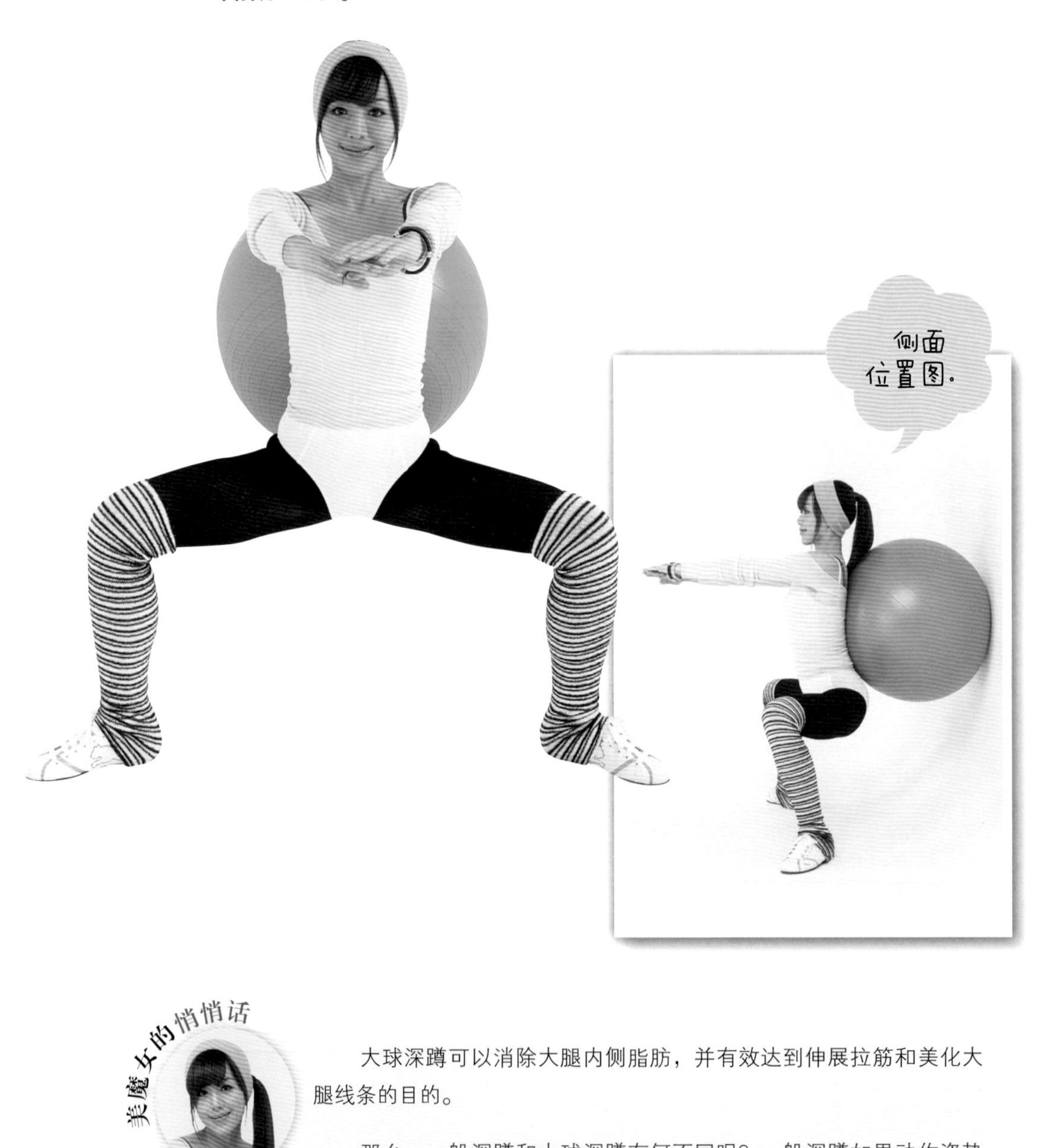

美魔女的悄悄话

大球深蹲可以消除大腿内侧脂肪，并有效达到伸展拉筋和美化大腿线条的目的。

那么，一般深蹲和大球深蹲有何不同呢？一般深蹲如果动作姿势不对，很容易造成膝盖受伤。而利用大球辅助做深蹲动作则可以减轻膝盖承受的压力，并且能轻松完成深蹲标准动作，有效达到大腿的肌耐力训练。

美腿训练02 大球侧抬腿

1 大球放左(或右)侧腰部位置，大球倚靠墙，身体右侧倚靠着球，左手自然摆放于球的上方，右手叉腰，左右脚并拢往外移45°（身体呈现斜卧姿势），腰和上半身为重心，让身体斜靠大球（以上是准备姿势）。

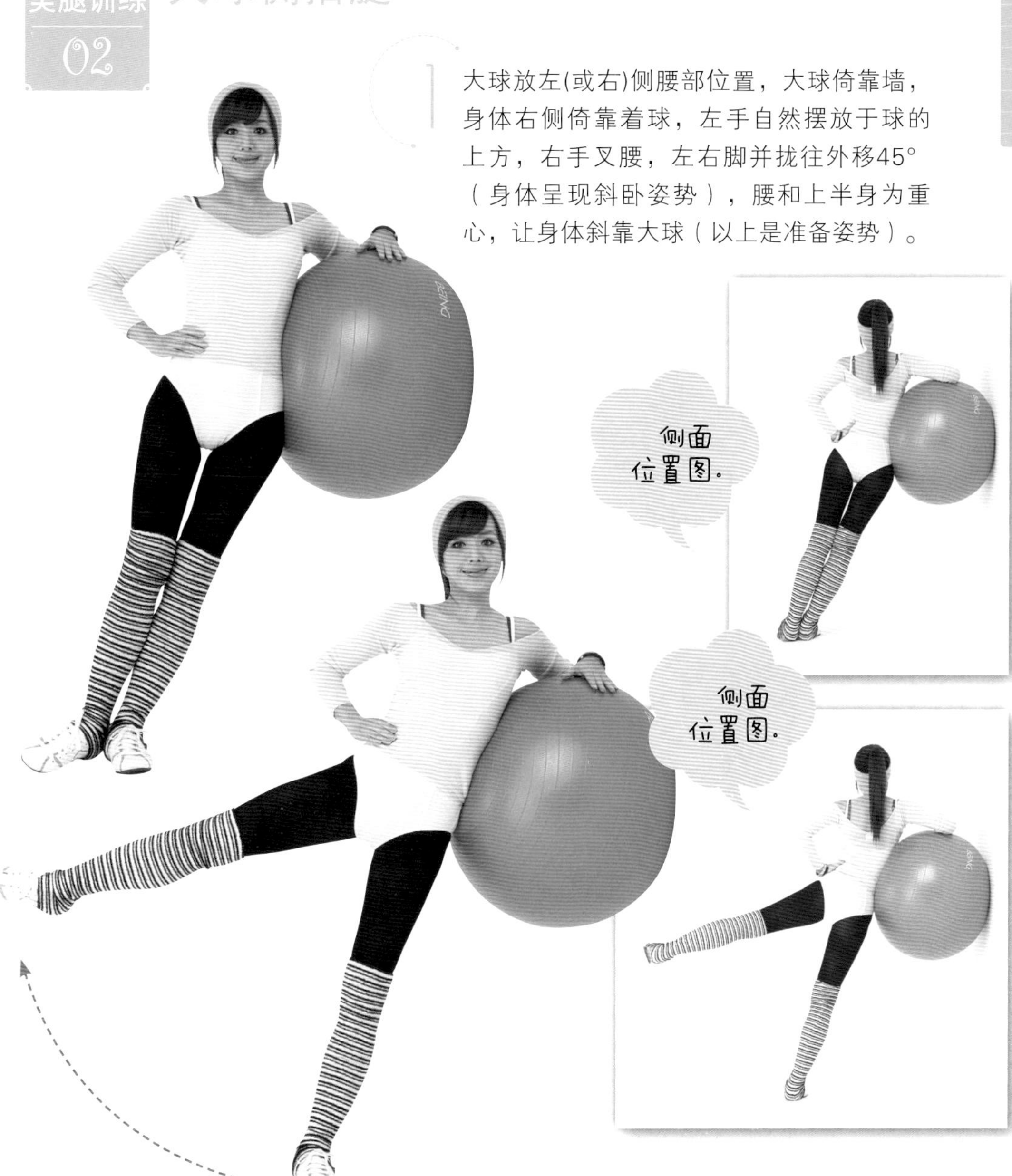

2 准备好接着侧抬右脚，右脚膝盖要打直，尽量抬高。

这个动作做完后大腿外侧和腰臀会非常酸痛，这是正常现象。右脚抬腿做完转身换左侧边，以同样方式换边练习。

次数：左右各10次。

美魔女的悄悄话

大球左右脚侧抬腿，可以消除大腿外侧赘肉（马鞍肉）、紧实大腿和外扩的臀部！

美腿训练03 小球侧抬腿

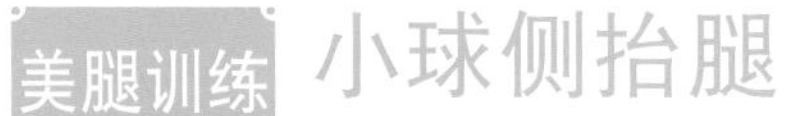

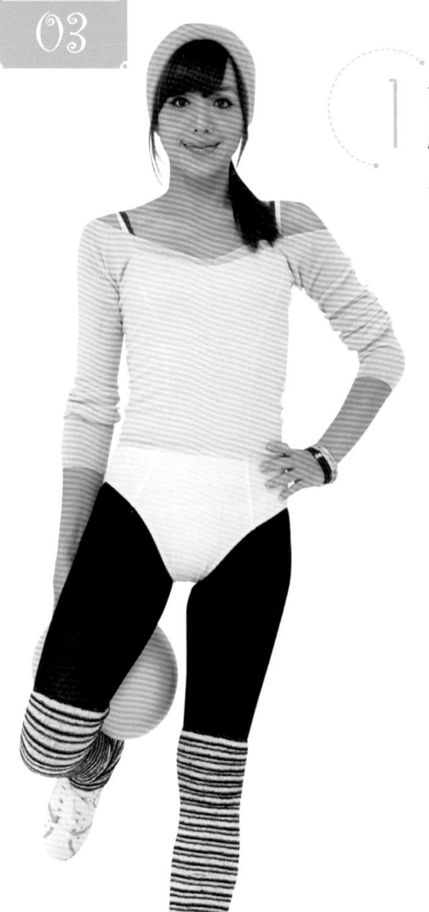

1 两脚打开与肩同宽，右脚往后弯曲夹住小球，身体要维持平衡。

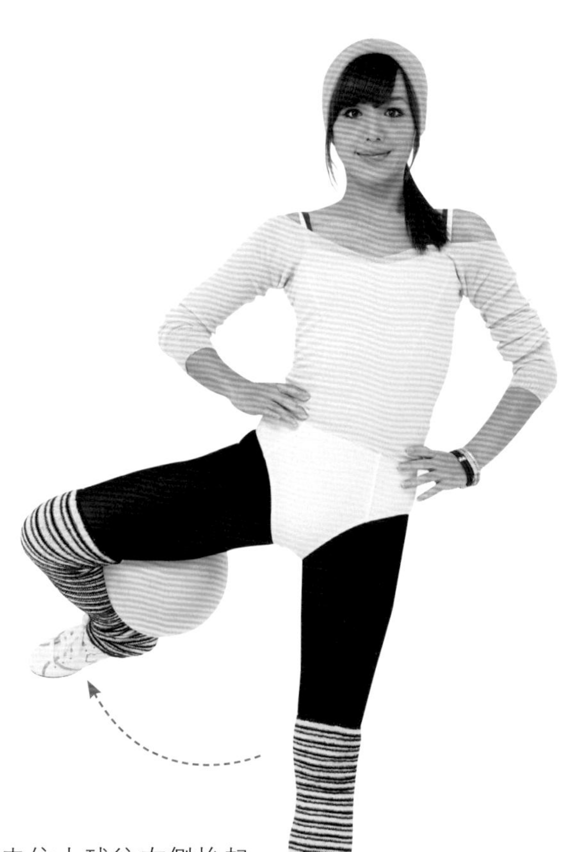

2 右脚夹住小球往右侧抬起，停留约5秒后，再回到原点，以同样方式换边练习。

次数：左右各10次。

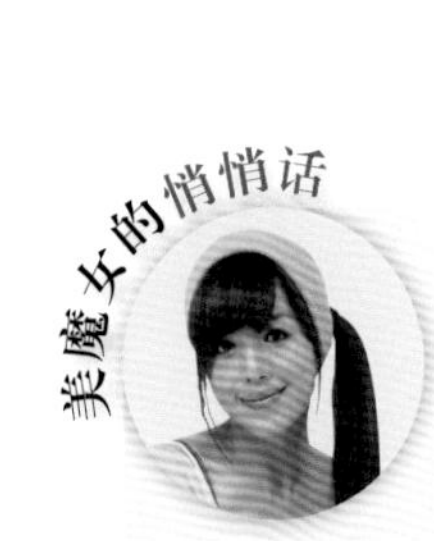

美魔女的悄悄话

你是否也感受到抬起的大腿外侧和臀部的紧绷酸痛呢？这个动作消除马鞍肉效果百分之百哦！还能有效训练大腿的肌耐力，消除大腿内侧脂肪。有空的时候不妨可以多做几次，绝对有很多好处。

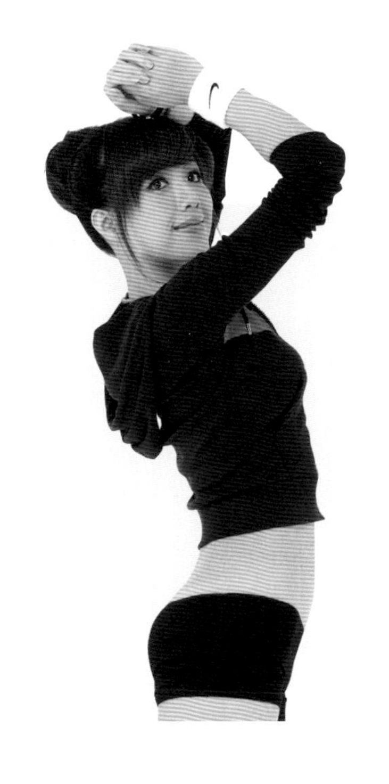

提臀&打造腰部曲线！

腰臀肌力训练01 左右抬腿微笑曲线训练

1 两脚打开与肩同宽，右脚往后弯曲夹住小球，身体要维持平衡。

2 将右脚夹住小球往身体后方延伸抬起，停留约5秒，再回到原点，以同样方式换边练习。

次数：左右各10次。

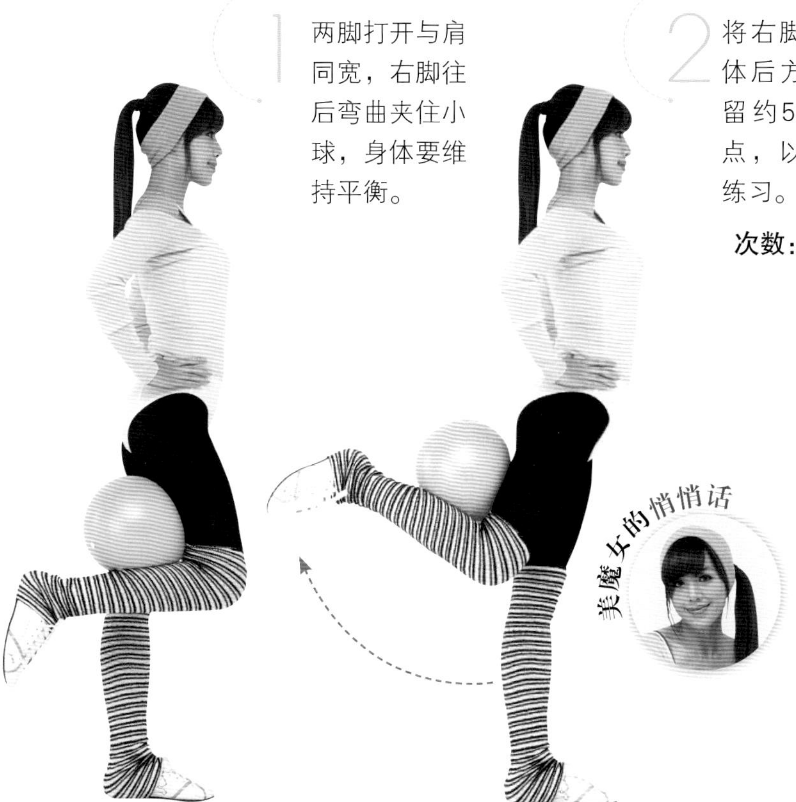

美魔女的悄悄话

有了小球的辅助，左右抬腿的动作会更精确到位，效果也更好！做完后，你是否也感受到大腿前后侧和臀部的紧绷感和酸痛呢？

腰臀肌力训练 02

三合一的伸展拉筋肌力训练

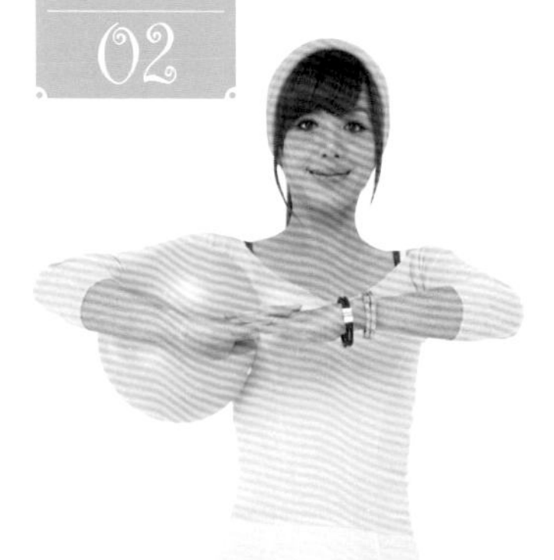

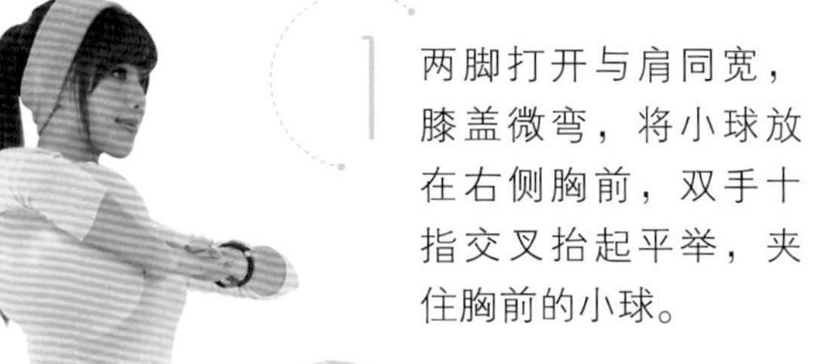

1 两脚打开与肩同宽，膝盖微弯，将小球放在右侧胸前，双手十指交叉抬起平举，夹住胸前的小球。

把小球放在刚好可以夹住的角度。

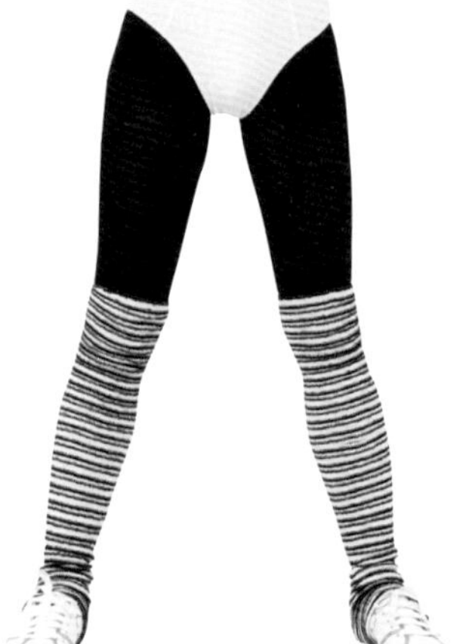

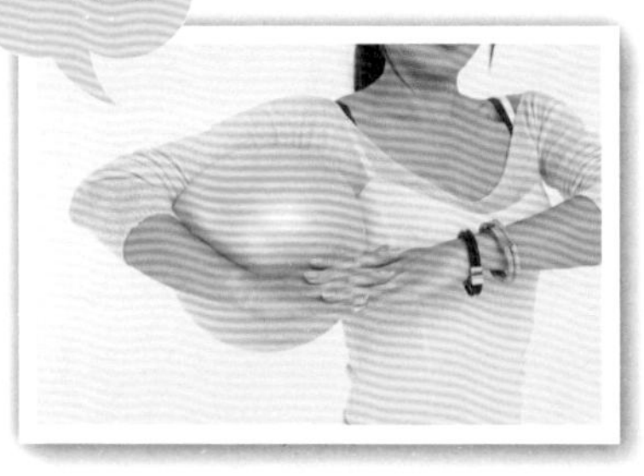

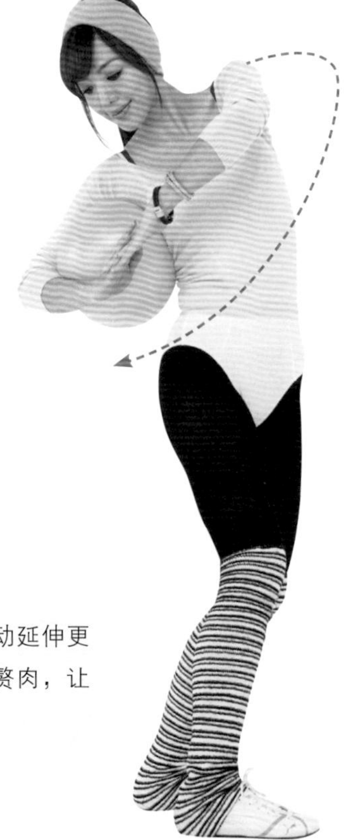

2 右肩和右手肘往身体背部右后下方延伸，稍微停留约5秒后，再回到原点，以同样方式换边练习。

次数：左右各10次。

美魔女的悄悄话

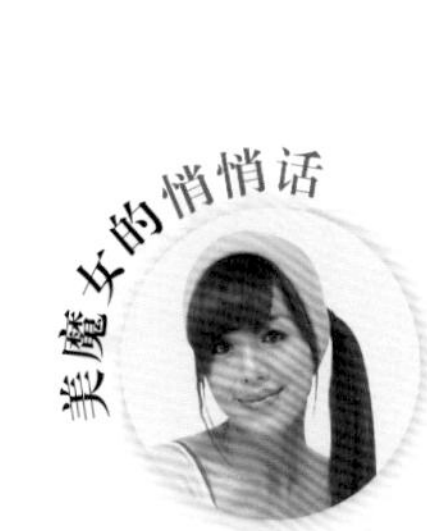

辅助道具小球可以让身体的转动延伸更有张力，从而有效消除背部和腰部赘肉，让腰身曲线越来越纤细美丽。

腰臀肌力训练 03 大球腹腰臀肌力训练

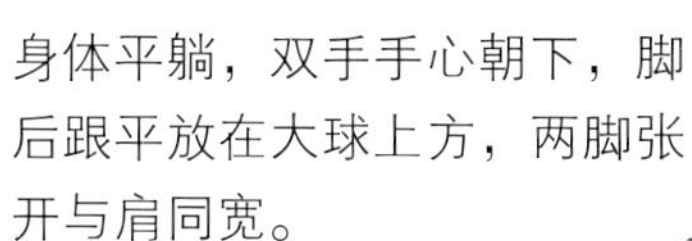

1 身体平躺，双手手心朝下，脚后跟平放在大球上方，两脚张开与肩同宽。

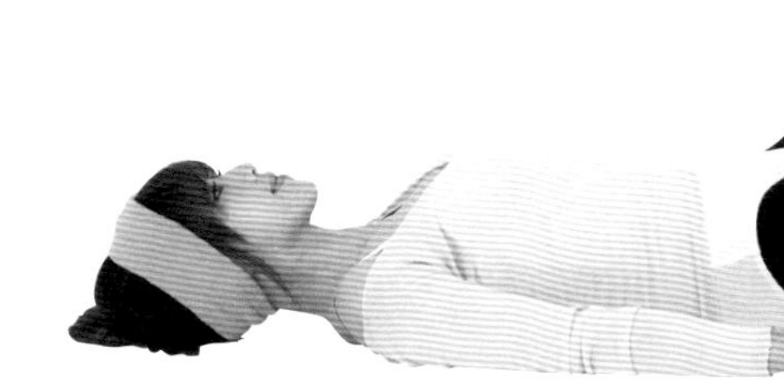

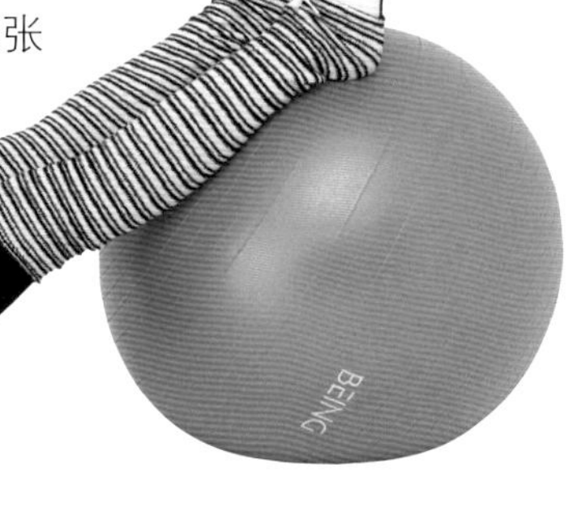

2 利用身体的力量将腹腰臀抬起，停留5～10秒，再回到原点。

次数：左右各10次。

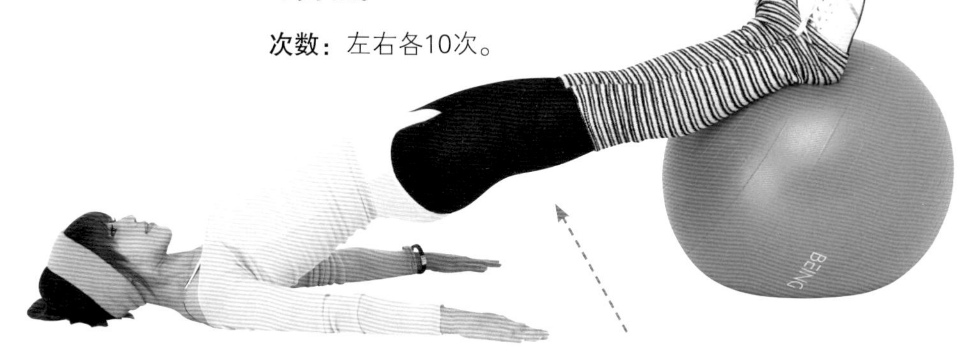

手脚正确摆放角度。

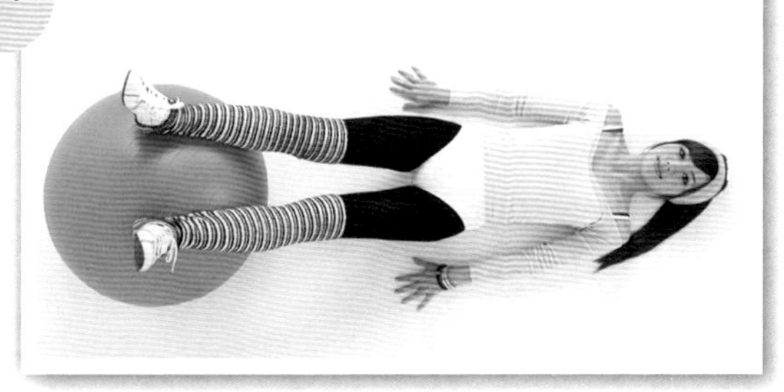

美魔女的悄悄话

这是一个舒展平躺的腹腰臀肌力训练动作，轻松又简单，我很喜欢，有空不妨多做练习。

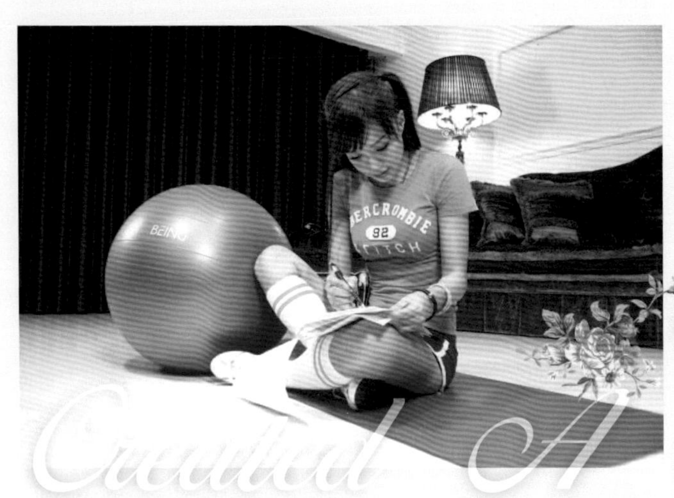

We Have Created A Miracle.

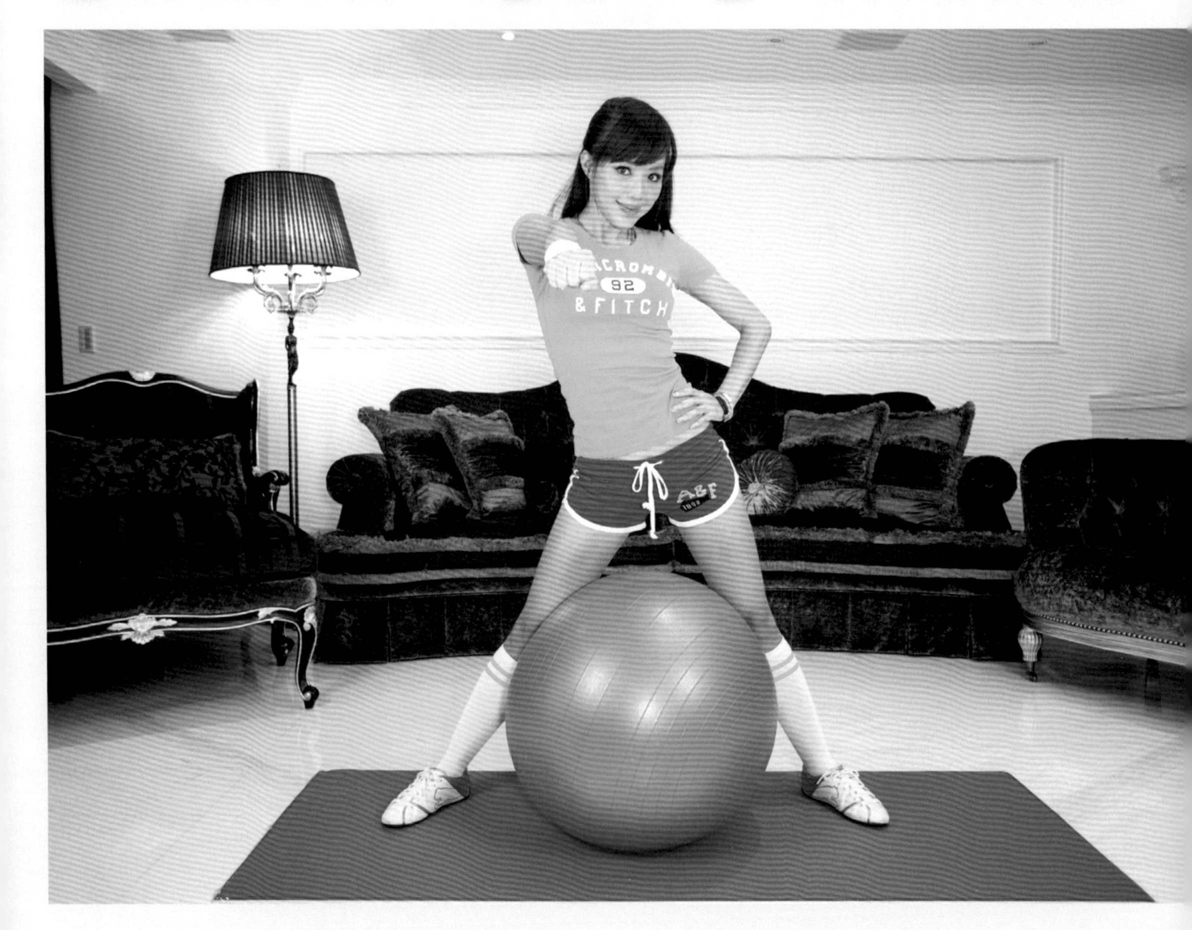

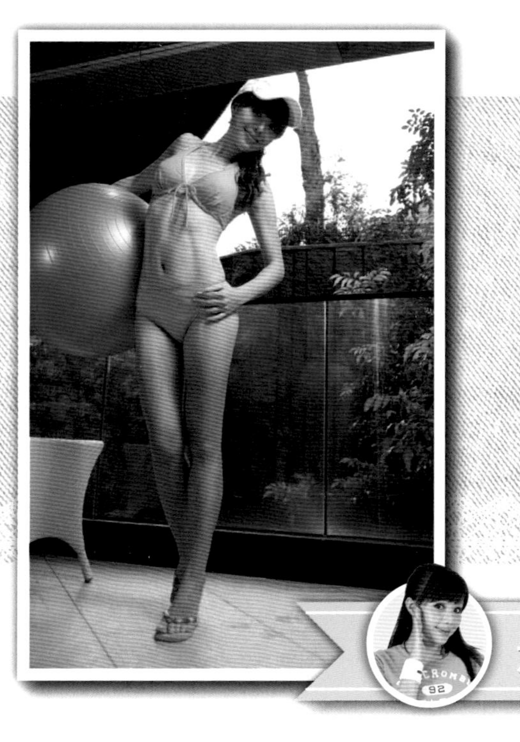

［美魔女教你这样做］

运动后，该吃什么?

运动完了之后，我就会马上吃东西，不会让自己饿肚子。

不管你是想要减肥、还是增加肌肉，或是为了健康，运动后，聪明地摄取一份营养均衡的轻食，就可以让我们身体的能量迅速恢复，也会让你的目标更快实现。

运动结束之后的1个小时，我们称为“运动黄金期”，在这1个小时内多补充优质蛋白质，可以让你的代谢加速，并吸收到完整的蛋白质，增长你的肌肉。所以我在运动后会吃一颗蛋，或是半只到一只鸡腿，或是喝一杯无糖豆浆，再搭配一些蔬菜和水果。

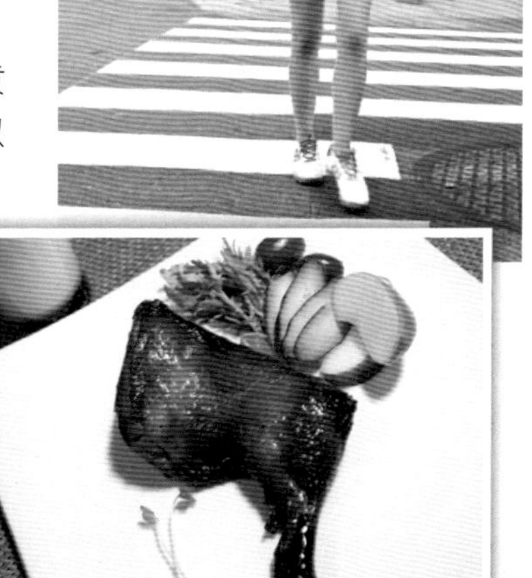

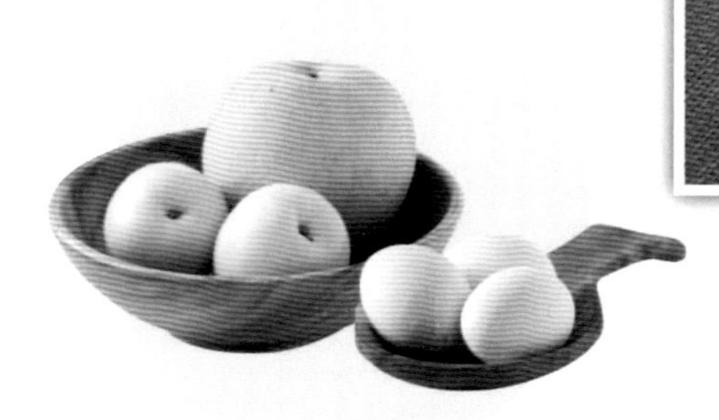

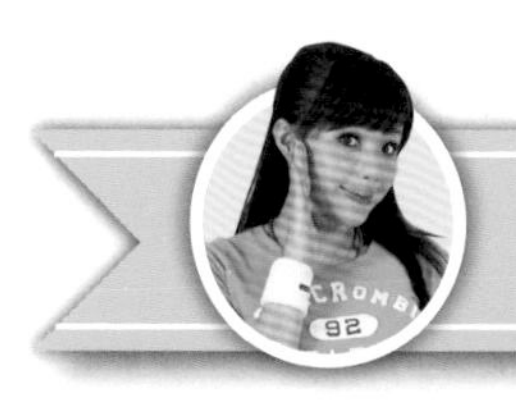

遇到减肥停滞期，该怎么办?

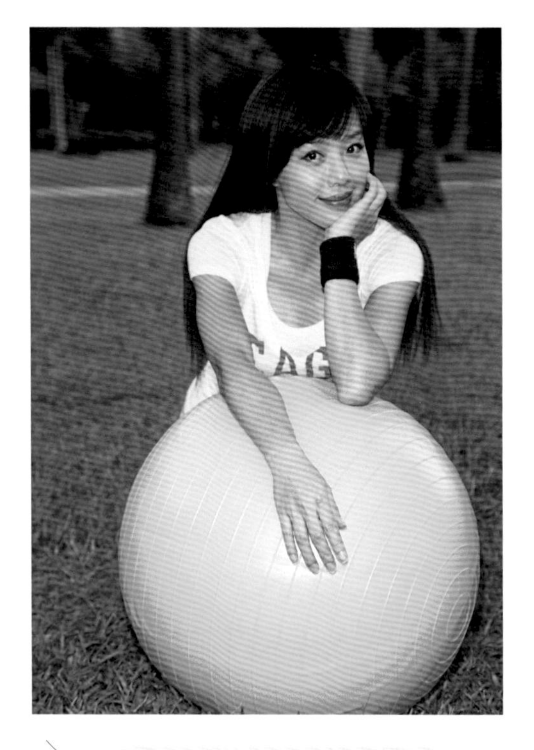

很多人都会遇到减肥停滞期，停滞期不一定什么时候会出现，但出现时也不需要太担心，不用慌。

首先，你要好好检视一下，是否在停滞期间你的饮食和运动行为模式都是一模一样的?如果是一样的，但体重却没有减少，还是停留在一样的数字，那就是遇到停滞期了。这代表你的身体已经接受和习惯了你所给它的模式，因此状况停滞不动。

但如果你的模式一模一样，但体重不但没减少反而有增加，那恭喜你！你并不是遇到停滞期。(当然你一定更不开心)

那么如何突破停滞期呢?

我是进行3天的饮食排毒，然后在运动方面稍作改变。

我的排毒方法

除了早上空腹吃2颗鱼油之外，另外我晚上会再多补充2颗鱼油，然后这3天排毒期都只吃蔬菜、不吃肉。

这3天排毒期内，我吃各种蔬菜、豆类和蒟蒻，不吃其他任何东西。

蔬菜，可以是各种生菜、烫青菜、蔬菜汤，汤里也可以加豆腐和蒟蒻。

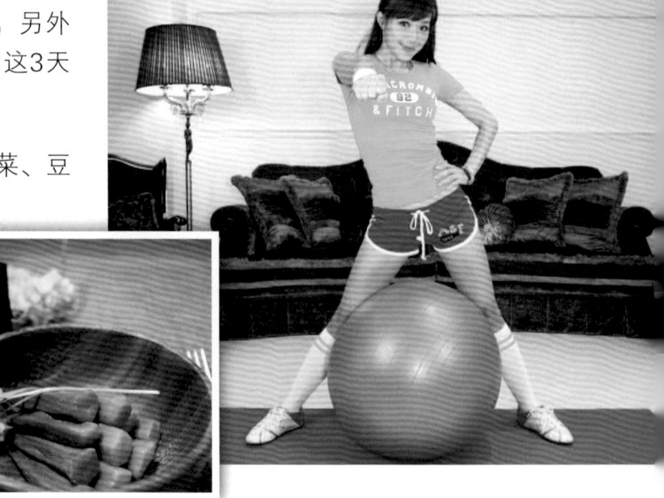

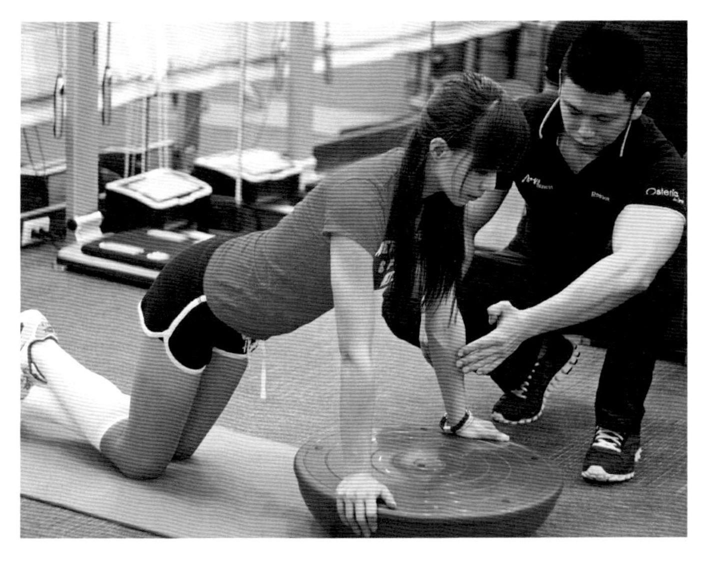

正餐之外的点心，我就吃两小包坚果（便利商店卖的那种），睡前再吃两颗鱼油和净体素。

这是我用排毒来突破停滞期的做法，因为停滞期的时候，通常代谢都会变慢，有可能是身体累积了太多毒素和垃圾所致，所以该清一清了。

其实，不只是停滞期，我们每个礼拜都可以利用一天来做排毒日，或是依照各人不同的身体状况来排毒。例如，如果你经常觉得腹胀、便秘，早上起床精神状况不好，或是没有食欲，那就不妨做个排毒。

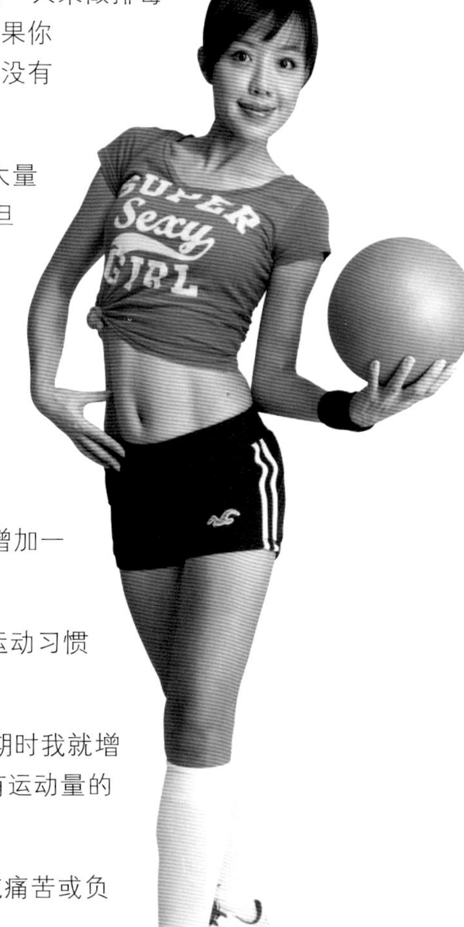

其实只要利用那一天的时间，不吃肉类，改吃大量的蔬菜，喝柠檬水，再多做一些运动，第二天你不但会觉得很有精神，排便顺畅，就连早餐也会变得更美味可口，身体更能完全吸收这顿早餐的能量。

排毒其实就是帮身体做一次大扫除！让身体暂时减少摄取高蛋白质，我们的消化负担就能减轻一点，因此身体器官就能好好休息一下，帮助细胞修复、净化身体、维持平衡。

排毒是饮食的改变，而运动的改变呢，则是多增加一两项肌力运动，并且增加肌力训练的次数。

没有一定要特别做什么运动，只要在你平常的运动习惯中，多增加一至两项肌力运动就好了。

例如我平常会做20下大球仰卧起坐，遇到停滞期时我就增加到50下，或是再多做个拉绳运动……总之，只要有运动量的增加就可以了。

突破停滞期的方式，就是这么简单，也不会造成痛苦或负担，你们也可以试试看哦！

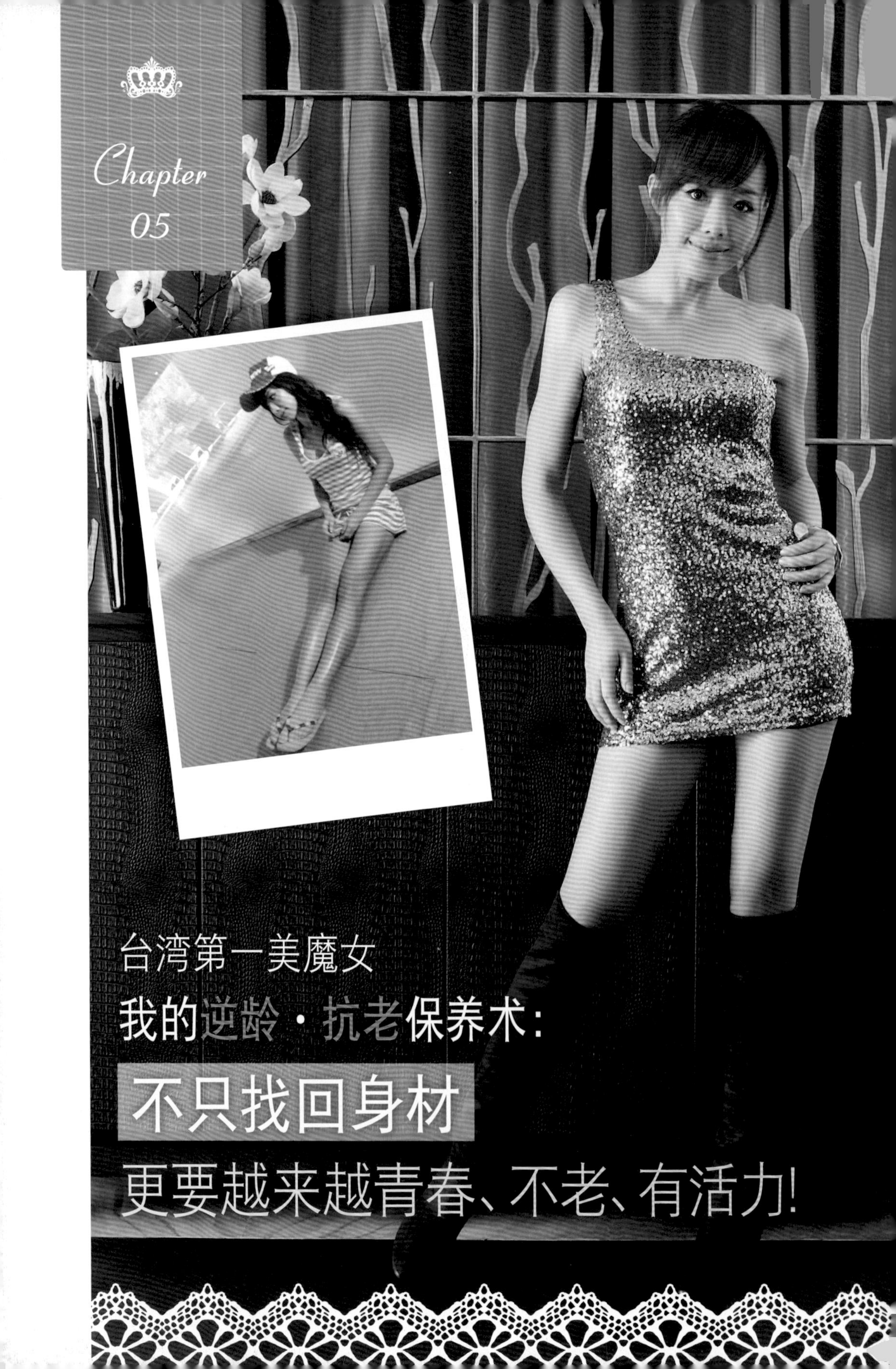
Chapter
05
台湾第一美魔女
我的逆龄·抗老保养术:
不只找回身材
更要越来越青春、不老、有活力!

■ 逆龄美魔女的 12 个抗老、养生关键金钥匙!

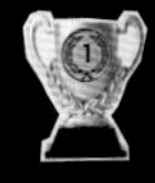 谷胱甘肽

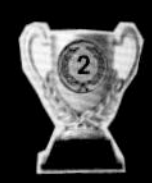 爱尚它 OPC-3

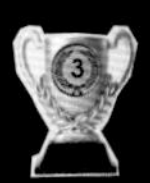 Ms.&Mr. EGF 活肤时空胶囊

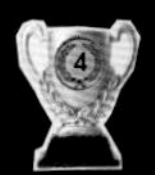 COAST 青春赋活亮颜精华液

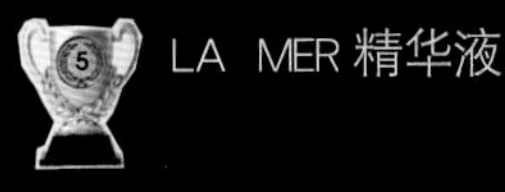 LA MER 精华液

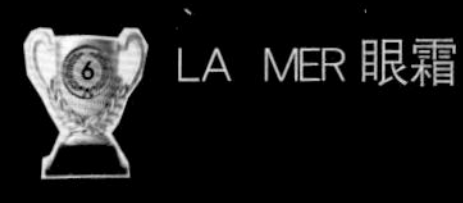 LA MER 眼霜

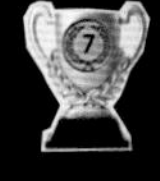 Ms.&Mr. 苦杏仁酸凝胶 25%

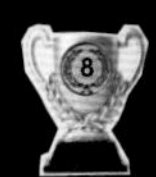 Ms.&Mr. 深层角质洁肤凝胶

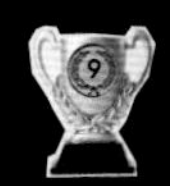 GAMMA 健康手链

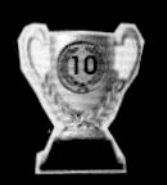 意大利葡萄醋

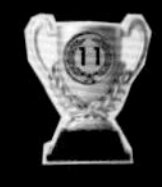 充足的睡眠

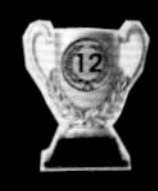 皮肤深层急救护理保养

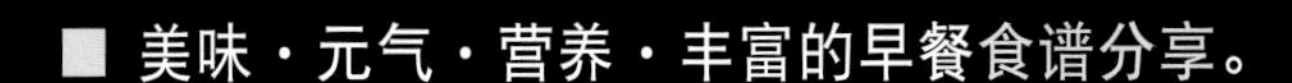

■ 美味·元气·营养·丰富的早餐食谱分享。

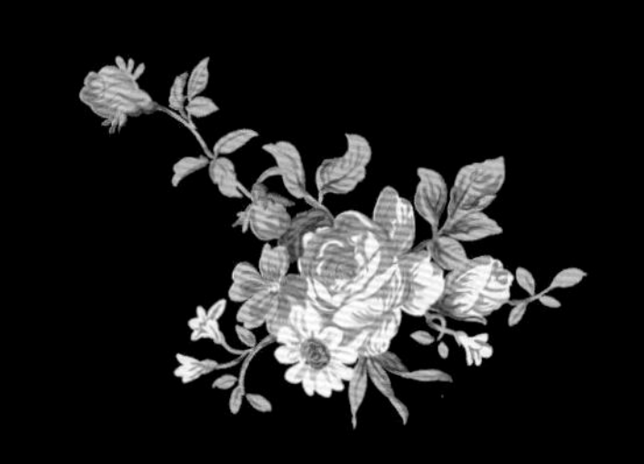

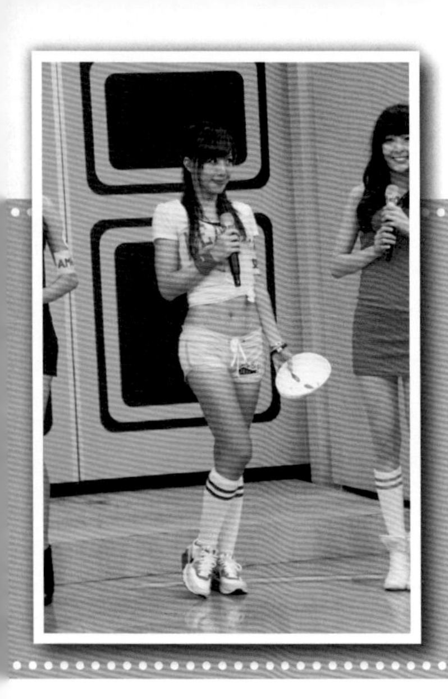

逆龄美魔女

我的 12 个抗老、养生关键金钥匙！

我是个超级懒人，所以我只选择最重点、最有效的方式来做。

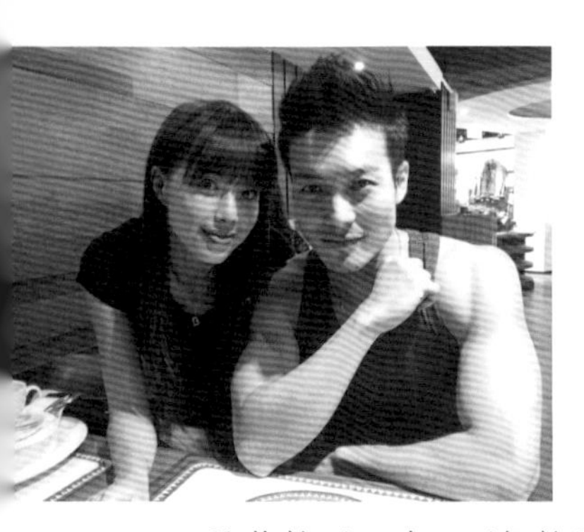

在保养方面，我最注重的是皮肤的保湿，其次就是眼睛的保养。因为我的眼睛属于圆圆眼，所以眼睛外围的张力特别大，如果不好好保养，就很容易出现小细纹。而且我本身也是容易水肿的体质，眼睛特别容易浮肿，所以这个部分是我比较注重的。

但是我的保养方式真的很简单，因为我说过我是一个超级懒的人！懒得涂抹一堆东西，或是每天弄一大堆保养流程。我很懒，也没那么多时间慢慢保养，所以我的生活从营养到运动、到保养品，都是选择最重点的、最有效的方式来做。

除了前面介绍的那几样对瘦身美容有帮助的副食品之外，我觉得最有用的还是营养均衡加上运动。而对我来说，可能是从小的饮食习惯给我打下了很好的底子，我很少会有皮肤不好或干燥的问题，我觉得这跟我有煲汤的习惯很有关系！

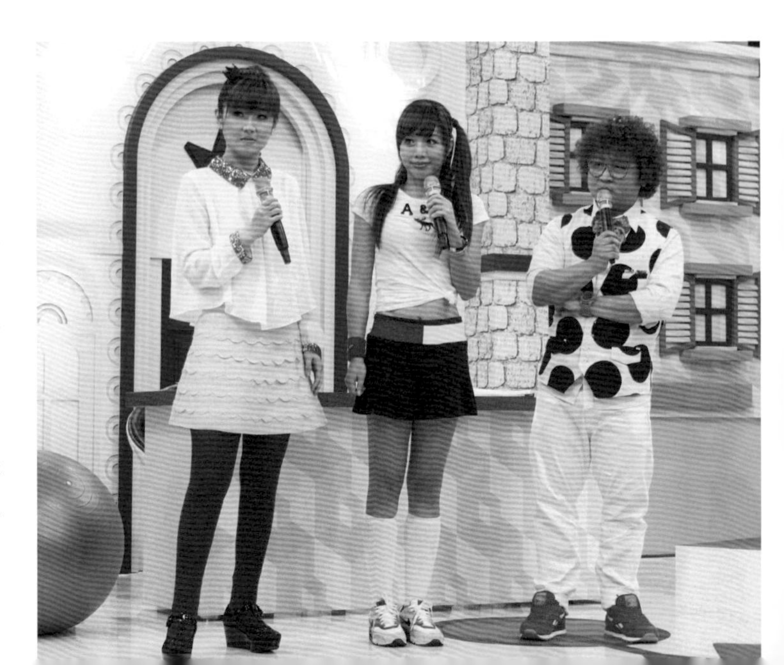

所以，只要摄取足够且正确的营养，并每天都做一些小运动，比花钱买再多再贵的保养品都有用。

至于其他我每个月必做的、重要的美容保养的部分，就在这里一一分享给大家。

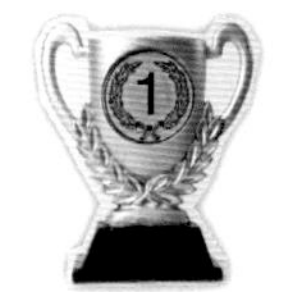

谷胱甘肽

☑ 哪里打：
各大医美中心

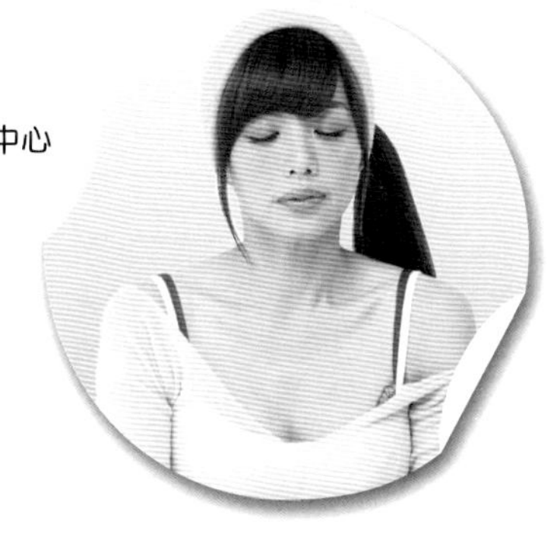

我每个月都会打2～4次肝精，又叫作“谷胱甘肽针剂”，我会依照身体的疲累状况来进行身体的修复。

谷胱甘肽在细胞内最重要的三大作用是：抗氧化、解毒、调节免疫功能。

这个东西非常好，它会进入肝脏进行修复，是一种重要的细胞抗氧化剂！

最早它是用在进行化疗的患者身上，因为进行化疗会使肝脏受到严重损伤，所以医生就会打这个东西，帮助患者的肝脏细胞能进行修复，后来它才被应用到医学美容的领域，具有美白的功效。

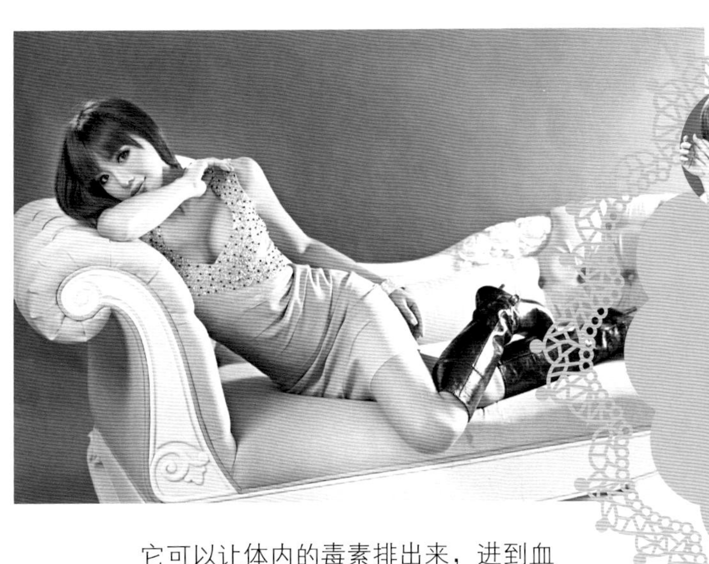

美魔女悄悄话

这是我体内保养的秘密武器！

谷胱甘肽有解毒、增强免疫力，抗老抗癌的功效，对于长期疲劳的我来说，可以借助它来帮助我的身体补充养分、修复细胞，还能让我每天都精神奕奕，保持好体力。

它可以让体内的毒素排出来，进到血液里，去做深层的修护，所以当肝脏的解毒功能变好，皮肤就会跟着变好。

综合来看，我的美容保养方式，最主要的三个部分就是：打谷胱甘肽、喝OPC、擦时空胶囊。

所以我会保持年轻、有“逆龄美魔女”、“不老仙妻”称号，也是有原因的。我发现自己长期以来一直很注重的美容保养，都跟抗氧化、抗老化有很大的关系！

研究还指出，体内谷胱甘肽的浓度，是青春和长寿的指标。而适当地补充谷胱甘肽还能预防癌症、心血管疾病、慢性病、免疫系统疾病与过早老化等问题。

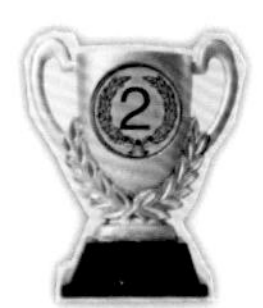

爱尚它 OPC-3

美魔女三宝
之2
Isotonix
容量：300g
哪里买：官方网站
tw.shop.com/

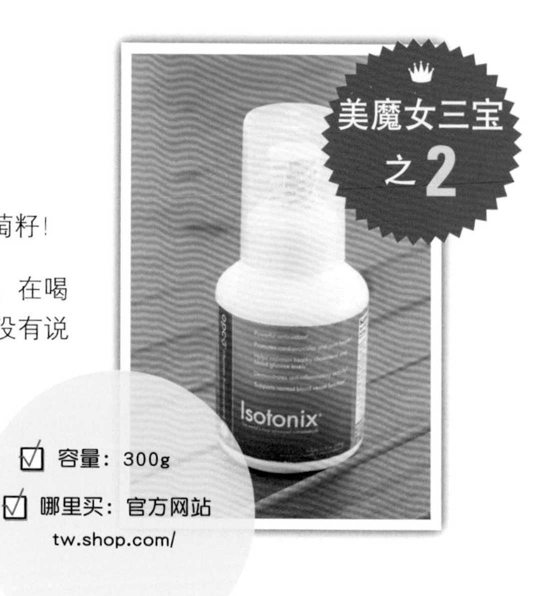

我每天必吃的还有OPC-3，也就是葡萄籽！

我选的粉状的，通常我会随身携带它，在喝水的时候，倒一点在水里面，我很随兴，没有说一定要加多少。

它是很好的抗氧化物。我经常会带着小孩在外面做户外活动，又不爱防晒，所以这一类的抗氧化物对我就很重要。你们有没有发现？我的营养保健品中，像是鱼油啦、OPC啦，都是抗氧化的。

之前在生完孩子后，我双脚的静脉曲张很严重，只要站立或是走路时间较长就会酸痛，晚上睡觉的时候也会抽筋，所以睡眠质量很不好，但是我喝OPC一段时间后，症状就改善了，同时还意外知道它对于抗氧化、抗衰老以及修复细胞有良好的功效，现在是我生活中的必备饮料。

美魔女悄悄话

我通常会把OPC粉末分装在小瓶中，以方便随身携带，随时冲泡饮用，一天会喝上好几次。有人问我：好喝吗？我个人认为是好喝的。但如果你不喜欢它的口感，可以考虑加入大量冰块，我发现加入冰块之后，可以去除入口后涩涩的口感。我也曾经加过几滴柠檬水调配，别有一番风味。另外还有一种喝法，就是用很细的吸管喝，很多较难入口的补给饮料也可以用这个方法，建议你试试看。

Ms.&Mr.EGF 活肤时空胶囊

美魔女三宝之3

这是我每天早晚必定使用的保养品，也叫做生长因子，一开始擦上的时候会觉得有一点滋润，但是很快就吸收了。

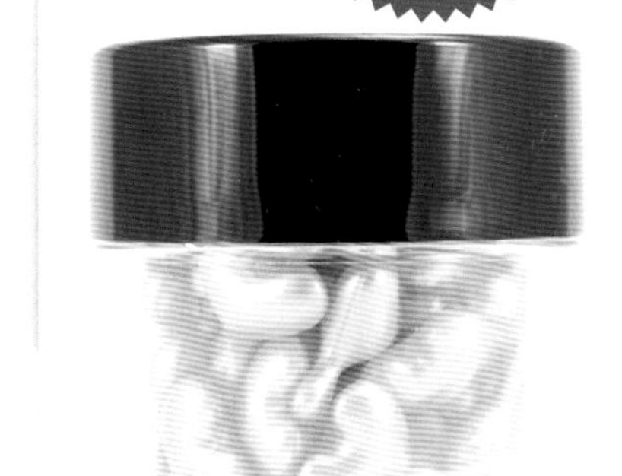

皮肤的光泽度与小皱纹要靠它帮我提高和修复。EGF能提升皮肤弹性跟储水功能，对淡化色素与疤斑有很好的效果。

有时候肌肤状况不佳，我就会用加倍的量来做按摩，用更多的养分来舒缓与修复我的问题肌。

☑ 哪里买：官方网站
www.24shop.cc

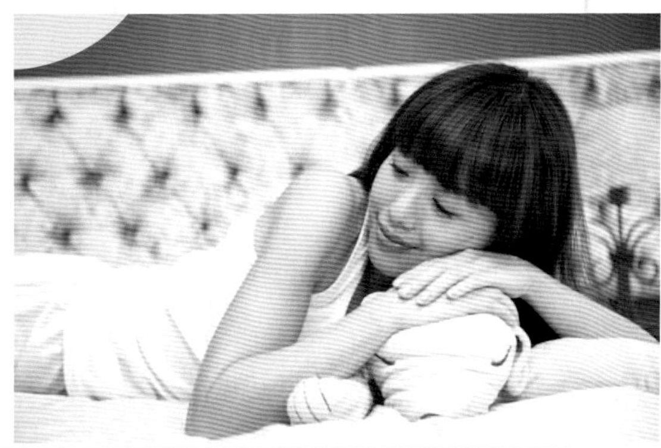

身体干燥或是产生纹路，也可以使用EGF来改善，尤其像我带孩子打球晒太阳，皮肤会比一般人干燥，这是我每天必不可少的保养步骤之一！

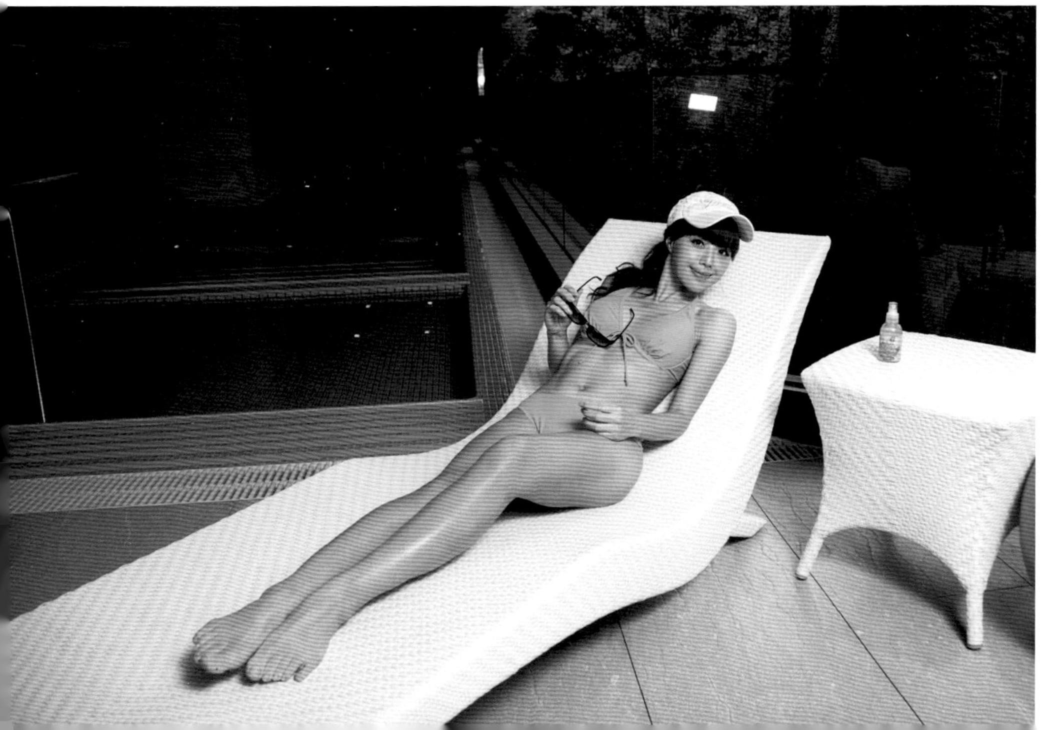

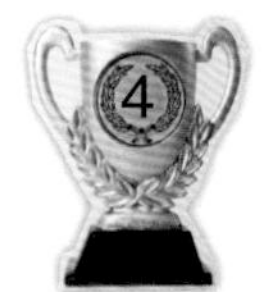

COAST
青春赋活亮颜精华液

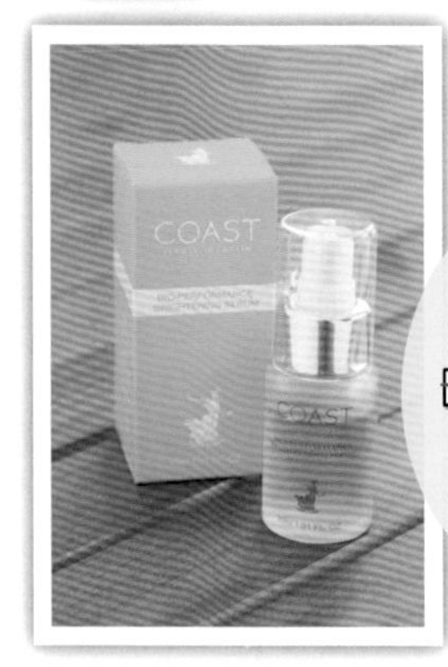

☑ 容量：30ml

☑ 哪里买：官方网站
www.ilovecoast.com

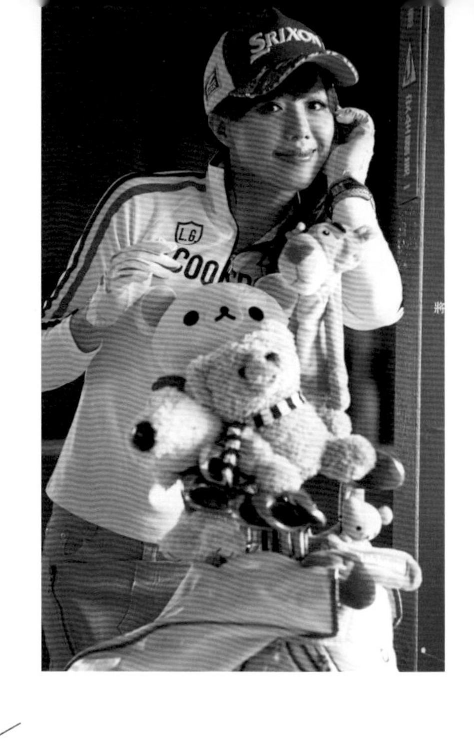

这2款精华液都是我推荐的。

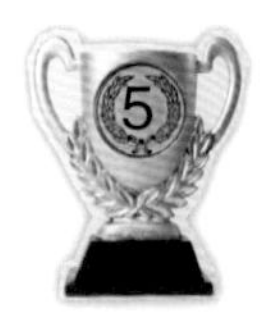

LA MER 精华液

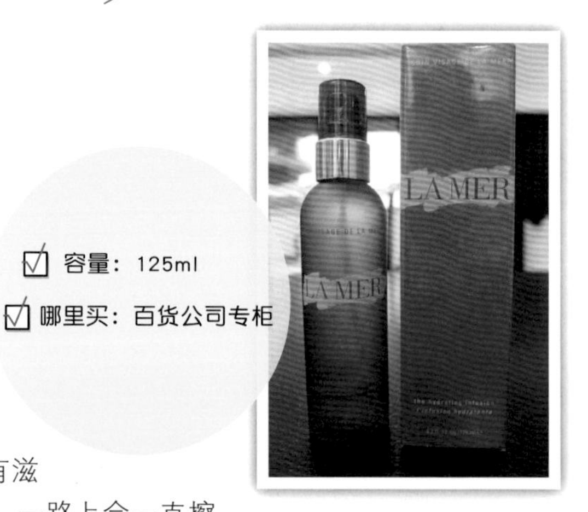

☑ 容量：125ml

☑ 哪里买：百货公司专柜

我很重视精华液这个保养品，因为保湿是抗老中非常重要的一环，就连我的厨房中都会放一瓶精华液，好让我随时随地都能补充。

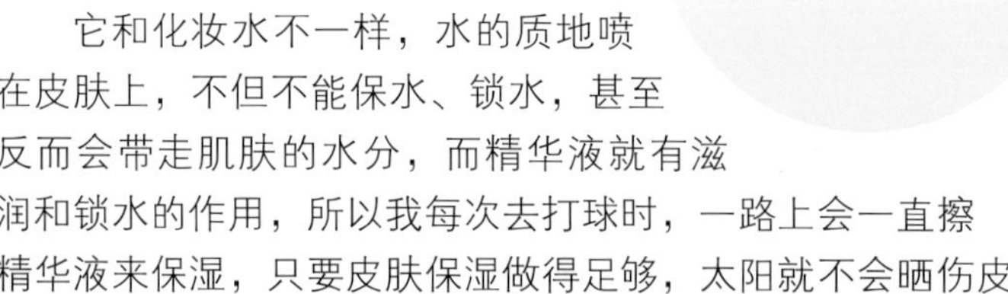

它和化妆水不一样，水的质地喷在皮肤上，不但不能保水、锁水，甚至反而会带走肌肤的水分，而精华液就有滋润和锁水的作用，所以我每次去打球时，一路上会一直擦精华液来保湿，只要皮肤保湿做得足够，太阳就不会晒伤皮肤。

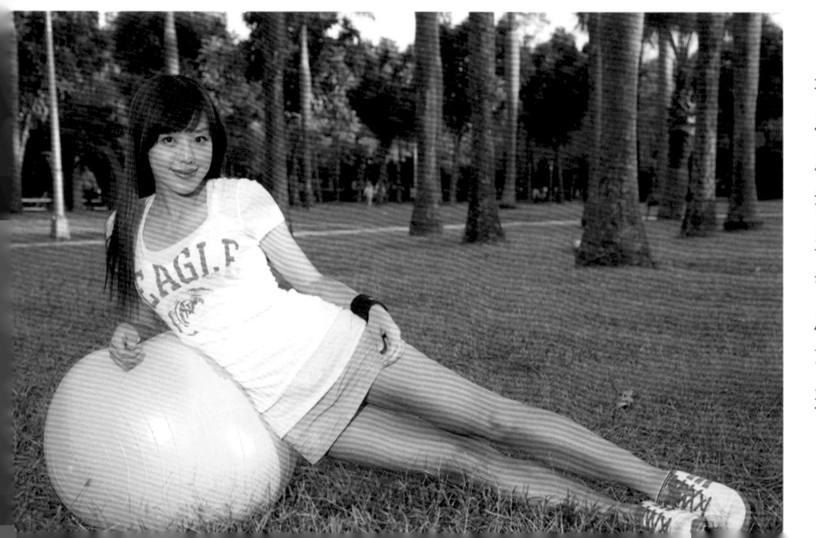

我通常都会用这两种来替换。比如上完妆前后，我都会用精华液来打底，让妆更加服帖，所以我都选择质地比较滑顺轻盈的，这样随时补充才不会感觉皮肤太黏腻，而且质地太黏的精华液，反而不好吸收，上妆时还会让彩妆变得一块一块的。

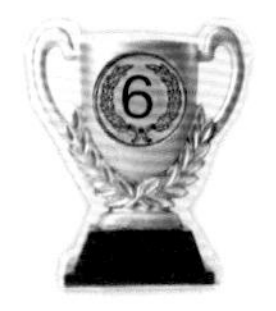

LA MER眼霜

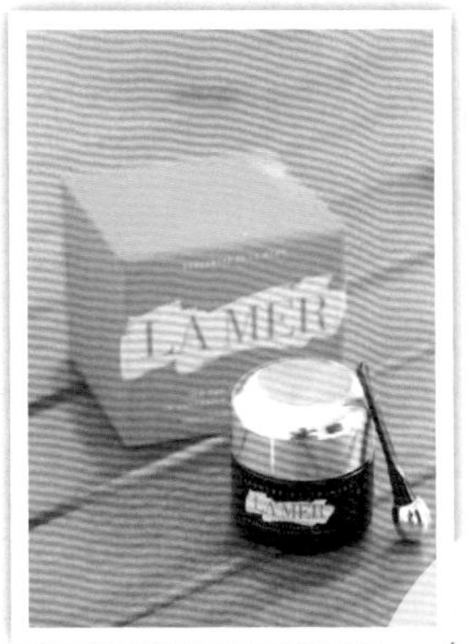

我对眼霜的要求就是要让眼周的皮肤比较紧实，还要能预防细小皱纹的产生，另外，就是要让眼周平顺、不浮肿。

☑ 容量：15ml

☑ 哪里买：百货公司专柜

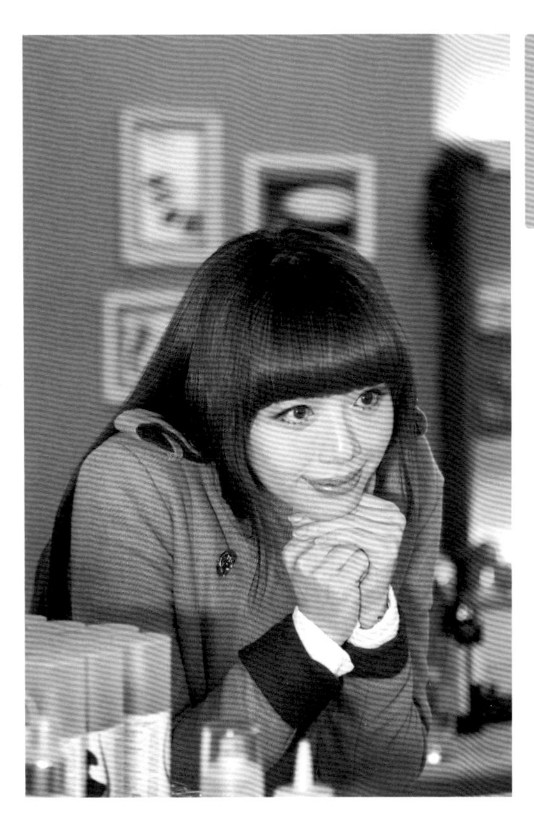

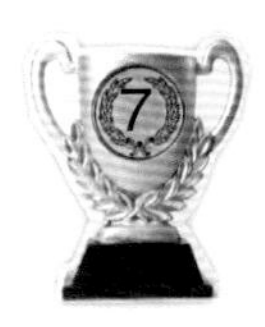

Ms.&Mr.苦杏仁酸凝胶25%

以前用面膜敷脸，经常感觉只有表面改善，无法对皮肤深层产生作用，面膜的效果很短暂。我开始使用苦杏仁酸凝胶后，发现它可以使我的肌肤得到深层清洁。

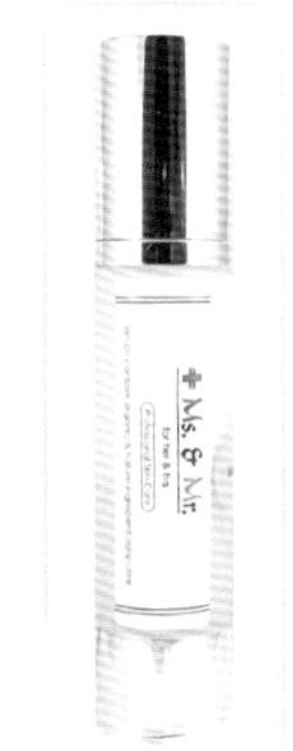

因为它是脂溶性的，可以通过渗透的方式清洁肌肤深层，丝毫不具有果酸一样的刺激性(使用果酸会让我的肌肤敏感、红肿)。我每次用完都会感觉温和地从深层解决了毛孔堵塞，而且感觉肌肤有白净的效果。当我们无法让累积的脏污角质层彻底代谢时，皮肤就会变得粗糙，再加之容易出油的肤质就会造成粉刺。这种时候使用苦杏仁酸凝胶来持续温和清洁角质，可以使得肌肤变得细嫩。我通常都会在睡前使用，第二天起床就会感觉肌肤透亮、光滑，最重要的是它还能紧致肌肤，也是我的保养法宝。

☑ 哪里买：官方网站

www.24shop.cc

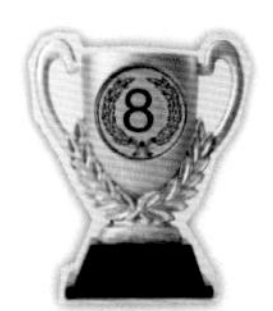

Ms.&Mr. 深层角质洁肤凝胶

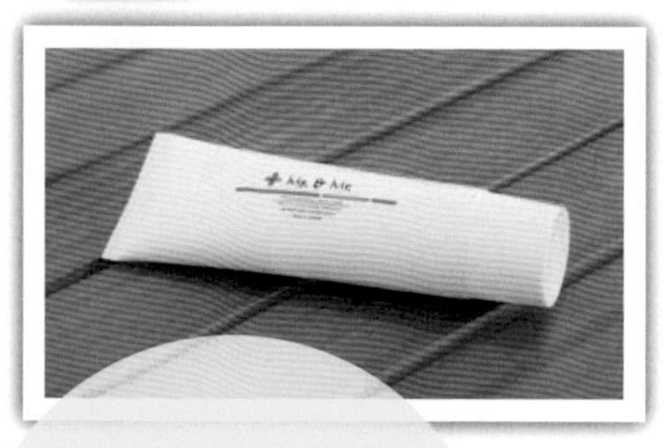

这是个很特别的东西，它的形态是凝胶状像果冻一般的，可以彻底清洁附着在肌肤毛孔上我们看不到的那些东西。

通常我卸完妆之后，拿这个果冻擦在脸上，抹一抹就会有很多屑屑跑出来，这些都是平常不管我用什么卸妆油，都没办法让毛孔完全清干净的脏东西。它真的很好用！

☑ 容量：120ml

☑ 哪里买：

www.24shop.cc

而如果你的脸是干净的，那不管擦上凝胶再怎么搓揉，这个胶还是一样滑滑的在脸上，不会有屑屑出来，所以我觉得真的还蛮有效的。而且每次洗完，我都会觉得整张脸都很干净清爽，所以我每天晚上都会用它来做最后的深层清洁。

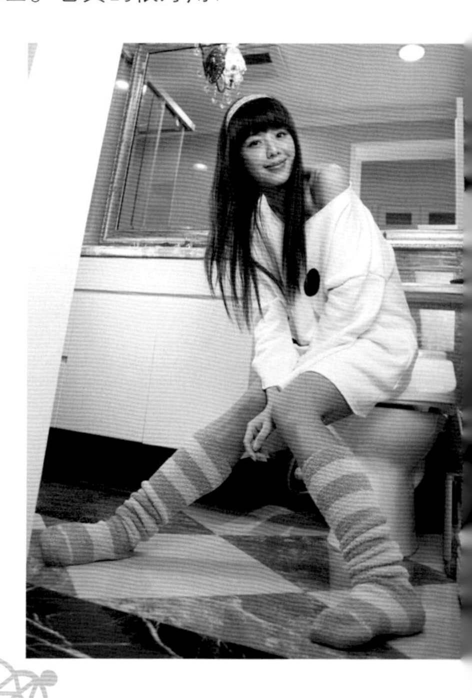

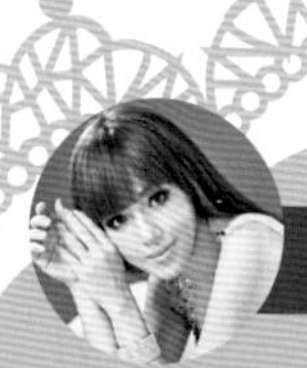

美魔女悄悄话

我早晚的保养顺序是：

每天卸完妆后，我会用深层角质洁肤凝胶先做一个深层清洁。我会在皮肤上涂上厚厚一层，再用手指画圆圈的方式滑动脸部的每个角落，像果冻般的凝胶经由这样滑动在全脸产生黏土屑屑后，再把脸洗干净。

之后直接上精华液，然后是眼霜，接着再擦时空胶囊。

除此之外，平常我会视皮肤的状况随时补充精华液来保湿。

这个洁肤凝胶油脂含量很低，属于亲水性，非常容易清洗和洁净肌肤，除此之外，又能更新肤质，温和并且不会导致敏感，所以它可以每天使用。

只要皮肤清洁干净了，任何保养品都可以充分发挥效用，而且不会长粉刺痘痘，所以皮肤的彻底清洁一定要做好，否则用再贵再好的保养品都是枉然。

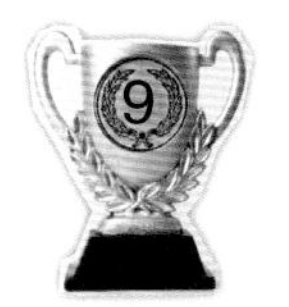

GAMMA 健康手链

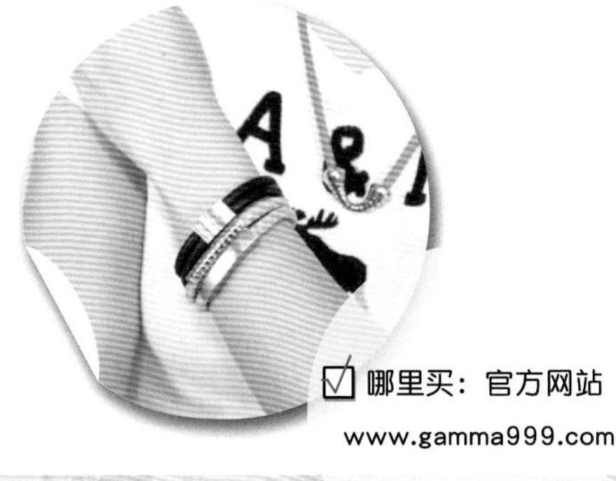

☑ 哪里买：官方网站

www.gamma999.com

这个健康手链不只是造型好看的饰品，它还可以帮助我在运动时，达到加速循环和消除疲劳、缓解酸痛的效果。我觉得是个很值得推荐的养生保健饰品。

它最明显的效果是，之前有一阵子我非常劳累，睡醒时常会发现自己落枕，就是因为身体太紧绷了，即使睡着了也没有办法达到完全放松，所以隔天起床就会落枕。可是自从我戴上这个饰品后，这样的现象就没有再发生过了。

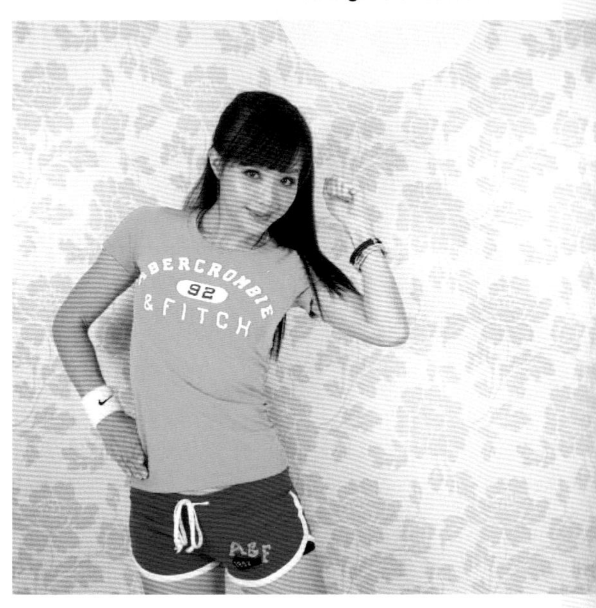

另外，现代人接触太多家电，吸收到大量电磁波产生的正电氢离子，会使身体偏向酸性而导致酸痛情形发生，这个健康手链的主要成分含“锗”这种化学元素，当我们的体温到达32℃时，它就会产生半导体特性，释放负电离子，能快速吸收正电氢离子，中和体内酸性并使其恢复正常。

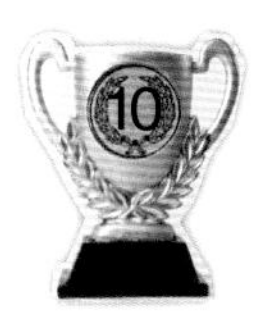

意大利葡萄醋

☑ 哪里买：

信义诚品 5 楼

氛围美学—萌果醋义

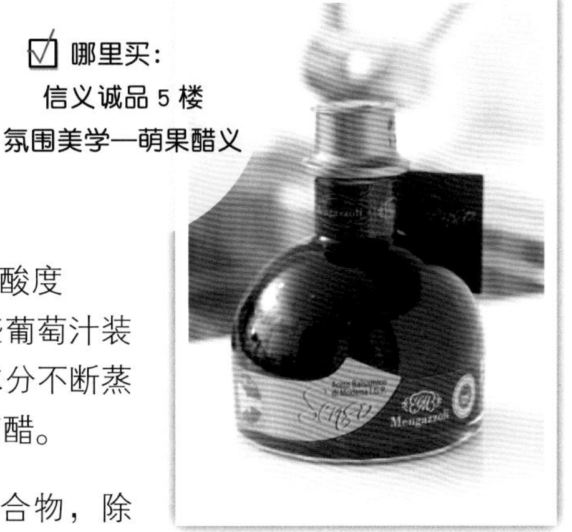

它是来自意大利的一种醋，很多人以为它是红酒醋，其实不是。它是用新鲜葡萄汁以高温熬煮24小时，使葡萄汁液的糖分及酸度提高，得到果香浓郁的浓缩葡萄汁，再将这些葡萄汁装入橡木桶内酿造，配合橡木桶香氧的陈化，水分不断蒸发变少，就得到了又香又浓、几乎全黑的葡萄醋。

它含有丰富的维生素、矿物质和酚类化合物，除了补血外，它还可以降低胆固醇，也有抗衰老和促进血液循环的功效，而其中丰富的单宁酸还可以预防蛀牙。

它的用途很广泛，可以用在料理中调味，也可以加冰块、加水调和，变成好喝的果醋饮料。适量饮用可以养颜美容，让皮肤更加细腻。

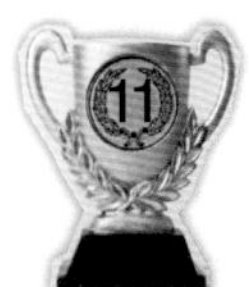

充足的睡眠

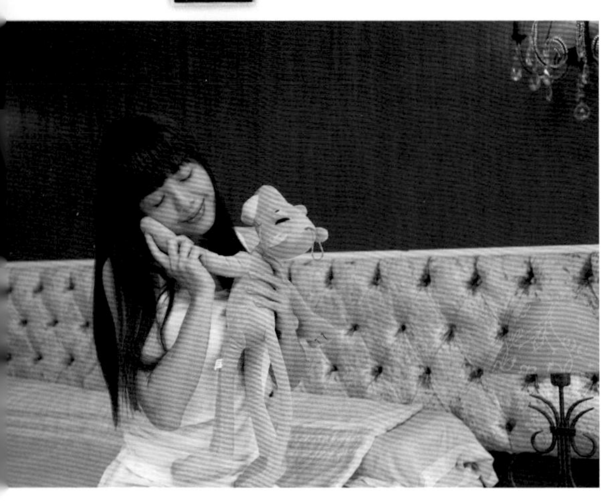

晚上是我的黄金时刻，因为我在进行逆龄秘诀的细胞修护，所以睡觉是我最重要的事情！

我每天早上6点起床，在12点前就寝，如果当天熬夜晚睡或是有睡眠不足的部分，我会在下午有空档时小睡补眠。充足的睡眠才能保持好的肌肤状态和活力，也是我逆龄的因素之一。

优质的睡眠质量，在深度的睡眠期间会分泌成长荷尔蒙。成长荷尔蒙分泌得多，体重及体脂肪自然就会下降，身体也会变得紧实，自然就能维持好的体态和健康。

成长荷尔蒙具有抗老化作用，能美化肌肤，分解体脂肪，消除肥胖，所以唯有良好的睡眠质量，才能大量分泌成长荷尔蒙。

成长荷尔蒙也能修复干燥的肌肤，制造更多的肌肉，白天运动时肌肉受到的伤害，成长荷尔蒙会制造蛋白质来修复它，而这些修复的工作，全部都在夜间深度睡眠的时候进行。

最理想的睡眠时间是7个半小时，所以最好能每天晚上11点前上床就寝。就寝前不要吃甜食、碳水化合物，不要喝酒精类的饮品，因为它们会让血糖升高、抑制成长荷尔蒙的分泌。

要睡得熟、睡得好，才能保持年轻，所以每天规律的生活作息，以及良好的睡眠质量，才能美化肌肤、消除脂肪，达到真正的逆龄效果。

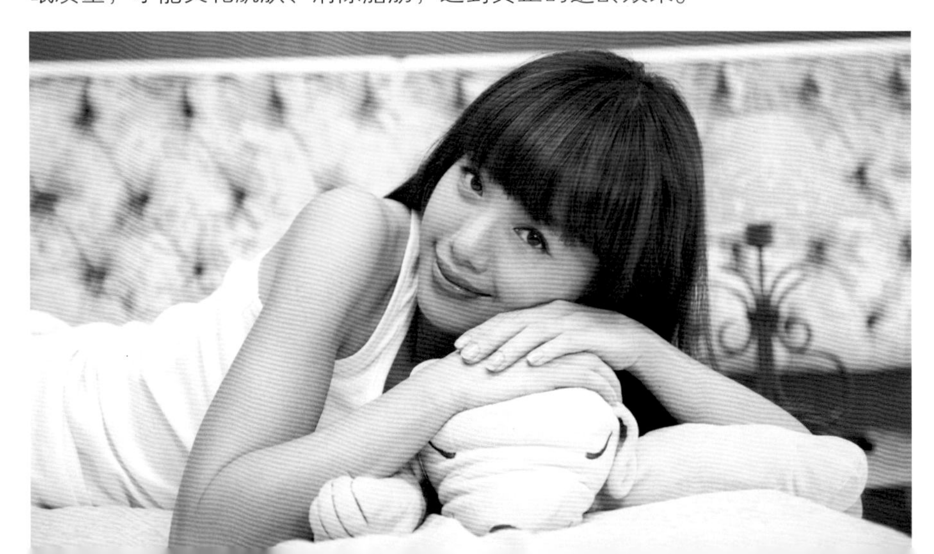

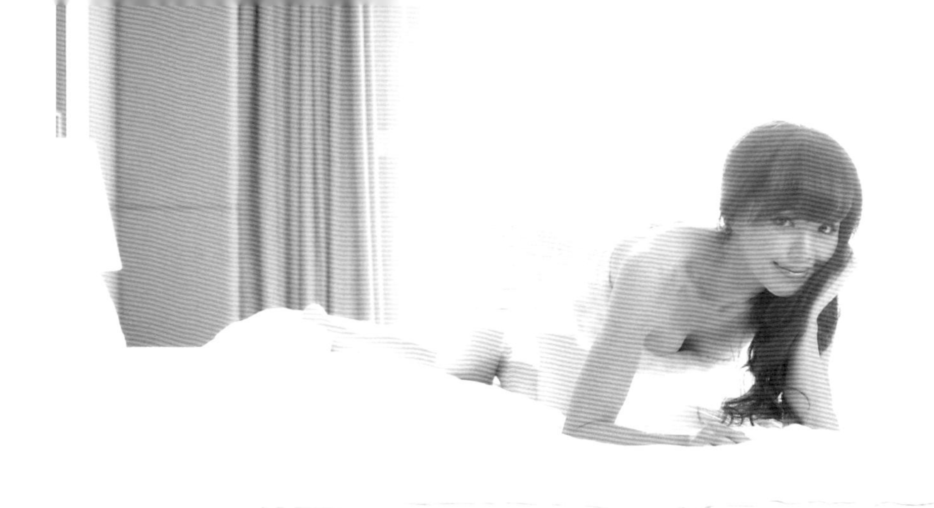

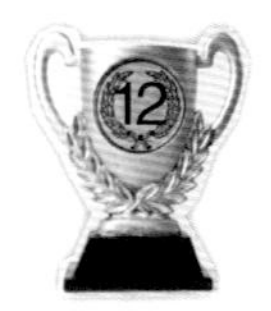

皮肤深层急救护理保养

除了平日的保养之外，在换季或皮肤过敏比较严重的时候，我还会做个皮肤深层急救护理保养，我的做法是：

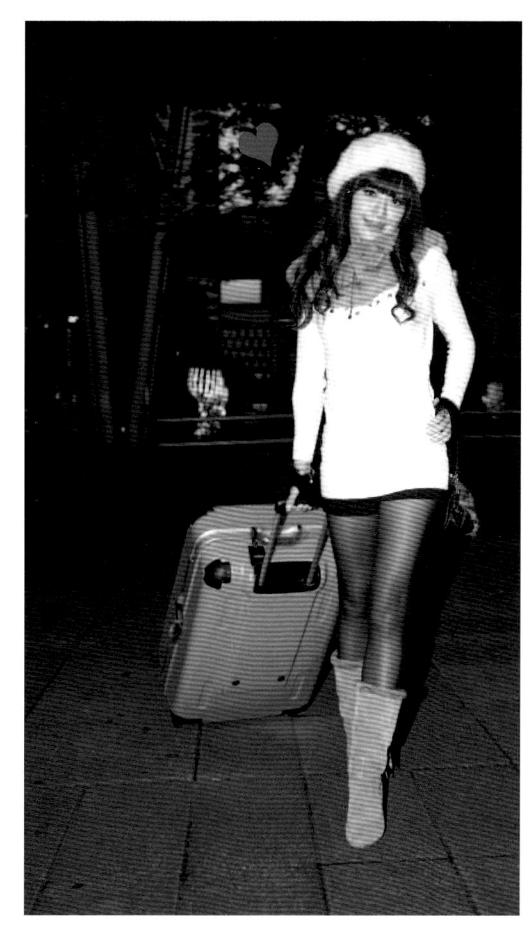

先把我常用的精华液涂在脸上，也可以针对皮肤当时的状况，比如我想加强眼周保养，就会再加强涂上眼霜。

然后用化妆水把面膜纸泡湿，再把湿润的面膜纸直接敷在脸上，这样会比直接涂抹精华液有更深层保养的效果！

这种做法看起来很像敷面膜，但实际上我几乎从不用市售的面膜，因为很多面膜都有加入了香料或太多化学物质，而我又是敏感肤质，很容易就会过敏，所以用这种方式来敷脸，反而有更好的修护效果。

除此之外，如果我连续多天曝晒过度，就会特别做脸部的美白处理：

我会大量地喝OPC、然后多擦几次精华液，再连续3天睡前都敷我上面说的“自制面膜”。

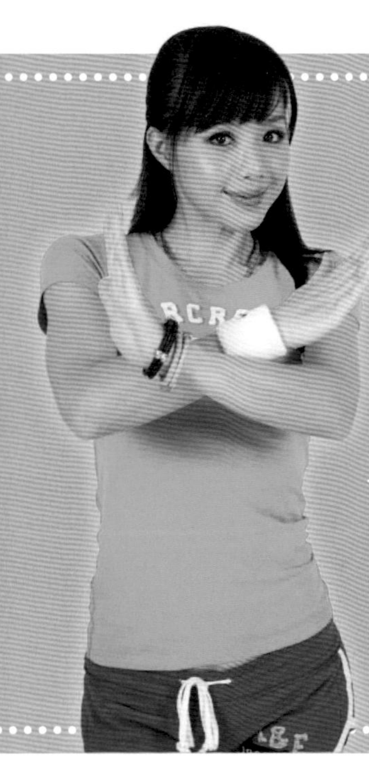

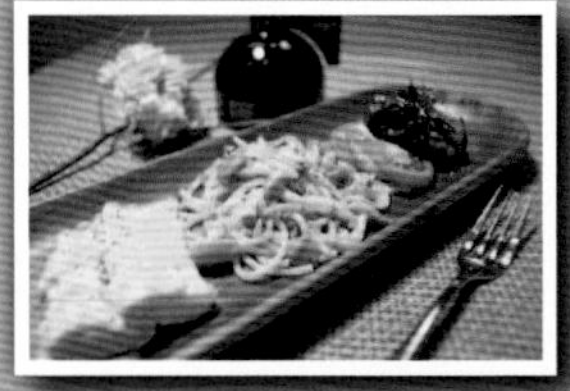

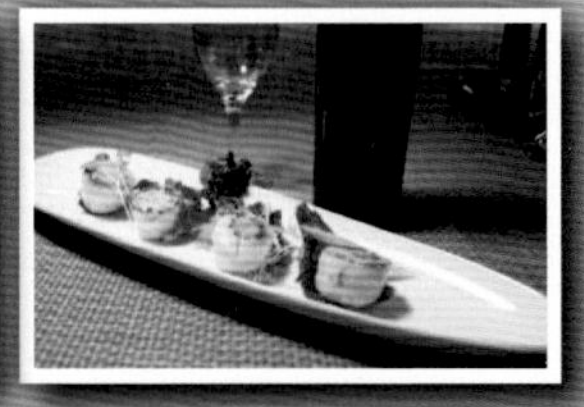

"海纳川"
是我家厨房啦！ ><

地图上不存在的"海纳川餐厅"：

美味·元气·营养·丰富的早餐食谱分享。

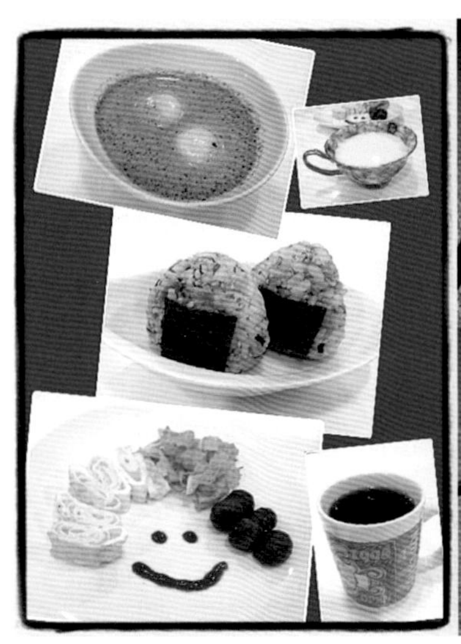

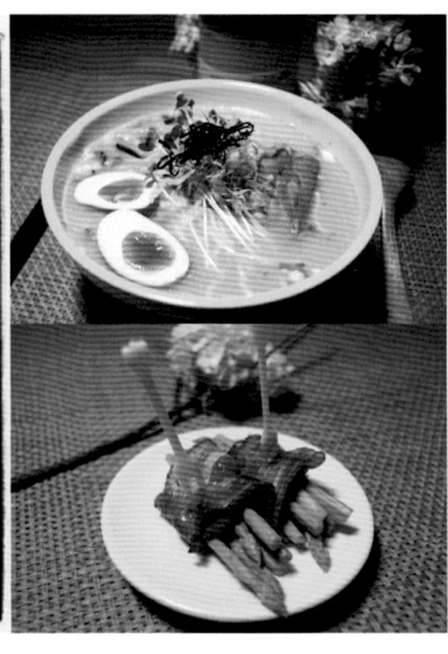

大为常常在微博上传图片的关系，很多人都很好奇，常常留言问我："你们家餐桌上怎么每天都有一大堆丰富的早餐啊？什么披萨、烤鸡、卤牛腱、意大利面……甚至连牛小排都有！太夸张！这真的都是你自己做的吗？怎么可能？那你是要几点起床才做得完啊？"

后来，很多网友直接"判断"，我一定是每天都跟一家叫"海纳川"的餐厅订这么多菜！还有人以为，"海纳川餐厅"根本就是我家开的！我一个人是不可能做得出来的！

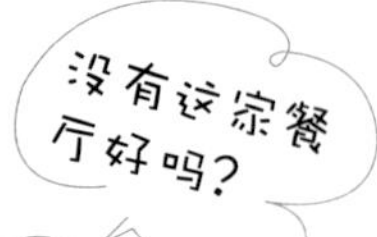

我从小就很爱料理，小学就会煎荷包蛋，中学就会做意大利面了。所以我坚持每天一定要亲自为家人料理三餐，几乎全年无休。

要做出丰盛的早餐其实好简单，料理是有小窍门的。

我的每道料理看似丰盛，但其实做起来非常简单快速，我通常煮一顿饭的时间最长不超过半小时，你们相信吗？下次有机会再教教大家聪明料理的秘诀哦。

我前面有说过早餐的重要性，只要早餐吃得丰富、满足，就能带给你一整天满满的活力和能量！所以我建议你们不妨依照自己当天的心情，也听听自己身体的需求，来决定今天是吃得清爽点，还是来顿丰盛的滋补大餐。早餐想吃牛小排又有什么不可以呢？

下面，就是我的早餐食谱分享：

小叮咛

每份早餐我都不特别标注分量，是希望大家可以依照自己的食量来做增减，我希望传达的是“丰盛的早餐也可以做的很简单、轻松”的概念，所以如果每样东西都写得很仔细，包括分量、用什么品牌……这样会太有压力了，这些都是大家可以自己决定或变化的，弄得这么复杂反而会有让人觉得很难的反效果。

味噌汤

三色小饭团

凉拌黄瓜鸡丝

味噌汤

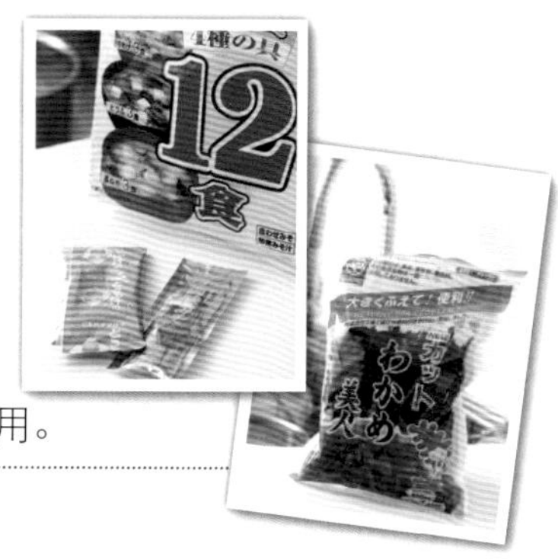

做法：

味噌汤汤包、盒装豆腐 1/3 块，加入热水，微波一分钟即可食用。

三色小饭团

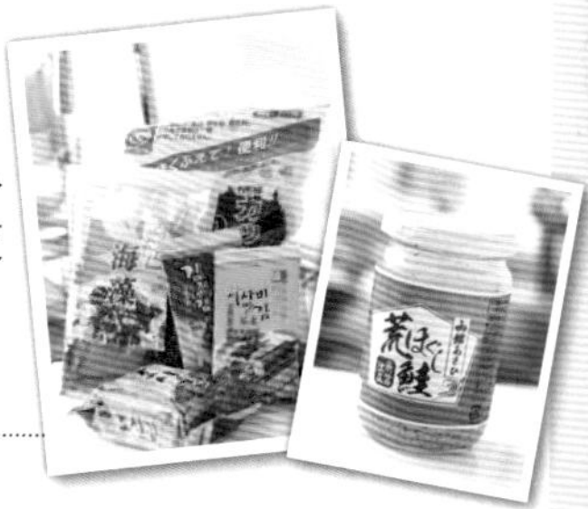

做法：

白饭 1 碗分三份，每份中分别放入市售鲑鱼松少许、吻仔鱼少许、芝麻海苔少许，捏成三角状即可。

凉拌黄瓜鸡丝

做法：

鸡胸蒸熟剥丝，小黄瓜切丝，日式酱油少许拌匀，洒上芝麻海苔少许即可。

元气贴心悄悄话：我喜欢白米饭，所以味噌汤搭配三色小饭团的元气早餐，我们一家人吃得满足又开心，有时候小朋友会在小饭团上放上两颗葡萄干，变成饭团小人，好可爱呀 ^^ 有时候上学、上班赶时间，饭团打包也很方便，打包饭团还会送海苔哦。

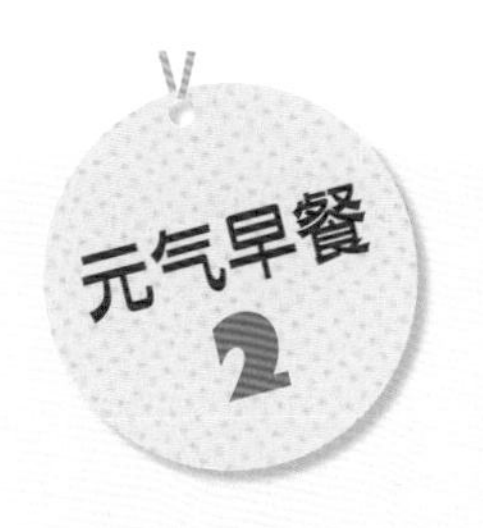

味噌烧肉拉面

味噌烧肉拉面

做法：

味噌汤汤包一包，海带芽少许加热水拌匀，将拉面煮熟放入，面上放烧肉切片，水煮蛋半颗，罐头玉米粒少许。

烧肉

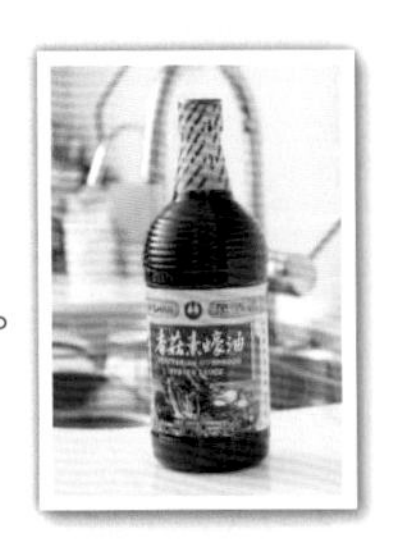

做法：

腰内肉一条洗净，盛装后放入电饭锅内。加一小匙黄酒、葱一把、糖一小匙、香菇素蚝油一碗，外锅放入两杯水，煮好后浸泡一晚会更加好吃。

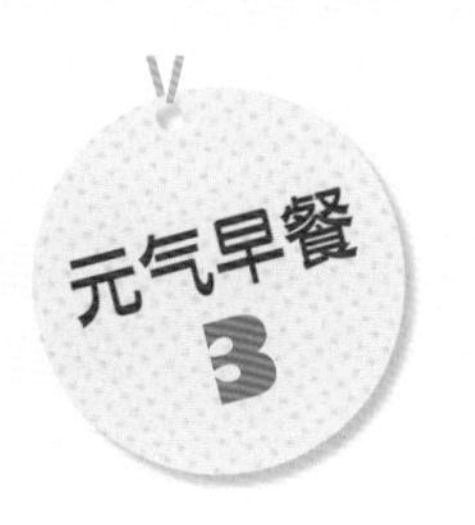

起司蛋饼
牛腱切片佐生菜
芝麻牛奶麦片

起司蛋饼

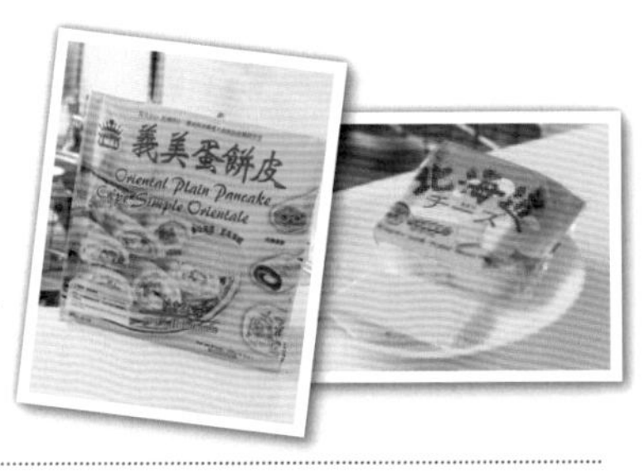

做法：

蛋饼皮双面煎熟（饼皮呈金黄微酥），加蛋和起司卷起即可。

牛腱

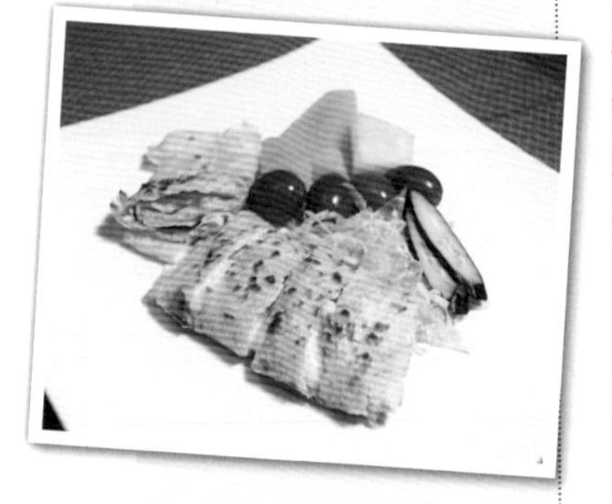

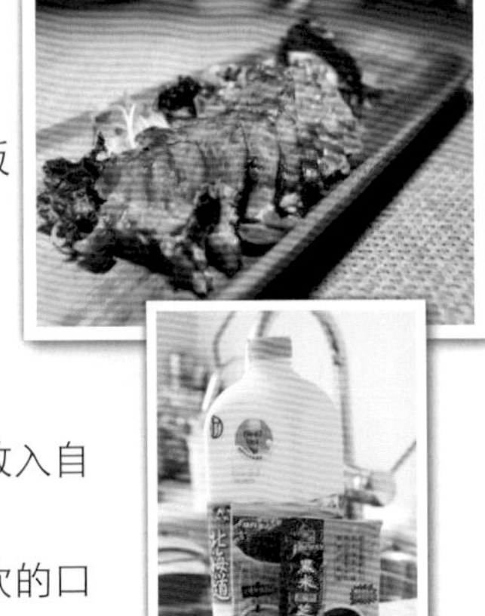

做法：

牛腱一条，洗净后盛装放入电饭锅内，加一小匙黄酒、葱一把、糖一小匙、香菇素蚝油一碗，外锅放入两杯水，煮好后浸泡一晚更加好吃。

牛腱切片佐生菜：牛腱切片，放入自己喜好生菜即可。

芝麻牛奶麦片：可选择自己喜欢的口味和牌子，冲泡即可。

元气贴心悄悄话：在台湾传统小吃的蛋饼里我都会加上北海道起司，一口咬下浓郁的起司香满溢口中，忍不住一口接着一口，爱吃肉的我当然还要有好吃的卤肉切片，才能元气满点哦。

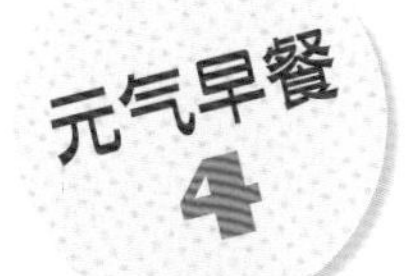

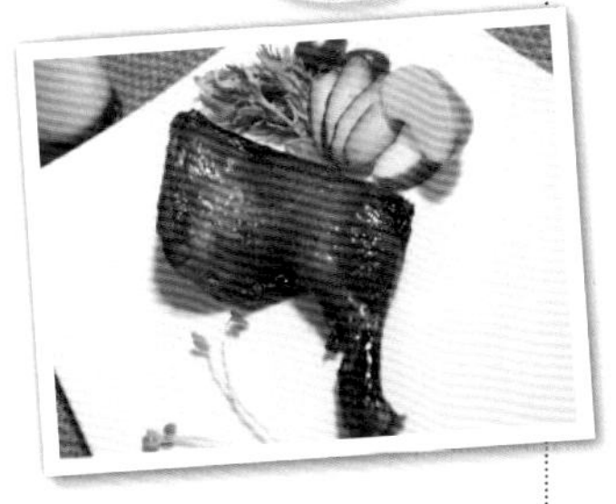

烤鸡腿

香烤（煎）鸡腿

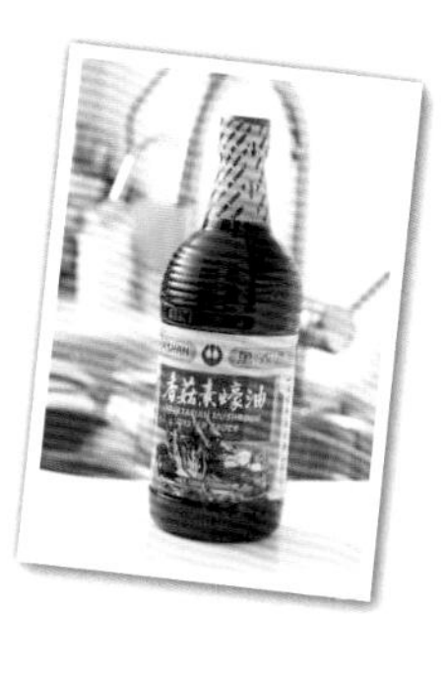

做法：

鸡腿一只，用酱油、糖、蒜头腌制一晚，放入烤箱（油锅），烤（煎）熟即可。

筷子一插，可轻松穿透鸡腿肉即是熟了。

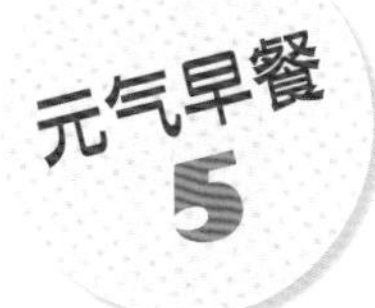

卤肉饭加卤蛋
烫菠菜
海带芽豆腐汤

卤肉

做法：

五花肉一条切片，蒜头入油锅爆香，五花肉两面煎黄，放入电饭锅内加一小匙黄酒、葱一把、糖一小匙、香菇素蚝油一碗、八角两颗，外锅放入两杯水，煮好后浸泡一晚更加好吃。

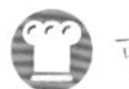
可一起放入水煮蛋。

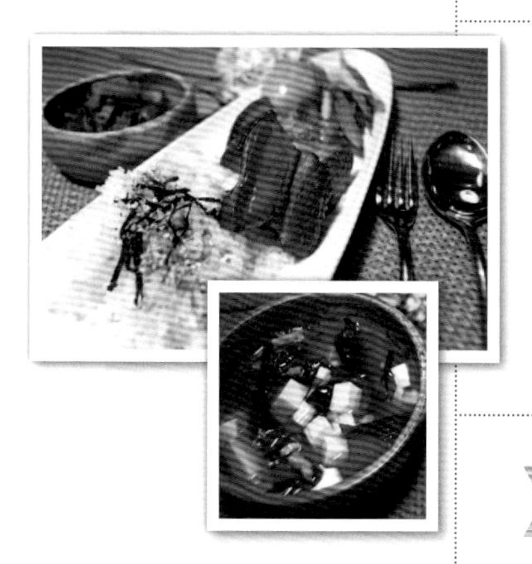

烫菠菜

做法：

将菠菜放入滚水中汆烫捞起，调味后即可。烫青菜时我都会在滚水中丢一个鸡汤块，这样烫青菜就会味道很鲜甜，也不用再额外加盐。

海带芽豆腐汤

做法：

海带芽少许，豆腐切块，加水煮熟后调味即可。

元气贴心悄悄话：耶！！我爱的卤肉饭上菜了！从小吃到大的好滋味，现在也传承给我的宝贝了，他跟我一样看到卤肉饭就欢呼！你不妨也试试这样的元气早餐。

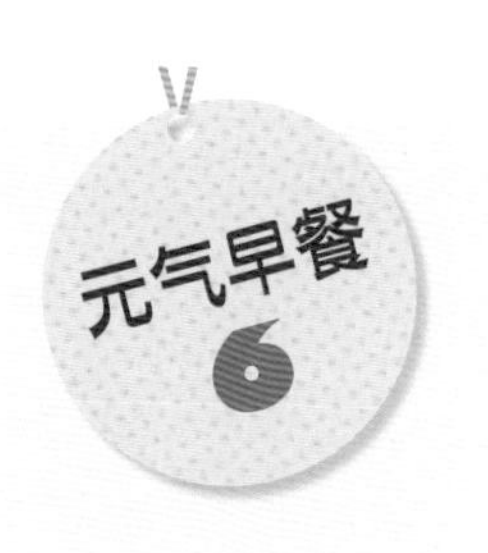

鲂仔鱼蛋粥
凉拌秋葵
蒸虾

鲂仔鱼蛋粥

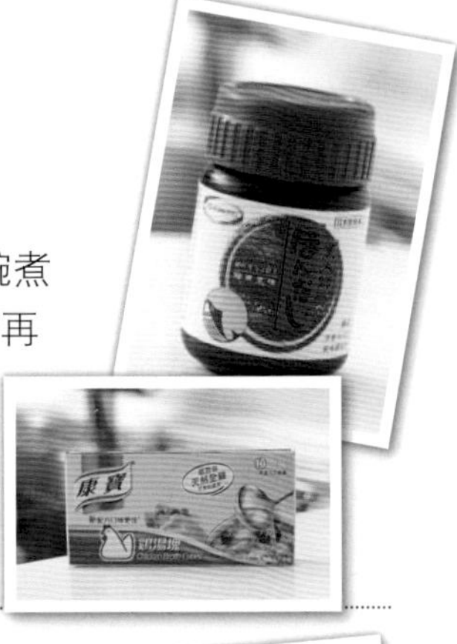

做法:

白饭一碗、鲂仔鱼适量，加水一碗煮5分钟，加入海带芽适量，调味后再打入蛋花即可。（调味建议放少许盐，或1/3块的鸡汤块，或烹大师，总之调味可依自己喜好做变化。）

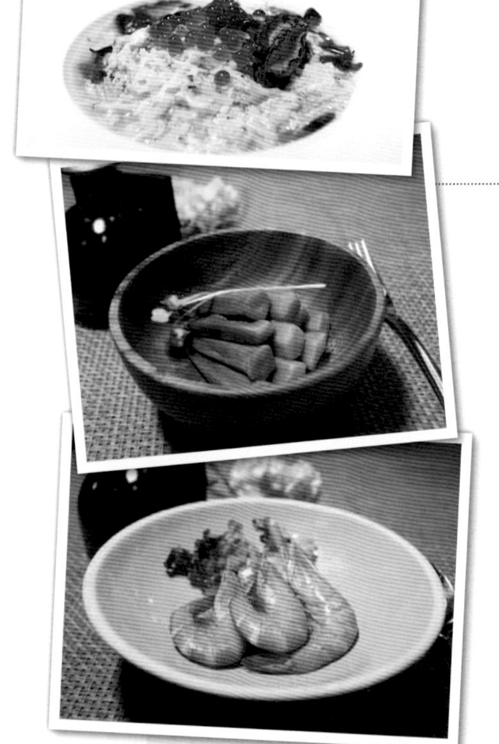

凉拌秋葵

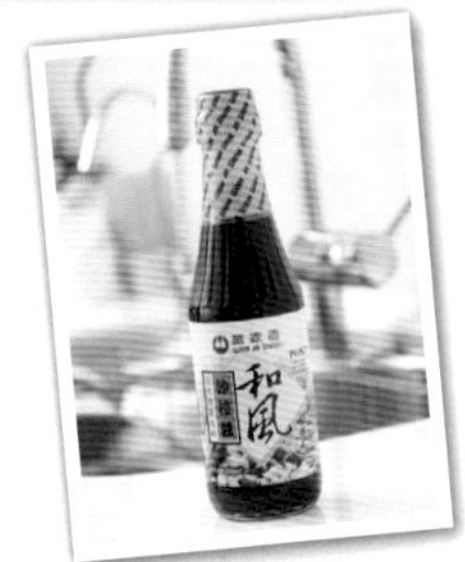

做法:

秋葵洗净汆烫捞起，日式酱油少许调味即可。

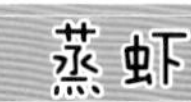

喜欢秋葵爽脆口感的人，可以汆烫一下迅速捞起，喜欢软烂一点的就烫久一点。

蒸虾

做法:

虾洗净摆盘，铺上姜片葱段少许，加一匙米酒，放入电饭锅中蒸，外锅加半杯水即可。

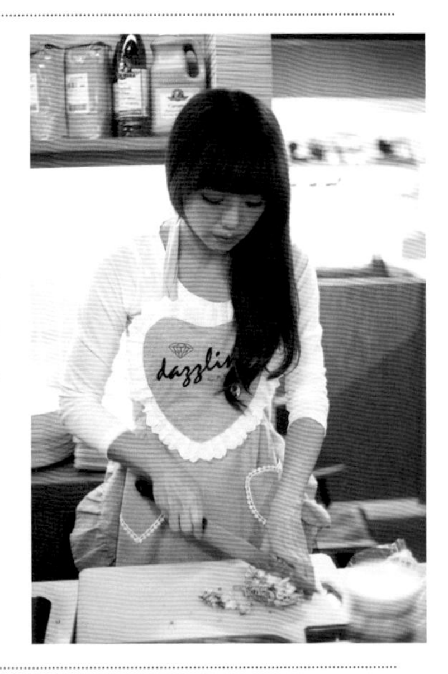

元气贴心悄悄话：营养美味的鲂仔鱼蛋粥，最适合老人与小朋友。小鱼中含有丰富的钙质，我家安安只要吃鲂仔鱼蛋粥，都会每一口数有几只我的招牌菜小鱼，然后告诉我他的胃是大海，有多少小鱼在他的大海里游啊游，真是有创意又可爱的安安！原来吃个早餐也可以学算数，真是不错。

茄汁意大利面

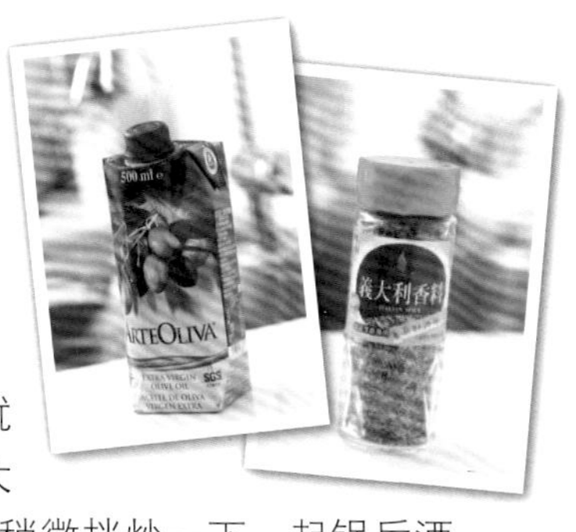

做法：

意大利面放入水中煮熟捞起（可捞起吃吃看，中心不硬就熟了），加少许橄榄油、意大利番茄酱，少许意大利香料稍微拌炒一下，起锅后洒上起司粉即可。

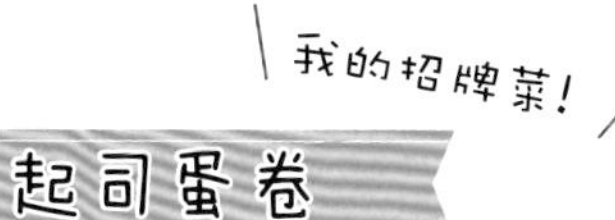

起司蛋卷

做法：

油一小匙，放入平底锅加热，关小火，
蛋打匀放入锅中摇晃摊平，成蛋皮状即放入起司片卷起即可。

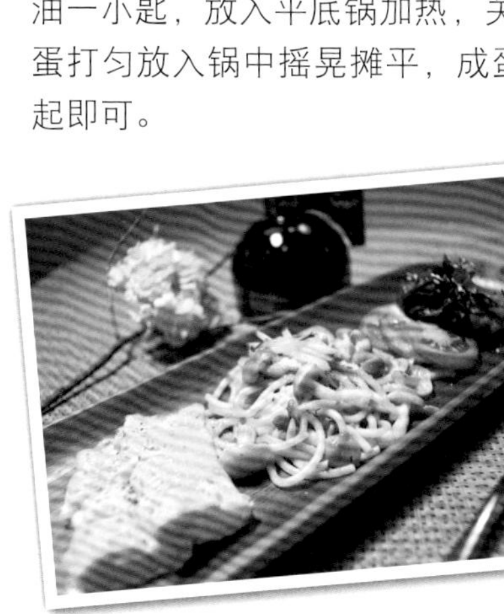

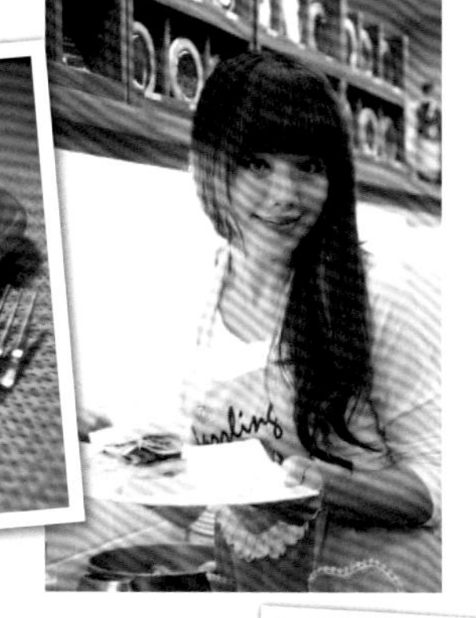

茄汁意大利面
起司蛋卷
凉拌海带芽番茄切片

凉拌海带芽番茄切片

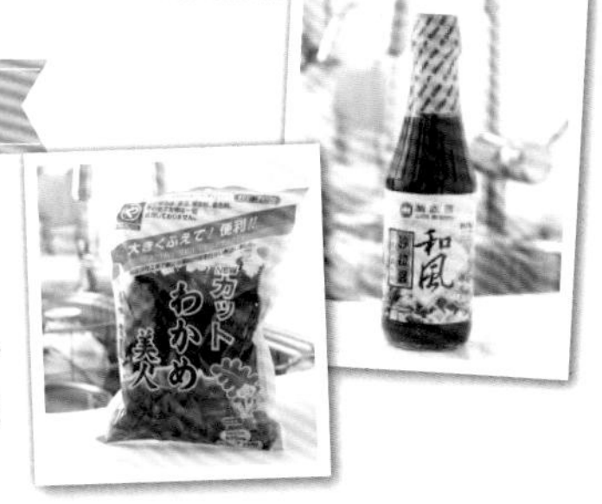

做法：

海带芽用热水泡三分钟捞起，放入日式酱油调味，把西红柿切片摆盘即可。

元气贴心悄悄话：好吃的起司蛋卷来啰！这道菜营养又美味，而且做起来超简单快速，小朋友都把它当点心零食吃。蛋的营养价值丰富，卵磷脂可活化脑部、修护肝脏，可帮助孩子提升学习能力。

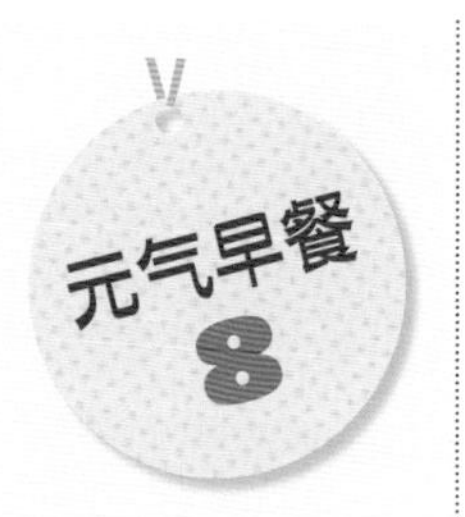

烤披萨

芦笋培根卷

海带芽菇菇汤

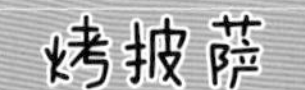

烤披萨

做法:

将蛋饼皮平放在锡箔纸上，在蛋饼皮上抹上一层薄薄番茄酱，铺上双味起司焗烤，撒上少许意大利香料及起司粉，放入烤箱，用约 250℃将表皮烤成焦黄即可。

芦笋培根卷

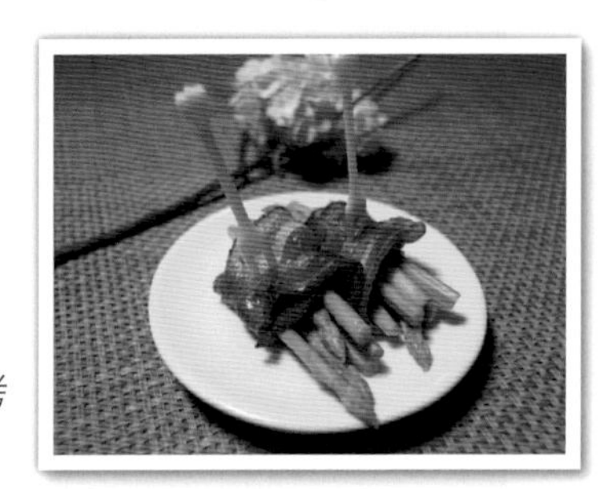

做法:

芦笋洗净切段汆烫后捞起，芦笋平放在培根条中卷起，用牙签固定，放入烤箱，烤至焦黄即可。

海带芽菇菇汤

做法:

水滚后放入海带芽及美白菇，加入少许柴鱼粉及鸡汤块调味即可。

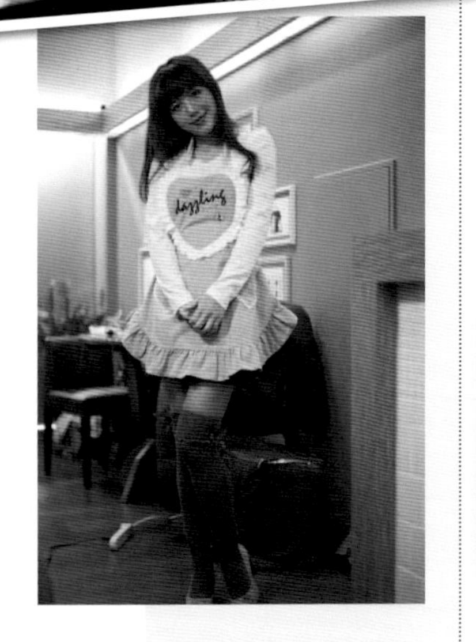

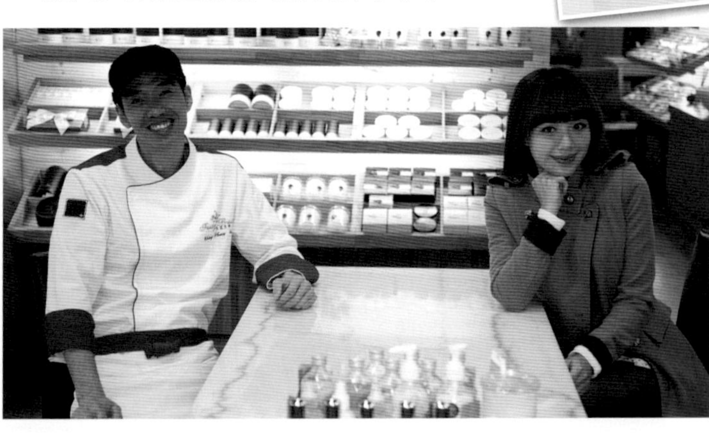

元气贴心悄悄话：这是我得意的创意料理！我用了蛋饼皮当作薄饼披萨皮使用，在蛋饼皮上放上喜欢的食材和起司条，放入烤箱烘烤，短短 5 分钟就完成了！这么简单又快速的做法你们学会了吗？

元气早餐 9

香煎牛小排
干贝佐
生菜洋葱汤
起司苏打饼干

香煎牛小排

做法:
平底锅内放入少许奶油，热锅放入牛小排（以调味料稍微腌过），两面煎熟即可。

干贝佐生菜

做法:
平底锅内放入少许奶油，热锅放入干贝（超市卖的冷冻生干贝），两面煎熟（表面有些焦黄）即可，生菜洗净摆盘将干贝放入即可。

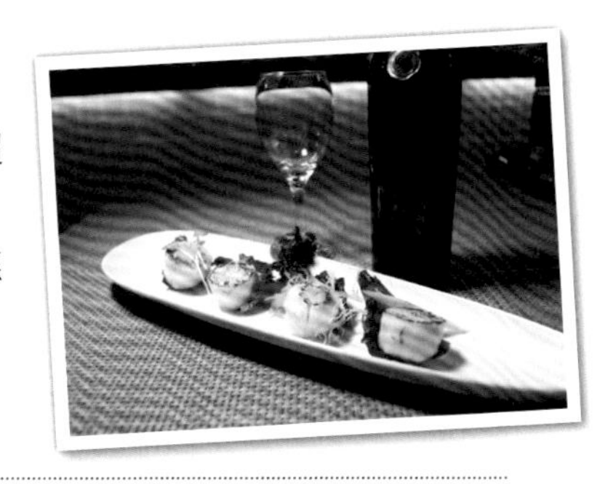

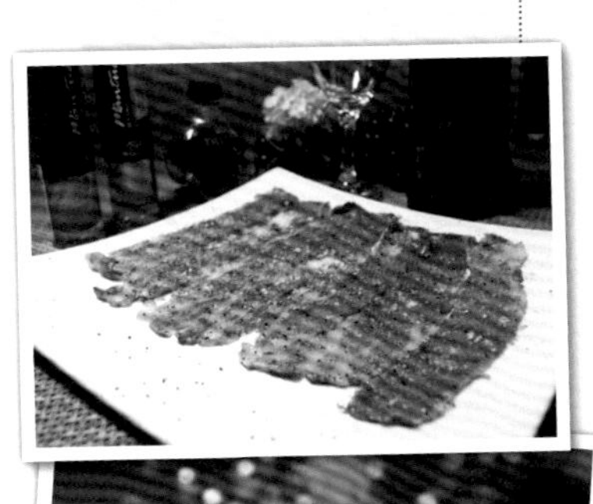

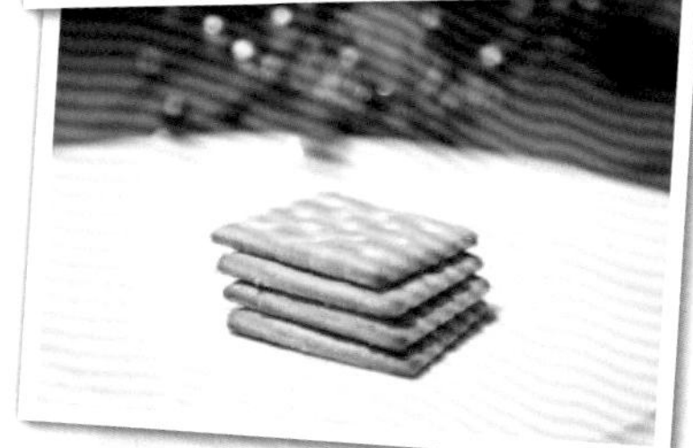

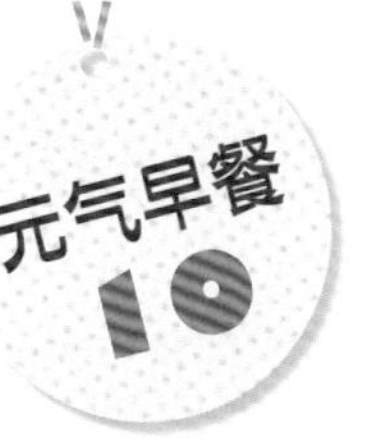

洋葱汤

做法:
洋葱胡萝卜洗净切丝，入锅拌炒后加水煮滚，加入柴鱼粉调味即可。

元气早餐 10

总汇三明治
洋葱汤

总汇三明治

做法:
白吐司两片去边，起司蛋卷（前面已教过做法）、火腿一片、起司一片，铺上少许生菜即可。

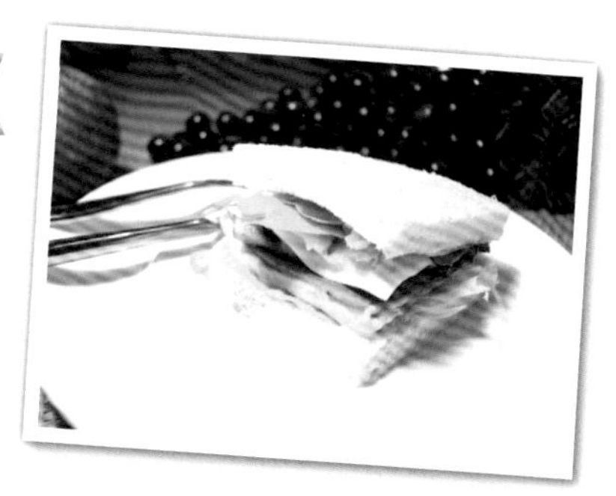

元气贴心悄悄话：这道菜我要特别介绍，因为这道菜是我跟儿子联手完成的元气早餐，当我在煎牛小排时，我儿子就会在旁边煎干贝，他是我家中的小大厨，我的好帮手。我家的小大厨很大牌的，每当要做这道菜的前一天晚上，还要先跟他预约时间呢！元气洋葱汤可以增强免疫力、预防感冒、稳定神经，是一道美味又对身体很好的汤品。

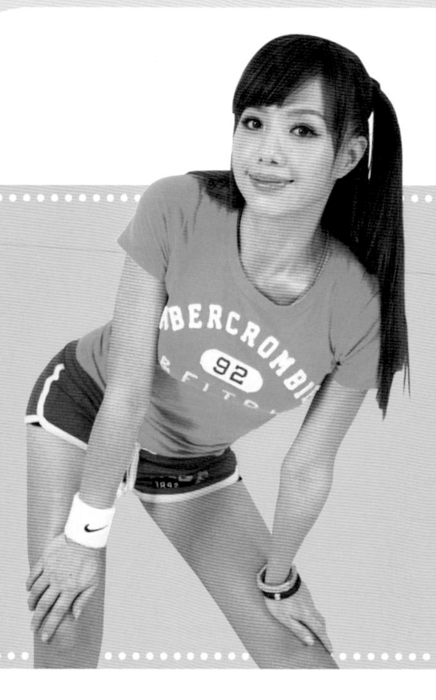

附录

婷媗的居家健身秘密

DVD 使用说明

1 DVD里面收录的，很多都是书里没有示范的动作，其中还包括控制大球的秘诀和练习方法，因为婷媗担心纸上图片示范无法完整呈现细节，读者们就不能真正学好这些重要的动作，所以把这些重点动作和需要动态画面来呈现的动作都一一收录在DVD里，大家一定要看哦！

2 开始跟着婷媗做运动之前，请先看一下注意事项。

注意事项

1. 建议运动前后一个小时请勿进食
2. 有身体不适的症状请先暂时停止运动
3. 衣着以舒适为主
4. 尽量在安静与通风处练习
5. 练习前记得要暖身
6. 女性遇生理期时以简易的伸展操即可，切勿激烈练习运动
7. 运动过程中，记得保持呼吸的顺畅跟运动节奏吸气吐气，切勿憋气
8. 运动过后请勿以冷水冲澡与喝冰水以免造成身体不适
9. 年龄较大者，尽量避免在清晨练习避免体温落差大而造成身体不适
10. 运动结束后记得穿上衣服保持温暖

3 DVD里面，分成“居家体适能”和“居家健身肌力训练”两个部分来示范。

4 “居家体适能”分成7个连贯的动作，是要一口气完成的！

读者在开始动作之前，可以先点选“居家体适能介绍”这个选项，来听听婷媗的开场说明，对于接下来的示范动作才会有更清楚的概念哦！

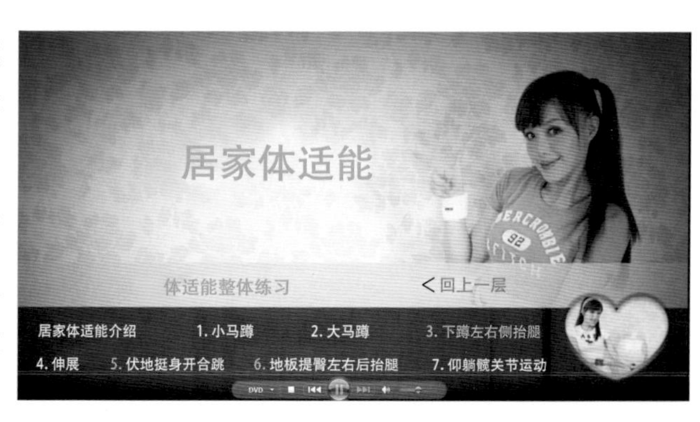

居家体适能

1. 小马蹲

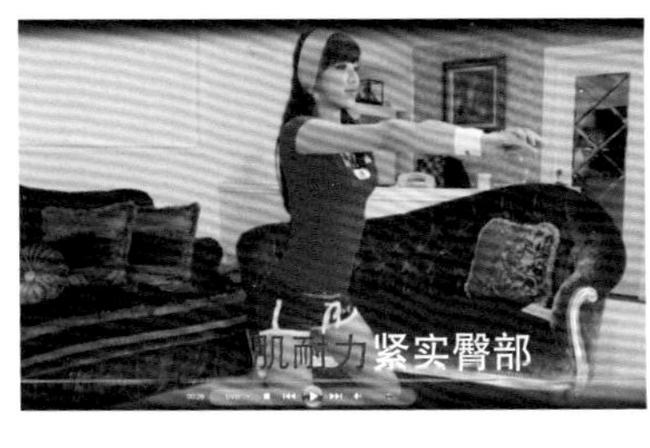

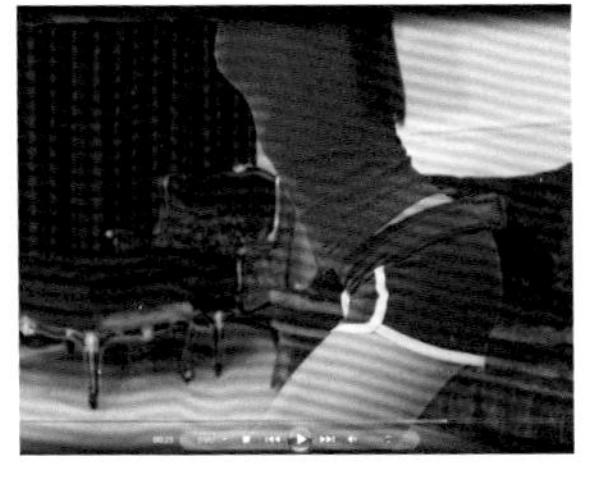

2. 大马蹲

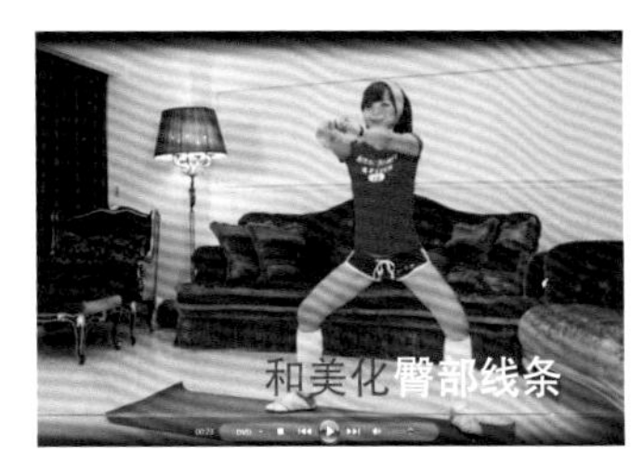

3. 下蹲左右侧抬腿

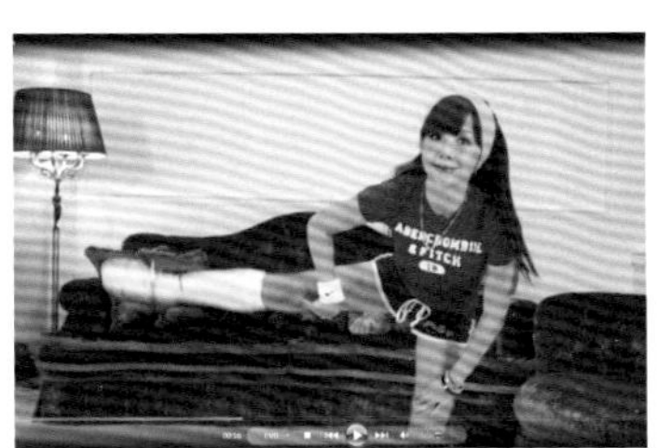

4. 伸展

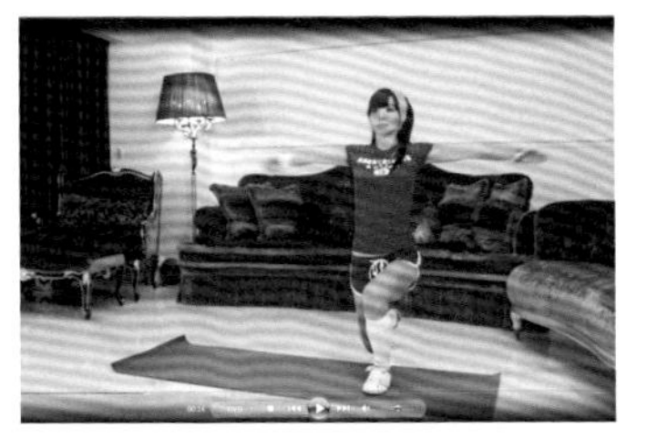

5. 伏地挺身开合跳

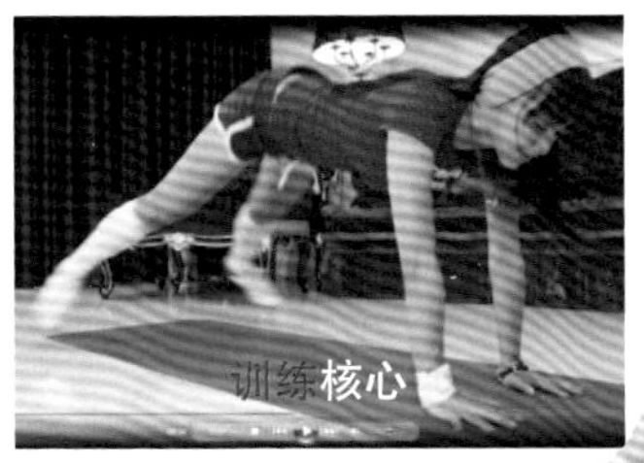

6. 地板提臀左右后抬腿

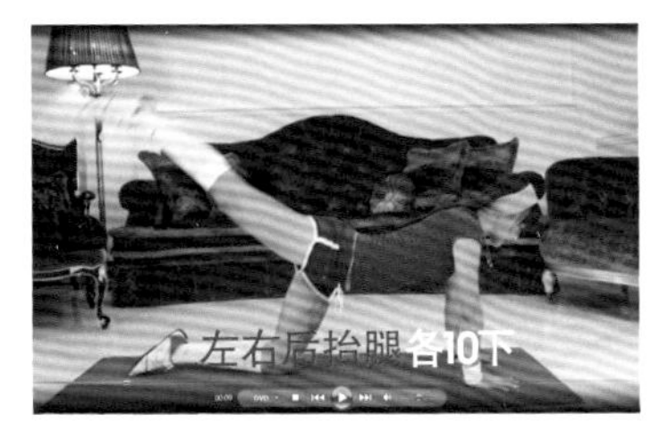

7. 仰躺髋关节运动

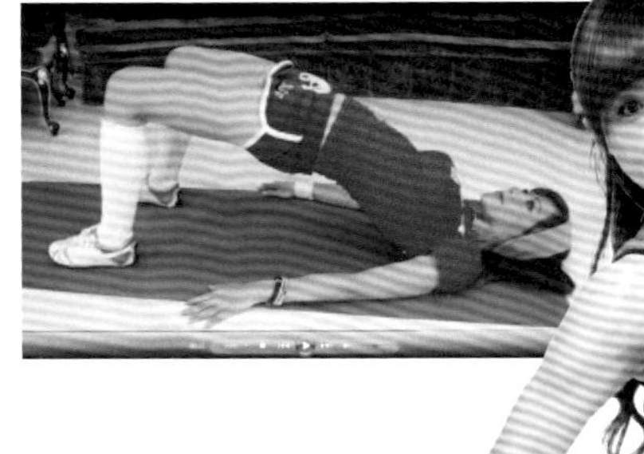

“居家体适能”主要是训练肌耐力和心肺功能。训练这两项有什么好处，书里面都讲得很清楚啰，读者们可以好好再温习一遍。

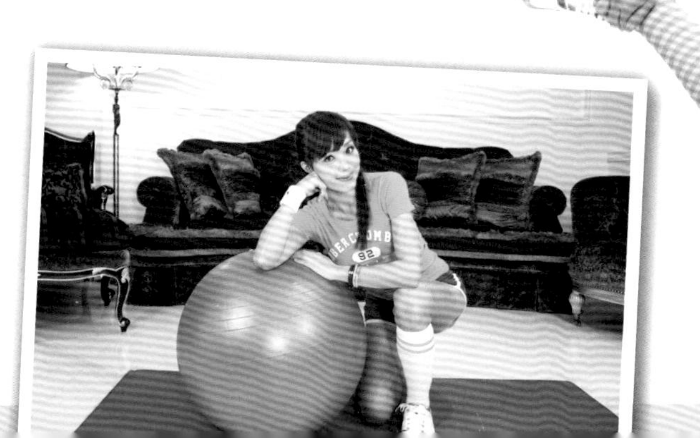

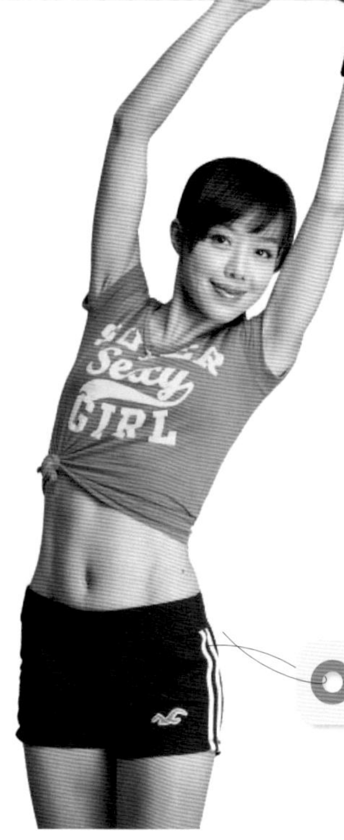

5 “居家健身肌力训练”分成：“健身肌力训练1~7”、“健身肌力训练8~13”。

读者同样可以先从“居家健身肌力训练介绍”开始看起喔！

“居家健身肌力训练”就是把健身房带回家的概念。里面示范的运动，就是由弹力大球、小球、弹力绳来完成的肌力训练，可以让你的曲线更完美喔！

健身肌力训练 1~7

1. 地板肘撑

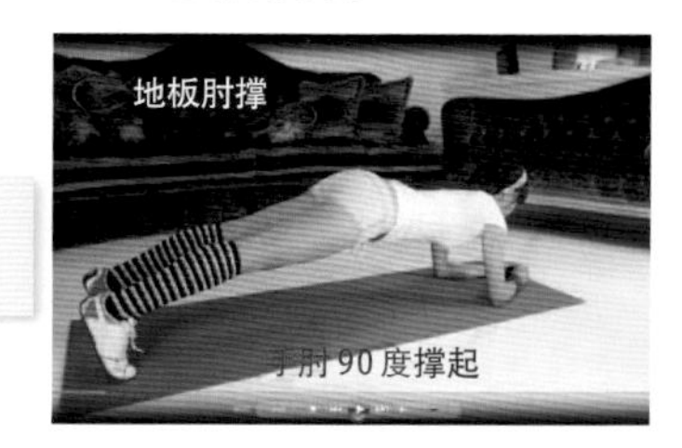

2. 大球仰卧起坐

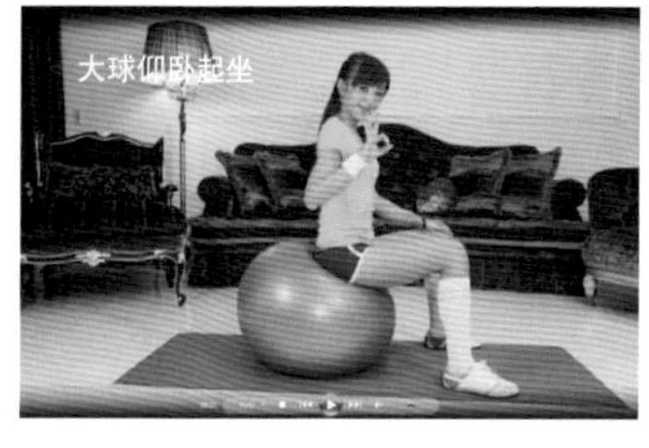

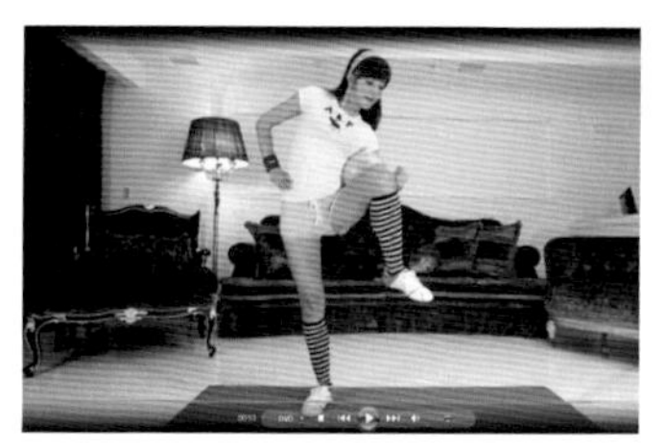

3. 小球腹斜肌训练

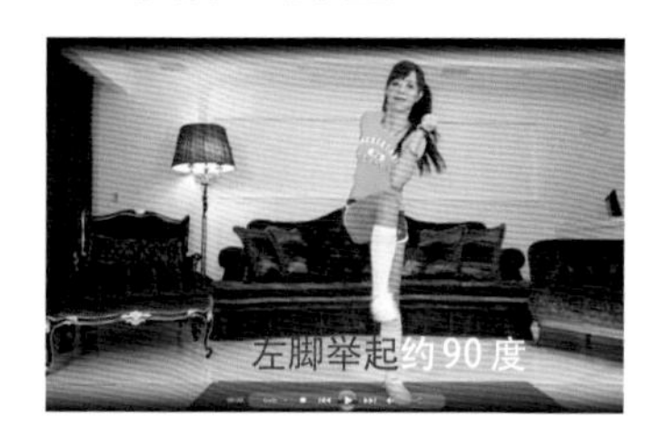

4. 手肘碰膝盖

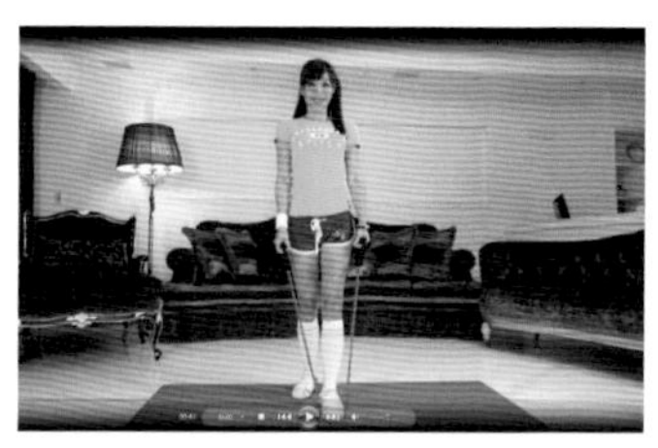

5. 弹力绳侧腹运动

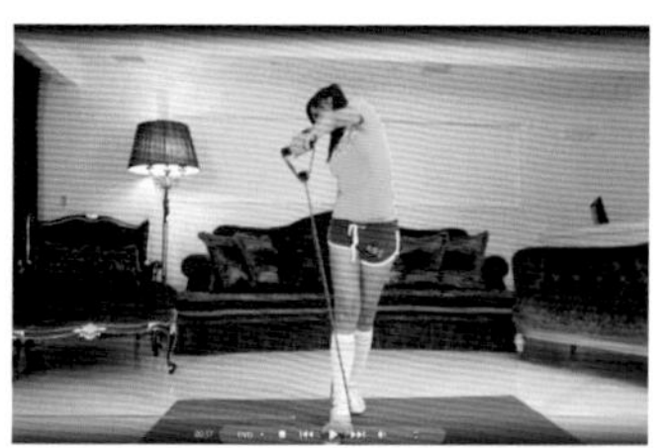

6. 手臂背部基础训练

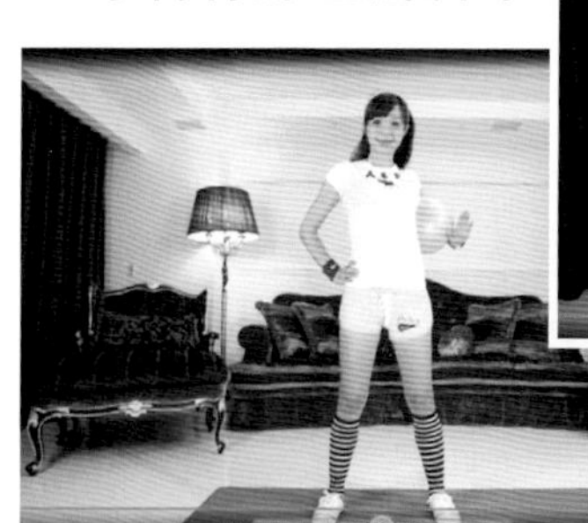

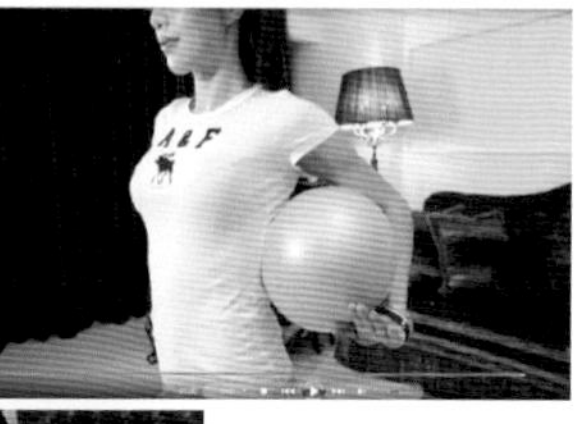

7. 弹力绳手臂训练

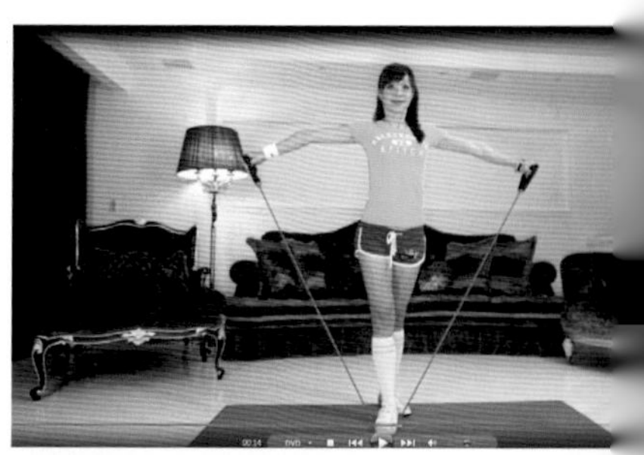

健身肌力训练 8~13

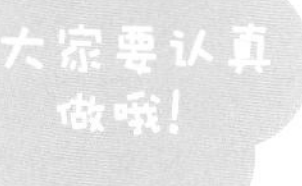

8. 左右后抬腿微笑曲线训练

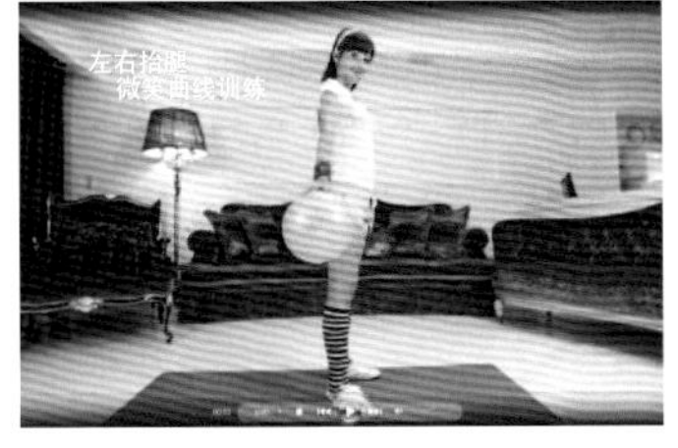

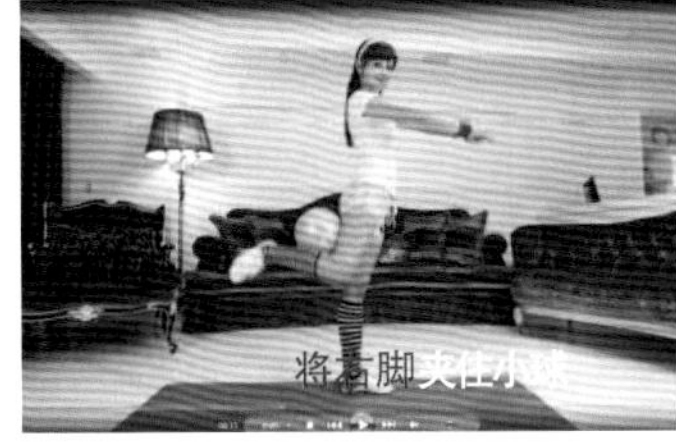

9. 三合一伸展拉筋肌力训练

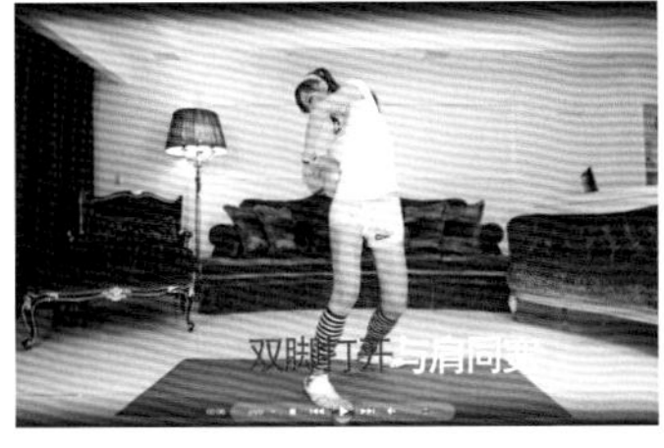

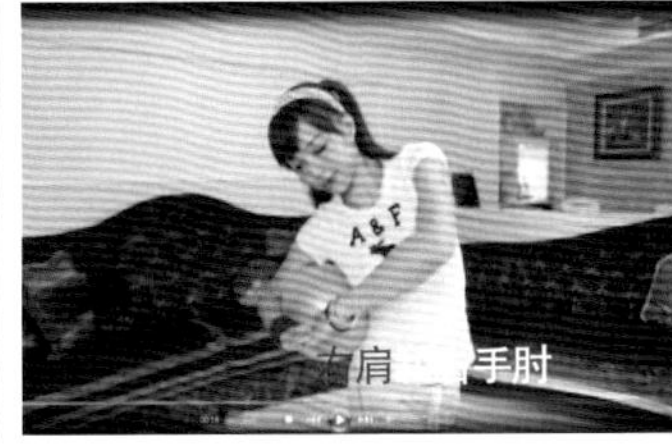

10. 大球腹腰臀肌力训练

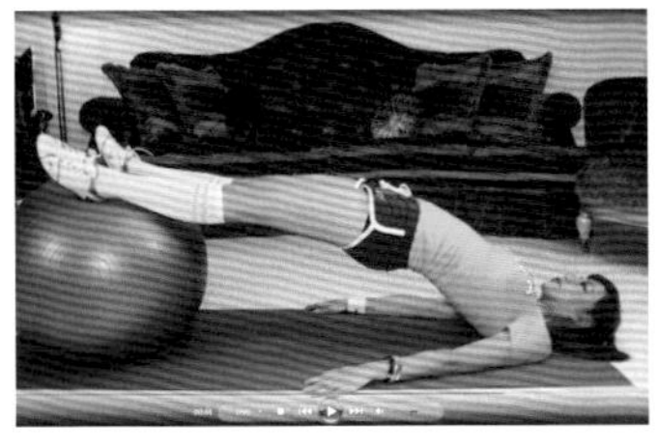

11. 大球深蹲

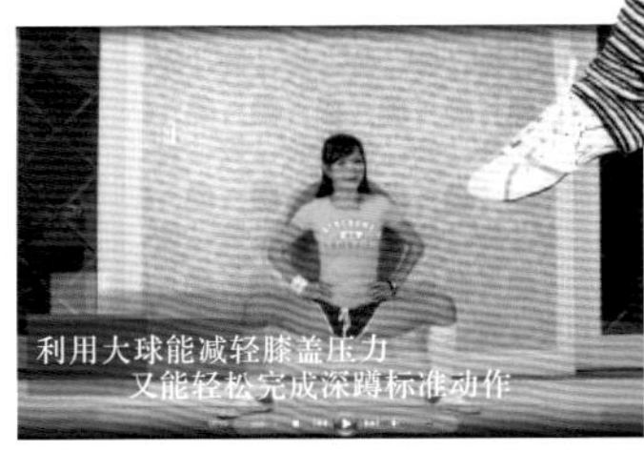

12. 大球侧抬腿

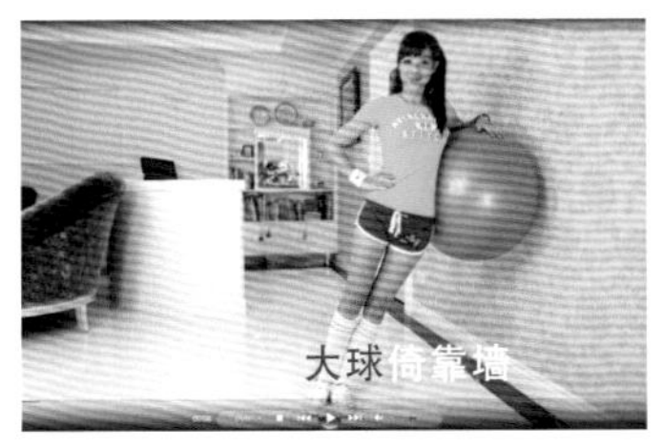

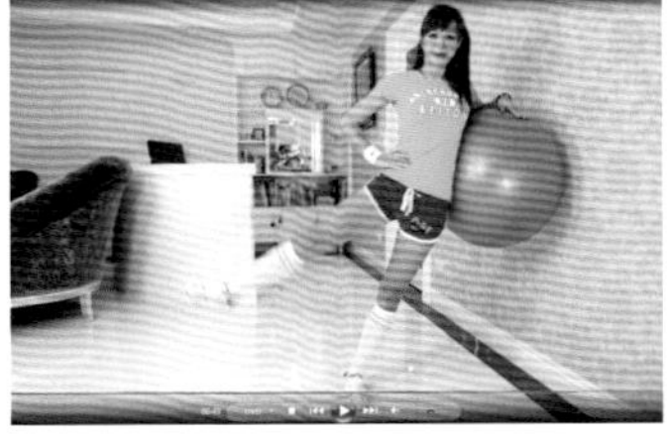

13. 小球侧抬腿

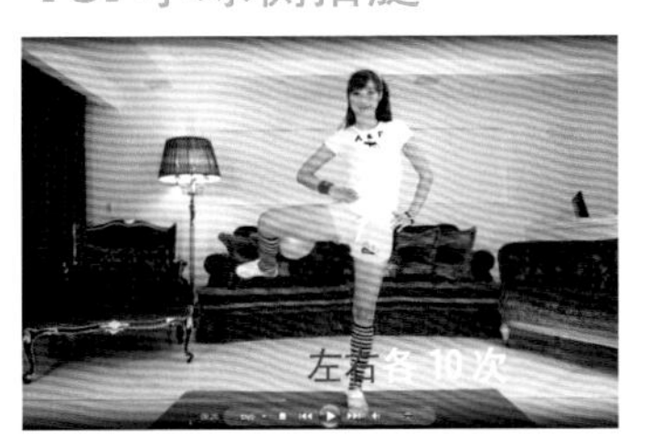

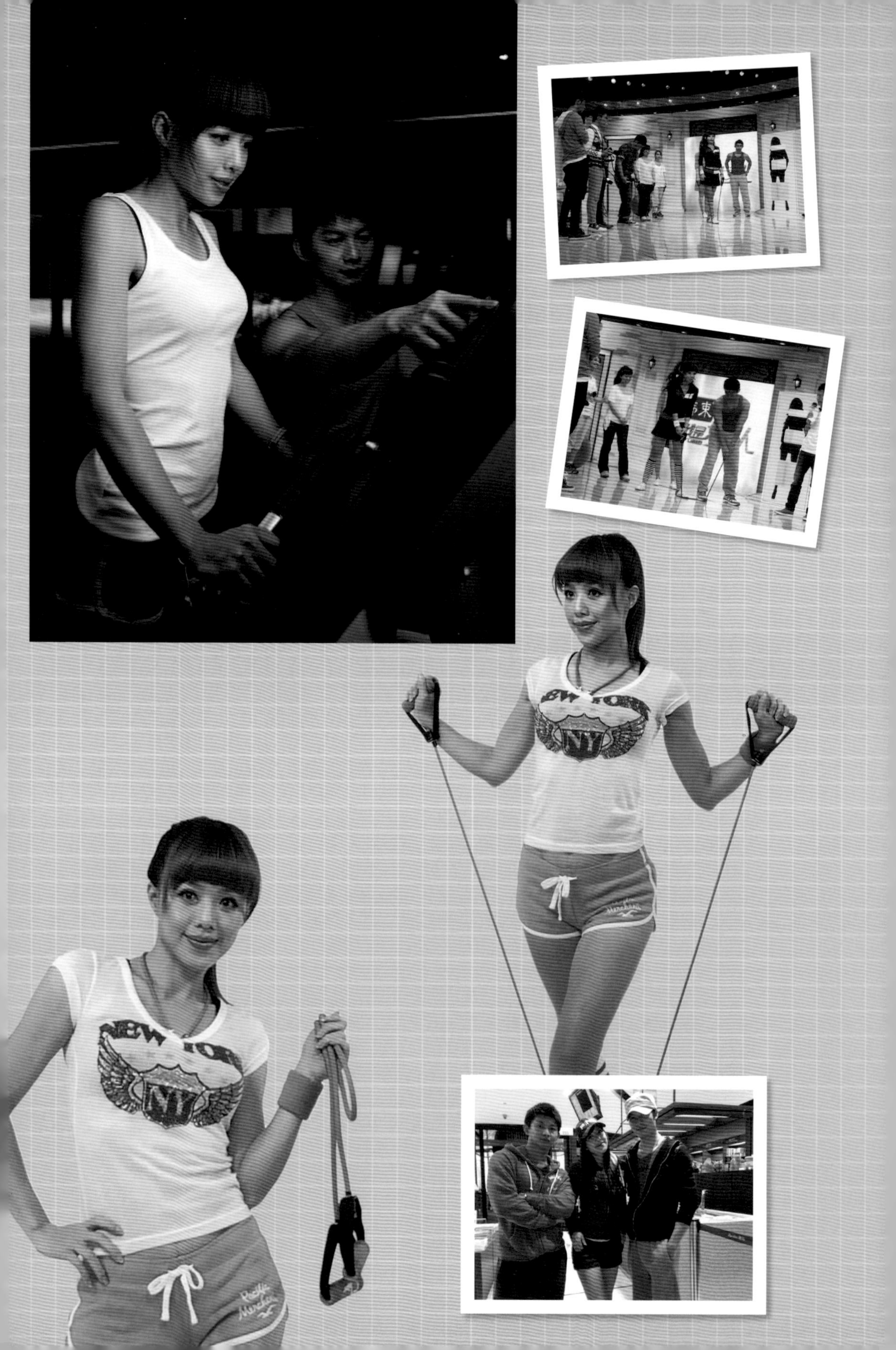

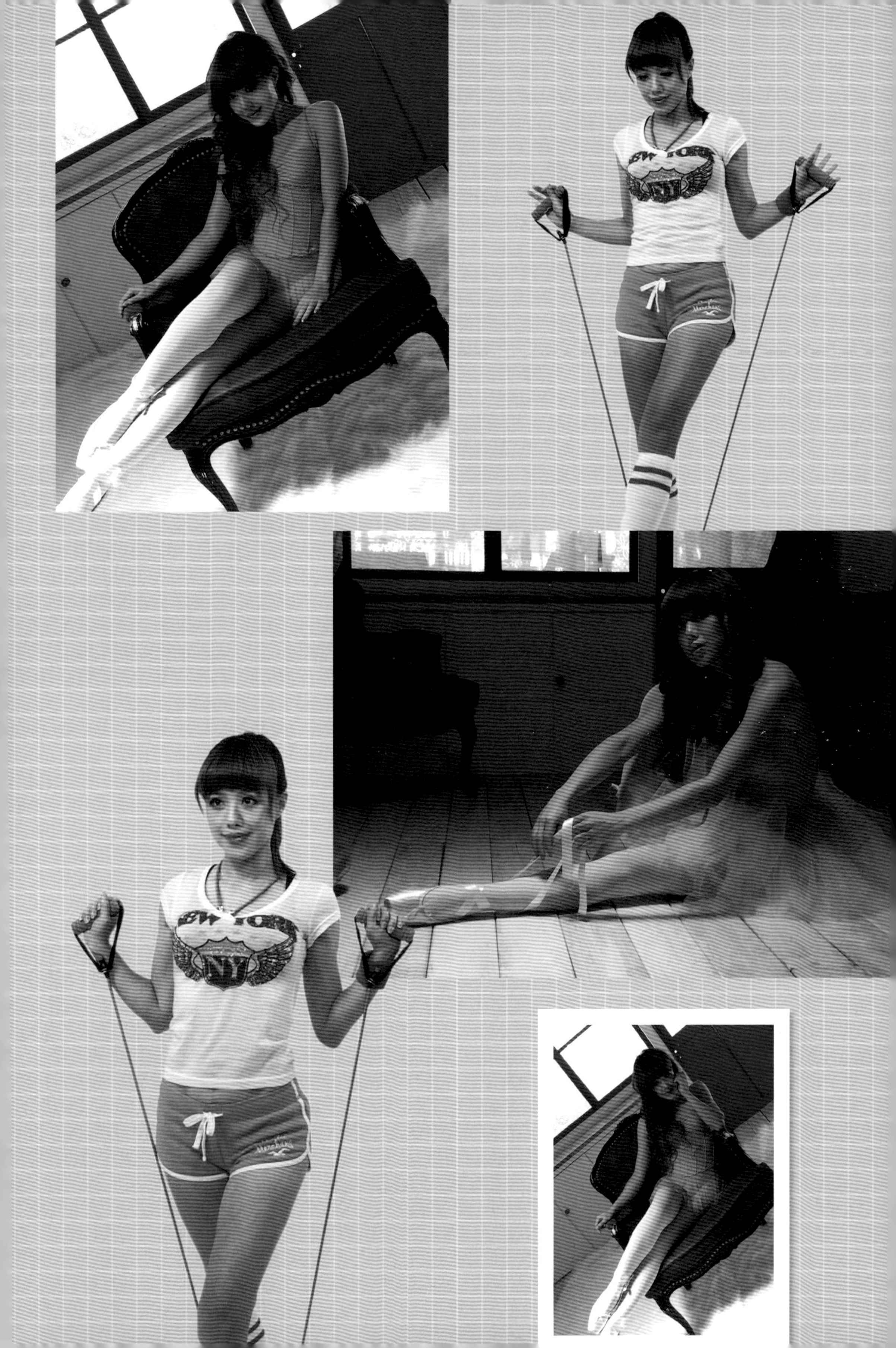
NY

Create Your Miracle Now!